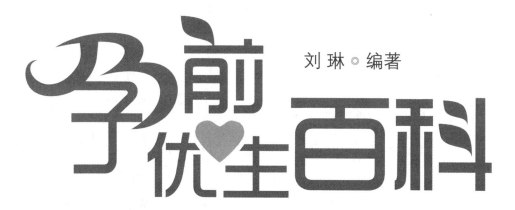

刘 琳 ◎ 编著

孕前优生百科

怀孕前所有的准备细节全知道

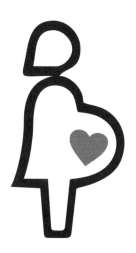

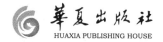

华夏出版社

HUAXIA PUBLISHING HOUSE

编 委 会

前言

　　受孕是一个特殊的生理过程，对于健康的夫妻来说，不主张刻意去采取手段来干扰这个自然的过程。但是，了解相关的基本常识有助于大大提高受孕的成功率。并且，完美的孕前准备可以为胎儿的降临提供优质的孕育环境，确保胎儿从父母身上获得最佳的遗传基因。

　　孕前准备是优孕的关键，决定宝宝的一生。但往往最容易被忽略，与意外惊喜相比，期待中的宝宝则是父母爱的结晶、情的延续、心灵的升华。无论是准妈妈还是准爸爸，在怀孕前的准备工作越充分，怀孕就会越轻松，宝宝就会更健康。如果孕前准备工作没做好，意外怀孕了，会让自己陷入是否要保住孩子的烦恼中；又或者身子虚得很，却怀上了宝宝，让虚弱的身体担负沉重的责任，那么母子的健康与安全都堪忧；即使身体上没什么大问题，但却在孕前没有储备好各种营养素，造成宝宝的发育滞后，也会让你在日后扼腕不已……这些问题都是在告诉计划怀孕的夫妻，怀孕不只是怀胎的 10 个月重要，孕前的准备工作，同样非常重要。

　　夫妻双方在怀孕前应该给自己腾出几个月的时间来调养身体，做足准备，包括精神、心理、身体等方面的准备，直到夫妻双方在身体

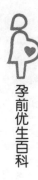

和心理上都处于最佳状态时怀孕，这样孕育出的宝宝才是最聪明、最健康的。

　　本书将孕前身体检查、影响孕育的疾病、如何防治不孕不育、建立利于怀孕的生活方式、改善孕前的生活环境、孕前运动的要点与方法、孕前排毒、孕前营养、孕前的心理和物质准备以及最佳的受孕方法等内容，以通俗易懂、实用高效的方式进行了详细的介绍，还重点介绍了孕育的生理问题、避孕常识以及流产预防等优生优育方面的知识，为广大待孕的夫妻进行专业化和全方位的指导。

　　作者以多年的临床经验，结合当下人文和自然环境，有针对性地给予科学指导。翻开该书，你定会有所收获。

目　录

第一章　怀孕是这么回事 ……………………………………1

一、怀孕认知 …………………………………………………2

1. 了解男性的生殖器系统 ………………………………2

2. 认识女性的生殖器系统 ………………………………4

3. 认识精子 ………………………………………………5

4. 认识卵子 ………………………………………………6

5. 受精卵是怎样演变的 …………………………………7

6. 女性受孕需要哪些条件 ………………………………8

7. 增加性交次数是否就容易怀孕 ………………………9

8. 性高潮的出现可以增加受孕的机会 …………………9

9. 男性生育能力是否有年龄限制 ………………………10

10. 男性年龄与胎儿流产 …………………………………10

11. 高龄女性易假孕 ………………………………………11

12. 早上同房是否更容易怀孕 ……………………………12

13. 压力大是否会影响怀孕 ………………………………13

二、避孕认知 ································· 14

 1. 新婚夫妻怎样避孕最好 ················· 15

 2. 少女不要乱吃避孕药 ··················· 16

 3. 未婚女性该如何有效地避孕 ············· 17

 4. 避孕套安全使用的方法 ················· 18

 5. 适合女性的避孕方法有哪些? ··········· 20

 6. 安全期性交并非真正的安全 ············· 22

 7. 避孕药什么时候吃最有效 ··············· 23

 8. 放置节育器后是否会怀孕 ··············· 24

 9. 避孕认知的误区 ······················· 25

第二章　孕前检查 有病早就医 ··········· 29

一、女性孕前常规检查内容 ················· 30

 1. 血常规、尿常规、肝功能、肾功能、心电图、血压测定 ············ 30

 2. 病毒及抗体检测 ······················· 32

 3. 妇科与传染病筛查 ····················· 35

 4. 口腔检查 ····························· 35

 5. 染色体检查（有遗传病家族史者） ······· 36

 6. 精神疾病检查 ························· 36

 7. 营养状况检查 ························· 36

二、女性孕前自查的内容 ··················· 37

 1. 月经史 ······························· 37

 2. 病史 ································· 38

 3. 性生活史 ····························· 39

 4. 家族病史 ····························· 39

 5. 生活习惯 ····························· 39

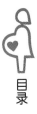

三、男性孕前常规检查的内容 ·················· 40

　　1. 血常规、尿常规、肝功能、肾功能 ··········· 40

　　2. 精液检查 ··································· 40

　　3. 传染病筛查和染色体检查（有遗传病家族史者）········· 41

四、男性孕前自查内容 ························· 41

　　1. 病史 ····································· 41

　　2. 家族病史 ································· 42

　　3. 生活习惯 ································· 43

　　4. 性生活史 ································· 43

五、男性优生专项检查 ························· 44

　　1. 阴茎检查 ································· 44

　　2. 阴囊检查 ································· 45

　　3. 睾丸检查 ································· 46

　　4. 精囊检查 ································· 49

　　5. 前列腺检查 ······························ 50

　　6. 内分泌检查 ······························ 51

　　7. 孕前男性生殖健康的标准 ··················· 52

六、女性优生专项检查 ························· 53

　　1. 卵巢功能检查 ···························· 53

　　2. 性激素检查 ······························ 54

　　3. 月经检查 ································· 55

　　4. 高龄女性的孕前检查 ······················ 59

　　5. 输卵管检查 ······························ 61

　　6. 生殖器官检查 ···························· 61

　　7. 盆腔炎检查 ······························ 61

　　8. 排卵检查 ································· 63

9. 宫颈检查 ……………………………………………… 66

10. 习惯性流产女性的孕前检查 ………………………… 67

11. 哪些女性更需要做好孕前检查 ……………………… 70

12. 乳房检查 ……………………………………………… 71

13. 孕前轻微痔疮不可忽视 ……………………………… 73

14. 孕前女性生殖健康的标准 …………………………… 73

七、不适合怀孕的疾病 …………………………………… 74

1. 高血压病 ……………………………………………… 74

2. 严重的糖尿病 ………………………………………… 75

3. 严重的心脏病 ………………………………………… 76

4. 肺结核病 ……………………………………………… 76

5. 肾脏病 ………………………………………………… 77

6. 其他疾病 ……………………………………………… 77

第三章　孕前营养怎么补 ……………………………… 79

一、孕前男性要怎么吃 …………………………………… 80

1. 要保证摄入充足的优质蛋白质 ……………………… 80

2. 合理补充矿物质和微量元素 ………………………… 81

3. 多吃水果和蔬菜 ……………………………………… 81

4. 适量摄入脂肪 ………………………………………… 82

5. 提高钙和维生素D的摄取量 ………………………… 83

6. 饮食禁忌 ……………………………………………… 83

7. 男性也需要补充叶酸 ………………………………… 85

8. 吃对维生素，"精"力旺盛 ………………………… 86

9. 男性不育都是"饮食"惹的祸 ……………………… 86

10. 孕前男性美味食谱 …………………………………… 87

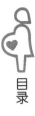

二、孕前女性要怎么补 …………………………………… 96

　　1. 及时调整饮食结构 ………………………………… 96

　　2. 要做到膳食平衡 ………………………………… 97

　　3. 孕前3个月应补充叶酸 ………………………… 99

　　4. 孕前补钙是个大学问 ………………………… 101

　　5. 女性吃什么能促进怀孕 ……………………… 103

　　6. 女性孕前饮食禁忌 …………………………… 103

　　7. 孕前各种类型女性的食谱 …………………… 106

　　8. 孕前不同体质调养食谱 ……………………… 118

三、孕前营养建议 ………………………………………… 123

　　1. 营养补充，孕前早行动 ……………………… 124

　　2. 孕前进补，饮食均衡就足够 ………………… 125

　　3. 孕前营养搭配四大原则 ……………………… 125

　　4. 孕前补充营养需注意的事项 ………………… 126

　　5. 孕前女性患有贫血该如何进补 ……………… 127

　　6. 饮食使你"精益求精" ……………………… 128

　　7. 孕前有利于身体排毒的食物 ………………… 129

　　8. 孕前缺铁易损胎儿智力 ……………………… 131

　　9. 多吃海产品可预防出生缺陷 ………………… 132

　　10. 生男生女与饮食的关系 ……………………… 132

　　11. 导致不孕的十大"杀手食物" ……………… 133

　　12. 有助于提高生育能力的食物 ………………… 135

　　13. 补充维生素不是越多越好 …………………… 136

第四章　孕前要运动 ……………………………………… 137

　一、孕前如何运动 ……………………………………… 138

1. 多做有氧运动 ……………………………………139

2. 加强身体各部位的锻炼 ……………………………140

3. 坐办公室的女性午休时间的运动 …………………141

4. 孕前运动要循序渐进 ………………………………142

5. 备孕女性如何在生活中健身 ………………………143

6. 孕前静坐亦可健身 …………………………………144

二、孕前运动的好处 …………………………………………145

1. 孕前运动能提高"孕力" ……………………………146

2. 孕前运动可把母体机能调到最佳状态 ……………148

3. 孕前运动可改善孕期血液循环 ……………………149

4. 孕前男性运动可提高精子的质量 …………………149

5. 孕前运动可预防妊娠糖尿病 ………………………150

6. 孕前运动可使产后恢复事半功倍 …………………151

三、孕前运动注意事项 ………………………………………151

1. 剧烈运动会导致精子质量下降 ……………………151

2. 受孕前6个月男性最好避免剧烈运动 ……………152

3. 女性运动过量会损害生育能力 ……………………152

4. 孕前运动不当容易引发妇科病 ……………………153

5. 女性经期运动不当可能会导致不孕 ………………154

第五章 做好心理和生理准备 ………………………………157

一、女性孕前的心理准备 ……………………………………158

1. 想做一个完整的女人 ………………………………159

2. 能够承担起做母亲的责任 …………………………159

3. 对做母亲有信心 ……………………………………161

4. 提前安排好工作与生活 ……………………………161

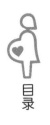

5. 能接受孕期的各种变化 ⋯⋯⋯⋯⋯⋯⋯⋯162

6. 消除对分娩的恐惧 ⋯⋯⋯⋯⋯⋯⋯⋯⋯162

7. 有计划地消费 ⋯⋯⋯⋯⋯⋯⋯⋯⋯⋯⋯163

二、男性孕前的心理准备 ⋯⋯⋯⋯⋯⋯⋯⋯164

1. 能够承担起做父亲的责任 ⋯⋯⋯⋯⋯⋯164

2. 做好受累的准备 ⋯⋯⋯⋯⋯⋯⋯⋯⋯⋯165

3. 抛开生男生女的顾虑 ⋯⋯⋯⋯⋯⋯⋯⋯166

4. 树立教育好孩子的信心 ⋯⋯⋯⋯⋯⋯⋯167

5. 给予妻子更多的呵护与爱 ⋯⋯⋯⋯⋯⋯167

6. 理解妻子的情爱转移 ⋯⋯⋯⋯⋯⋯⋯⋯168

7. 接受未来家庭心理空间的变化 ⋯⋯⋯⋯168

三、女性孕前的生理准备 ⋯⋯⋯⋯⋯⋯⋯⋯168

1. 保证身体健康 ⋯⋯⋯⋯⋯⋯⋯⋯⋯⋯⋯169

2. 戒烟酒 ⋯⋯⋯⋯⋯⋯⋯⋯⋯⋯⋯⋯⋯⋯169

3. 慎用药物与化妆品 ⋯⋯⋯⋯⋯⋯⋯⋯⋯170

4. 体重要得当 ⋯⋯⋯⋯⋯⋯⋯⋯⋯⋯⋯⋯170

5. 停止避孕 ⋯⋯⋯⋯⋯⋯⋯⋯⋯⋯⋯⋯⋯171

6. 加强身体锻炼 ⋯⋯⋯⋯⋯⋯⋯⋯⋯⋯⋯171

7. 创造和谐的性生活 ⋯⋯⋯⋯⋯⋯⋯⋯⋯172

8. 远离有害的环境 ⋯⋯⋯⋯⋯⋯⋯⋯⋯⋯172

9. 远离辐射源 ⋯⋯⋯⋯⋯⋯⋯⋯⋯⋯⋯⋯174

10. 流产后不宜立即受孕 ⋯⋯⋯⋯⋯⋯⋯⋯174

11. 穿着要舒适得体 ⋯⋯⋯⋯⋯⋯⋯⋯⋯⋯175

12. 忌养小动物 ⋯⋯⋯⋯⋯⋯⋯⋯⋯⋯⋯⋯177

四、男性孕前的生理准备 ⋯⋯⋯⋯⋯⋯⋯⋯178

1. 保证生殖系统健康 ⋯⋯⋯⋯⋯⋯⋯⋯⋯178

2. 排除不良情绪 ································· 179

3. 戒烟酒 ····································· 180

4. 谨慎服药 ··································· 180

5. 性生活不宜过频 ····························· 181

6. 避免接触有害物质 ··························· 182

第六章　了解胎儿的性别 ···················· 185

一、生男生女主要取决于谁 ·················· 186

1. 生男生女由男性染色体决定 ················· 188

2. 胎儿性别与性生活有一定关系 ··············· 188

3. 气候能影响生男生女 ······················· 190

4. 专家解读生男生女的秘密 ··················· 191

5. 人工授精能否决定生男生女 ················· 195

二、专家解读生男生女的偏方 ················ 196

1. 性交前女方用醋或苏打水冲洗阴道 ··········· 199

2. "酸儿辣女"真能确定胎儿的性别吗? ········· 199

3. 胎心率看胎儿性别 ························· 201

4. 怀孕后乳头发黑就会生男孩 ················· 201

5. 肚子形状看胎儿性别 ······················· 202

6. 腿上的汗毛比孕前长得快就会生男孩 ········· 202

7. 喝苏打水易生男孩 ························· 203

8. 呕吐厉害会生男孩 ························· 203

9. 胃口好的会生男孩 ························· 203

10. 胎动早晚和胎儿性别有关 ················· 204

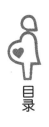

第七章 不可不知的遗传秘密 ·······················205

一、只遗传给男性的疾病 ·······················206

　　1. 血友病 ·······························207

　　2. 进行性肌营养不良症 ···············207

　　3. 蚕豆病 ·····························207

　　4. 红绿色盲 ·························208

二、最易传给孩子的疾病 ·······················208

　　1. 过敏症和哮喘 ···················209

　　2. 高血压和高血脂 ···············210

　　3. 肥胖症 ·····························210

　　4. 糖尿病 ·····························211

　　5. 近视眼 ·····························212

　　6. 乳腺癌 ·····························212

　　7. 色盲 ·······························213

　　8. 心脏病 ·····························214

　　9. 酗酒 ·······························214

　　10. 秃顶 ·····························214

　　11. 牙齿 ·····························215

　　12. 鼻炎 ·····························215

　　13. 乳糖不耐受 ···················215

　　14. 湿疹 ·····························215

　　15. 偏头痛 ·························216

　　16. 肠易激综合征 ···············216

　　17. 情绪低沉 ·····················216

　　18. 优势手 ·························216

　　19. 雀斑 ·····························217

20. 腋臭 ……………………………………………… 217

21. 便秘 ……………………………………………… 217

三、父母会遗传给孩子的相貌特征 …………………… 218

1. 身高 ……………………………………………… 218

2. 胖瘦 ……………………………………………… 218

3. 肤色 ……………………………………………… 218

4. 鼻子 ……………………………………………… 219

5. 眼睛 ……………………………………………… 219

6. 下颚 ……………………………………………… 219

7. 嘴唇 ……………………………………………… 219

8. 耳朵 ……………………………………………… 220

9. 声音 ……………………………………………… 220

10. 少白头 …………………………………………… 220

11. 青春痘 …………………………………………… 220

12. 寿命 ……………………………………………… 220

13. 智力 ……………………………………………… 221

14. 天赋 ……………………………………………… 221

四、预防遗传疾病，孕前要把好关 ………………… 221

1. 避免与患同种遗传性疾病的人结婚 ……………… 222

2. 避免近亲结婚 …………………………………… 222

3. 哪些人不适合结婚生育 ………………………… 223

4. 要选好受孕时机 ………………………………… 224

5. 注意受孕时男女双方身体所处的"外环境" …… 224

6. 连续发生两次以上的自然流产，应进行染色体检查 …… 224

7. 上一胎是畸胎的，再次生育之前必须经过医生全面检查 …… 225

8. 男性患什么疾病对后代不利 …………………… 225

五、专家解读遗传秘密 ………………………………………………………225

　　1. 女孩像爸爸，男孩像妈妈 ………………………………………226

　　2. 孩子像舅舅，这是为什么呢? …………………………………226

　　3. 是双眼皮容易遗传给孩子，还是单眼皮容易遗传给孩子呢? …227

　　4. 既不像爹也不像妈，这个孩子像谁? …………………………227

　　5. 父母血型都是A型，孩子的血型可以是O型吗? ………………227

　　6. 小时候是矮鼻梁，长大后有可能变成高鼻梁吗? ……………228

　　7. 爸爸长得矮，宝宝也会矮吗? …………………………………228

　　8. 为什么有的双胞胎长得像，有的却不像? ……………………228

　　9. 性格会遗传吗? …………………………………………………229

　　10. 生育双胞胎也会遗传吗? ……………………………………229

　　11. 绝经年龄会遗传 ………………………………………………229

　　12. 骨质疏松会遗传 ………………………………………………229

　　13. 抑郁症会遗传 …………………………………………………230

　　14. 如何优化自己的遗传基因 ……………………………………230

第八章　不孕不育的烦恼 …………………………………………………231

一、女性不孕不育的原因 …………………………………………………232

　　1. 器质病变因素 …………………………………………………233

　　2. 免疫因素 ………………………………………………………234

　　3. 内分泌失调 ……………………………………………………234

　　4. 人为因素 ………………………………………………………236

　　5. 免疫性因素 ……………………………………………………243

　　6. 女性染色体异常可造成遗传性不孕 …………………………244

二、男性不育的原因 ………………………………………………………245

　　1. 精子精液异常 …………………………………………………245

11

2. 射精障碍 ·· 249

3. 全身性因素 ······································ 252

4. 遗传性疾病 ······································ 253

5. 过度手淫会造成男性不育 ················ 254

6. 有些性交姿势会导致不孕不育 ·········· 255

三、如何预防不孕不育的发生 ················ 256

1. 普及性知识，讲究卫生 ···················· 256

2. 积极防止各种疾病 ·························· 256

3. 减少人流药流 ································ 256

4. 保持良好的心态 ···························· 256

5. 注意自我保护 ································ 257

四、不孕不育的检查和治疗 ···················· 257

1. 不孕不育的相关检查 ······················ 257

2. 女性不孕常见的检查项目 ················ 258

3. 继发性不孕的检查项目 ···················· 259

4. 男性不育常见的检查项目 ················ 260

第九章　恭喜你走了好"孕" ················ 263

一、怀孕最佳时机 ······························ 264

1. 影响男性与女性生育能力的因素 ········ 264

2. 男性与女性各年龄段生育的优缺点 ······ 265

3. 最佳受孕时机 ································ 267

4. 性高潮时孕育的孩子更聪明 ·············· 271

5. 受孕需要浓情蜜意 ·························· 272

6. 最容易怀孕的同房频率 ···················· 273

7. 夫妻生物钟优生法 ·························· 274

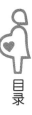

8. 把子宫"挪"到最佳受孕位 ·······················275

9. 性体位与受孕几率 ·······························276

10. 拒绝经期性生活 ·······························277

11. 确保精子和卵子健康 ·······················277

12. 确保夫妻双方心理健康 ·······················278

13. 男性什么时候精子质量最高 ·················278

14. 多晒太阳使精子更健康 ·······················278

二、要想好"孕"，必须避免的心理 ·················279

1. 求子心切的焦急心理 ·······················279

2. 长期不孕的紧张心理 ·······················279

3. 讳疾忌医而不敢面对 ·······················280

4. 压力过大可致假性怀孕 ·······················280

三、要想好"孕"，必须具备的条件 ·················281

1. 男性的睾丸产生的精子正常 ·················282

2. 女性的卵巢排出的卵子健康成熟 ·············282

3. 正常的性生活 ·······························282

4. 输卵管必须畅通无阻 ·······················282

5. 子宫内环境必须适合受精卵着床和发育 ·······282

四、备孕夫妻优生优育应避开的误区 ·················283

1. 早生孩子早享福 ·······························283

2. 自己身体很健康，孕前检查没必要 ···········284

3. 孕前检查是女人的事情，与男人无关 ·········284

4. 口腔检查没有必要 ·······························285

5. 新婚入住新房 ·······························285

6. 依然保持婚前不良的生活习惯 ·················286

7. 怀孕无需择日 ·······························287

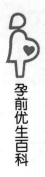

五、如何确定自己怀孕了 ……………………………… 298

  1. 自我检查 ………………………………………… 298

  2. 医院检查 ………………………………………… 301

  3. 推算预产期的方法 ……………………………… 303

六、怀孕后的注意事项 ………………………………… 305

  1. 准妈妈的注意事项 ……………………………… 305

  2. 准爸爸的注意事项 ……………………………… 311

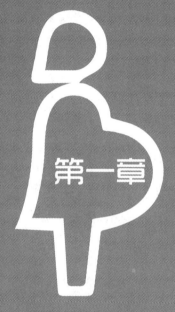

第一章 怀孕是这么回事

    一个新生命的诞生，通常始于有生育能力的男女发生性交行为之际，即在男女生殖器交合时，男性通过射精把上亿个精子输送到女方的阴道内。这些精子像长着尾巴的小蝌蚪，争先恐后地游向女性的子宫，其中有一部分得以进入输卵管。最后只有一个"幸运"的精子得以成功地与卵子结合，成为受精卵，被输卵管的收缩推入子宫。女性就这样怀孕了。

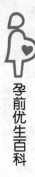
 怀孕认知

大多数人都认为，只要男女发生了性交行为就可以怀孕。其实不然，专家指出，怀孕是个复杂的过程，受很多因素的影响，需夫妻双方共同努力，如果任何一方出现了异常，那么怀孕的几率就会变小，甚至不能怀孕。

1. 了解男性的生殖器系统

男性生殖系统包括以下器官：睾丸、附睾、阴囊、输精管、精囊、射精管、前列腺、阴茎等。睾丸包在阴囊里，阴囊、阴茎露在体外，所以叫作外生殖器。其余的生殖器官都藏在腹部，所以叫作内生殖器。

（1）阴囊和睾丸

阴囊在阴茎的后面，肛门的前面，表面皱纹很多，呈褐色。在皮肤的下面还有一层很薄的肌肉。肌肉收缩的时候，阴囊就会自然地紧缩变小，皱纹也会加深。阴囊腔分为左右两种，里面有一层光滑的薄膜，包裹着睾丸和附睾。两个睾丸都是圆形的。初生儿的睾丸有花生半大小；幼童的睾丸增长到麻雀大小；到了成年如鸽子蛋大小。一般情况下，左侧的睾丸比右侧大一些，也低一些。睾丸表面有一层光滑的膜，在阴囊里可以自然滑动，使睾丸在剧烈运动时也不至于受到损伤。

睾丸在男性生殖系统里是最重要的器官，具有生精子和分泌激素的功能。睾丸内部分成很多的隔或瓣，每一瓣内都有许多很细的、弯曲的管子，叫作曲线精管。这些管子是产生精子的地方。在管子之间，有一些分泌的细胞，就是分泌激素的地方。

（2）附睾

睾丸的上后侧面附着一个扁形附睾，是由多数曲折、细小的管子构成的。它一端连接着输精管的起点，另一端连接着睾丸的曲细精管。精子离开睾丸时，就停留在附睾里继续发育成熟。

（3）射精管

射精管是一对极短的肌性管道，长仅2厘米，由精囊腺排泄管与输精管汇合而成，大部分为前列腺所包围，开口于尿道前列腺部。射精管只有在性兴奋达到一定阈值时才突然开放，使精液经尿道射出。

（4）精囊

精囊有两个，前后略扁如囊状，位于膀胱底部、直肠的前面。精囊的功能主要是分泌一种胶状的液体，是精液的组成部分，能促进精子的活动。

（5）前列腺

前列腺是一个形似核桃大小的分泌腺，位于尿道根部的周围，比精囊靠前一些，有导管通过尿道。它能分泌一种乳状的液体，射精的时候，前列腺液、精囊液、附睾和输精管里的精子及尿道球腺的分泌液，一同通过尿道射出体外，这就是精液。所以，精液是由精囊、前列腺、尿道球腺的分泌和精子共同组成的。前列腺液有促进精子活动、提供精子合适的环境和营养的功能。

（6）阴茎

阴茎是一个圆柱状的器官。平时绵软。垂在阴囊的前面，它的外面有一层疏松的皮肤包裹着。阴茎的组成部分类似海绵，因此叫阴茎海绵体。海绵体的空隙充血时，阴茎变大、变硬，这种现象叫作勃起。

2. 认识女性的生殖器系统

女性的生殖器官对于大家来说是比较模糊的，与男性生殖器官相比，女性的生殖器官要复杂得多。女性内生殖器官包括阴道、子宫、输卵管和卵巢。

（1）阴道

阴道是具有皱折的筋肉性管道，由肌肉与内壁黏膜组成，可以分泌黏液。从阴道口到子宫口的长度是 10 厘米左右。平时，阴道壁是彼此接触的。当女性有性欲时，阴道壁会分泌充足的黏液并张开，使阴茎可以比较容易地进入。一般情况下，阴道的分泌黏液（包括宫颈分泌物）具有很强的酸性，pH<4.5，使阴道维持酸性的环境，使阴道保持无致病菌状态。阴道是性交的主要器官，可容纳阴茎进入；是月经和排泄物的通道；在分娩时，也是宝宝降临人世的必经之路。阴道的收缩性是非常大的，可以为 6~9 千克重的胎儿提供通道。

（2）子宫

子宫的位置在骨盆腔的中间，大概是在直肠和膀胱之间。外形好像前后略扁的倒置梨状，包括子宫体和子宫颈两部分。子宫的大小和生育有关，成年未生育的女性，子宫腔长约 7~8 厘米，宽约 4~5 厘米，壁厚约 2~3 厘米，重约 40~50 克。而生过宝宝的女性，子宫的大小、重量都会有所增加。

子宫壁组织是由 3 层组成的：由内向外分别为子宫内膜、肌层及子宫外膜。其中肌层最厚，妊娠期子宫肌纤维增大，在分娩过程中子宫肌的收缩可以促进胎儿娩出，分娩后会自动恢复到原来的形态。子宫内膜中含有大量腺体，并且会随着月经周期的变化而增厚、丰满。如果女性每月排卵后没有受精，子宫内膜就会脱落，并从阴道排出体外，这就是月经。如果排卵后卵子受精，子宫内膜会增厚，迎接孕卵的到来。

子宫的生理功能有：

① 产生月经。

② 性交时，精子到达输卵管的必经之路。

③ 怀孕时，孕育胎儿的地方。

④ 生产时，产生动力排出胎儿及其附属物。

（3）输卵管

输卵管是一对细长弯曲的管子。外端游离，内侧与子宫角连通，外部形状很像漏斗，长约 8~14 厘米。输卵管前侧与卵巢借着宽韧带连接在一起，末端是输卵管伞部，形似喇叭，能在排卵期把卵巢排出的卵"捏住"并运送到子宫。而卵子与精子在输卵管相会就会发生受精，即是胚胎生长的开始。

输卵管主要负责捕捉从卵巢排到腹腔成熟的卵子，并提供精子上行的通道，使精子在输卵管壶腹与卵子相遇后发生受精；输卵管还为受精卵的分裂、分化提供最好的内环境。输卵管有节律地蠕动能将孕卵送到子宫腔。

（4）卵巢

卵巢在子宫的两旁，输卵管的下方，像子宫的两个护卫。卵巢呈扁的椭圆形，大小像小粒的葡萄。

卵巢能生成卵子和分泌女性荷尔蒙，包括动情激素和黄体素，两个卵巢总计可以产生 40~50 万个卵子，但是其中只有 400 个能够成为成熟卵。如果其中一个发生病变除掉之后，卵巢的功能并不会有任何的影响，其生殖力、性欲、性感和常人一样。左右卵巢每个月都会交互排卵，而没有受精的卵就会死亡，随着经血排出体外。

3. 认识精子

男性平均开始制造精子的年龄为 12.5 岁，每次射精所产生的精液

1~2 茶匙；每次射精中所含的精子数为 1 亿个；精子的寿命为 2.5 个月（从形成到射出体外）；精子与卵子相遇受精所需的时间为 2.5 秒。

精子，生活在睾丸里，其形状像小蝌蚪，总长 0.05 毫米，它分为头部、颈部、躯干及尾部。精子的颈部与头部和躯干相连，躯干主要为尾部提供营养，使尾部能够游动，与卵子相遇。

精子在曲细精管成熟后，从睾丸支持细胞上脱落下来进入管腔内，随着支持细胞分泌的睾丸网液进入精直小管，通过睾丸网的网状管，经睾丸网后上部的输出小管进入附睾。精子在极度迂回弯曲的附睾管内要停留 2~3 周，待成熟后再进入输精管。输精管中精子的迁徙主要靠输精管肌肉收缩完成的。输精管在接近前列腺时扩大而形成输精管壶腹，来自附睾的成熟精子暂时贮存在这里。当性兴奋达到一定程度时，射精管开放，在后尿道中再掺入精囊腺液和前列腺液。性刺激达到一定程度时，引起"射精中枢"兴奋，输精管、精囊、前列腺及球海绵体肌和坐骨海绵体肌有节奏地收缩，膀胱颈括约肌在交感神经支配下关闭，精液冲开尿道外括约肌，将精子和精浆一起一下一下地排出，完成射精过程。

4. 认识卵子

卵巢是产生卵子和分泌雌性激素的器官。卵子有两次不同的发育，一次是在出生前，另一次是在青春期开始以后。在胚胎时期，卵原细胞已进入卵巢内发育。此时卵原细胞会不断减数（减半）分裂，像这样的细胞，在胎龄 7 个月时可能拥有几百万个。不过，这些细胞大多不会成熟，有些甚至会提前萎缩。因此，出生时大约剩下 10~100 万个。出生后到青春期前，卵子仍继续萎缩，青春期开始后，如果卵子未受精，卵细胞就随子宫增生的内膜及血液排出。到更年期后卵子便已消耗殆尽。一个健康的女性，一生中大约会排出 400~500 个成熟的卵子，其余的卵母细胞大多都萎缩了。所以，女性卵子的数量是固定的，无法再新生。

卵子较精子大，它的外周有保护膜。保护膜由透明带和卵泡细胞组成。在一个月经周期中，卵巢内常有几个甚至十几个卵泡同时发育，但一般只有一个卵泡发育成卵子。

随着卵泡的成熟，卵巢壁有一部分变得特别薄，并显得特别突出。排卵时，卵泡就破壁而出进入输卵管。排卵时间是从月经第一天算起的第 13~14 天，约 28 天排卵一次。

卵子从卵巢排出后，约需 3~4 天才能进入子宫。进入子宫前要在输卵管壶腹部停留 2~3 天。性交时，精子被射入阴道后，即向子宫腔内运动，最后在输卵管与卵子相遇，但一般只有一个精子最后进入卵内而成为受精卵。受精卵在子宫壁植入，逐渐发育成为胎儿。

5. 受精卵是怎样演变的

受精卵是新生命的第一个细胞。受精卵的出现，标志着十月怀胎正式开始。虽然受精卵是在输卵管内结合的，但它不能在这里生存。它一边迅速地分裂繁殖，一边蠕动，经过输卵管向子宫腔方向移动，大约4 天的时间到达子宫腔内。受精卵先在子宫腔内游走，它能分泌一种分解蛋白质的酶，侵蚀子宫内膜。这时子宫内膜在卵巢激素的影响下呈分泌期变化。受精卵像一粒种子种植在准备好的"土壤"里，这个过程叫作"着床"，一般在受精后的 7~8 天。受精卵埋在子宫内膜里，得到子宫内膜腺体分泌的滋养，不断反复细胞分裂，成为胎儿。这个裂变过程非常快，也就七八周的时间，甚至有的女性还在怀疑自己是否已经怀孕的时候，受精卵已经发育到一定的阶段。受精卵经过 10 个月的孕育，才能成为呱呱落地的婴儿。

大家都知道，男性的阴茎具有勃起、性交（射精）和排尿的功能；而作为女性生殖（性）器官的阴道，其上方与子宫相通，为同房时收纳精液（精子）的场所。然而，现实生活中却有那么一些人，对此却不了

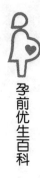
解，同房时把精液射在女性生殖道之外，人为地把精子与卵子隔绝开来，以致不能受孕。

6. 女性受孕需要哪些条件

女性受孕，即精子和卵子结合为受精卵并在女性子宫内膜顺利着床生育。那么，究竟女性成功怀孕需要哪些条件呢？

（1）男性睾丸能产生足量健康精子

正常情况下，成年男性每次性爱能够射出 2~6 毫升的精液，每毫升精液中的精子数应在 6000 万以上，有活动能力的精子达 60% 以上，异常精子在 15%~20% 以下。如果精子达不到这个标准，就不容易使女方受孕。

（2）女性卵巢能排出健康成熟的卵子

女性如果月经正常，那么每个月经周期都会排出一个健康成熟的卵子，这样才有机会怀孕。卵巢功能不全或月经不正常的女性，难以正常排卵，因此不容易受孕。

（3）排卵期前后有正常性爱

受孕需要精子与卵子相遇形成受精卵，而精子一般只能存活 1~3 天，卵子能生存 1 天左右。因此，如果要顺利受孕，排卵期前后必须有正常性生活，其他时间性爱则不易怀孕。

（4）保证生殖道通畅

男性要射出精子，就要保证输精管道通畅，而排卵、精子同卵子相遇、受精卵顺利进入子宫，都需要女性的生殖道保持通畅才行。

（5）受精卵及时到达宫腔

受精卵形成后会一边发育一边游向子宫，一般会在 3~4 天到达宫腔，6~8 天顺利在子宫内膜着床，发育成为胎儿。因为受精卵与子宫内膜是同时发育，因此如果受精卵不能及时到达宫腔及子宫内膜不再适合受精卵着床发育，就无法顺利受孕。

7. 增加性交次数是否就容易怀孕

一些婚后急于想要孩子的年轻夫妻，如果婚后仅几个月没有怀孕，就十分着急，于是增加性交的次数，这种做法有时会适得其反。其原因是：

女性每个月只排一次卵。卵子排出后一般只能存活1~2天，若不受精，就会自动死亡。由此可见，只有在排卵期性交，才有可能会怀孕。否则，房事再多，也是"义务劳动"。

要受精，就要保证一定的精子数量和质量。性交次数过多，不但精子数量减少，质量也会变差，而且都是些幼稚不成熟的精子。因此不容易怀孕。

暂停一段时间房事，保证精子的质和量，才有可能会受孕。

8. 性高潮的出现可以增加受孕的机会

专家指出，女性受孕并非必须有性高潮。不过，出现性高潮的确可以增加受孕的机会，这点可从性生理的3个方面来解释。

（1）宫内压的改变

性高潮时子宫内出现正压，性高潮之后急剧下降到负压。由于子宫产生吸引作用，故此时精子较易进入。

（2）子宫位置改变

由于性兴奋，子宫位置升起，使宫颈口与精液储存处的距离更近，有利于精子的游入。

（3）阴道酸碱度的改变

阴道正常呈酸性，pH值为4~5，不利于精子生存活动。性兴奋时，阴道液增多，pH值升高，阴道呈碱性，更适合精子活动。故女性出现性高潮时，确实可以增加怀孕的机会。

另外，女性性生活时出现性高潮，还可以增加性快感，促进夫妻

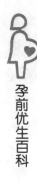

性生活的和谐。故长期不出现性高潮的女性，应该找性学专家咨询，寻求解决问题的方法。

9. 男性生育能力是否有年龄限制

针对男性生育年龄的问题，国外专家做了一个非常有趣的实验。

专家选出了 20 名 60~89 岁的男性和 20 名 24~33 岁的男性，用他们做比较。结果显示，老年男性的精虫并不衰老，接着他们进一步分析了两组男性的精液，结果发现祖辈男性的精虫密度平均为每毫升 1.2 亿个，父辈的却只有 0.78 亿个。

研究发现，老年精液中的精虫密度虽然高，但是活动力已经明显下降，不动的精虫与畸形的精虫数都增加了 20%。另外，精虫代谢所需要的一些浓度也有所降低，代谢后还产生了不少废物。

那么，如何从临床上确定男性性机能的衰老程度？

专家们认为，主要还是看生殖器官的状态、夫妻性生活的频率及是否有全身性的疾病。如是否有高血压、糖尿病、心脏病等，必要时还可以再抽血测试男性激素的浓度作为佐证。从临床观察结果来看，31 岁应该是男性青春发育的高峰期。

专家指出，男性如果在年轻时期性生活好，那么在老年时也能够继续维持夫妻性生活。所以，男性的生育能力是没有年龄限制的。只是男性上了年纪以后，精液的质量会变得较差。而较差的精虫和卵子形成的胚胎比较容易引起早期的流产，会影响下一代的素质。

10. 男性年龄与胎儿流产

提到生育年龄，大多数人只强调高龄女性怀孕以后容易流产，却忽视了男性的年龄，男性的年龄同样也会对怀孕情况产生很重要的影响。研究结果表明，男性的年龄越大，胎儿越容易流产。

研究显示，40 岁以上的女性怀孕后，流产概率是 25 岁左右女性的

3 倍。男性年龄如果超过 35 岁，那么女性流产的概率还要高。

11. 高龄女性易假孕

研究表明，一些迫切希望怀孕的大龄女性，由于对怀孕的渴望，对于身体上的任何变化，她们都会非常敏感，并且联想是不是怀孕了。同时，在强烈的心理暗示及每天都要面对的压力下，身体也会出现一些类似怀孕的症状。这种情况被称之为假孕。

这些假孕的症状包括停经、恶心、呕吐等，甚至还会感觉到胎动及腹部隆起。专家指出，渴望怀孕的心理因素影响了荷尔蒙的调节，月经也会发生紊乱，出现妊娠现象。在这种情况下，很多时候是因为工作劳累、精神紧张而造成肠胃不适；胎动的感觉可能仅仅是强烈的肠蠕动；至于隆起的腹部，也可能是因为吃得太多而导致发胖的原因。

专家指出，假孕多由精神因素引起。白领女性大部分由于经济和工作压力太大，结婚比较晚，到了 30 多岁才开始考虑要宝宝。工作压力加上想怀孕的压力，造成每天的精神容易紧张，从而出现假性怀孕的情况。

专家建议，有假孕的女性应转移注意力，放下思想包袱，把心态放平和，每天有计划、有规律地生活，定期到医院做检查。现在有一些自购的验孕棒（试纸）由于生产厂家的不同，准确率也不一样，准确率只能保证在 80%~90%，是否真正怀孕，应该到专业医院进行检测。如果高龄女性迟迟不能怀孕，就应该到专业的医院找妇产专家检查，尽早及时地治疗，这样对于孕育一个健康的宝宝是非常有利的。

（1）高龄女性怀孕的危险

在以前的年代，女人在 30 岁以后才怀孕是非常罕见的。近些年来，这种情况已经有了很大的变化。根据一项人口调查，已婚女性在 30 岁以上时还没有怀孕，但是还打算要宝宝的情况，居然占到了一半以上。

专家认为，女性怀孕的最晚年龄为 35 岁，当然这主要是出于优生优育考虑，因为高龄会增大不孕的可能性。如果女性怀孕时年龄过大，

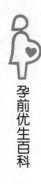
不孕及流产等问题出现的几率也比较大。据统计，20多岁的已婚女性大概有10%的人在一年内无法怀孕；30岁以上的女性，这个数字为15%；40岁左右的女性则是28%。如果男性已经在40岁以上，怀孕就会变得更加困难，因为40岁以后的男性生育能力也会下降。

（2）高龄女性自然分娩困难

由于高龄女性的子宫颈比较坚韧，开宫口慢，自然生产会比较困难，所以，现在剖腹产在高龄产妇中很常见。随着现代医疗技术的发展，剖腹产手术比以前已经有了很大的进步。其麻醉方法，以前是单一的全身麻醉，现在已经发展到联合麻醉，为产妇减少了痛苦。而且手术时间也变短了，以前需要1~2小时才可以完成的手术，现在只需要几十分钟。因此，即使不能自然生产，必须进行剖腹产的高龄产妇，也不要有太多的顾虑。

（3）高龄女性增加生畸形儿的危险

对于高龄女性来说，最可怕的事情莫过于生育一个先天不足的宝宝。高龄女性会增加宝宝患先天性缺陷的可能性。不过，胎儿期诊断的技术正在提高，现在大部分医院都可以在怀孕前8个月的时候，准确地发现许多可引起先天性缺陷的遗传因素。一旦发现这些因素，就可以在胎儿期和分娩时进行对症治疗。

尽管现在有很多女性怀孕都比较晚，但是很多高龄产妇同样能生下健康、聪明的宝宝。高龄产妇在照顾小宝宝的时候，会比20多岁的产妇需要更多呵护。如果你真的想要晚些结婚，或者晚些生小孩，平时一定要注意身体，定期去看妇产科医生。这样，即使怀孕的年龄比较大，也不会有太多心理上的顾虑。

12. 早上同房是否更容易怀孕

如果夫妻双方在早上同房，是否会提高怀孕的几率呢？尽管有一些专家说，早晨男性的精子数量较多，但是也有一些研究机构发现并非如此，早上同房和怀孕几率之间似乎并没有多少相关联的证据。

即使早晨男性的精子数量较多，但对于精子正常的男性来说，这些差别也不会对怀孕几率产生什么影响。如果男性的精子数量从晚上的 8.7 亿个增加到早上的 8.8 亿个，这看起来会觉得很多，但要知道怀孕只需要一个精子而已。

真正重要的是，夫妻之间应该选择健康的生活方式，使精子和卵子结合的能力达到最佳状态。一般情况下，丈夫的压力越小，性欲越旺盛，妻子的怀孕几率也就越大。研究证明，女性对性的需求往往会在生殖能力最强时较强烈。所以，只要夫妻双方来了情绪，就尽管去做，不用管是早上还是晚上。

13. 压力大是否会影响怀孕

现在的年轻夫妻为了过上舒适的生活，都忙着赚钱，因此工作压力和心理压力都会比较大。那么，压力大究竟会不会影响怀孕呢？

压力可能会影响下丘脑的功能。下丘脑是一个脑部腺体，负责调节食欲、情绪及女性释放卵子和男性制造睾丸激素所需的荷尔蒙。如果丈夫和妻子感觉有压力，夫妻之间可能就会对性生活缺少兴趣，这不利于怀孕。如果压力严重影响了女性正常的荷尔蒙水平，甚至可能会导致女性的排卵时间比平时晚或根本不排卵，这种现象被称为"压力诱导性无排卵"。

所以，如果想快点怀孕，就要学会区别对待持续性压力和突然性压力。在工作中，身体通常会适应持续性的日常压力，所以即使有这种压力，女性还能正常排卵。而突然性的压力，如遇到突发性情况，则可能会打乱女性的月经周期，并影响怀孕。这种变化对每个人来说都不一样。一些女性因出趟差也可能会延迟排卵，而另一些女性即便是遇到造成严重创伤的事故也不会影响月经周期。

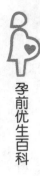
　　另外，如果压力来自好事或坏事，也有可能会影响到排卵。刚结婚的女性常常会月经周期紊乱，因为她们感受着婚礼带来的喜悦的压力。出门旅行的女性也可能会出现月经暂时性停止。

　　如果夫妻双方准备怀孕而又处于压力之下，女性的宫颈黏液可能会提示身体出了问题。有时候，女性的宫颈在快接近排卵时没有湿润，在不排卵时反而又有点湿。这就意味着身体准备要排卵，但是压力使得它延迟了。除非使用排卵预测工具或用表格记录基础体温和宫颈黏液的变化，否则不会知道自己是否排卵。有时候，即使采用这些监测方法，女性也可能无法完全确定自己是否已经排卵。

　　但是，由压力导致的排卵延迟不会造成女性不孕不育。夫妻之间要按照生殖专家的推荐，在每个月经周期里每隔两三天过一次性生活，这也能够增加成功受孕的几率。另外，如果女性因为压力而完全停止排卵，可以通过荷尔蒙疗法使身体系统再度恢复正常，或者从身体的长期健康考虑，使用专家推荐的认知行为疗法。如果不知道该怎么做，一定要咨询医生。要区分产生压力的原因，不是所有的压力都会影响怀孕。

二、 避孕认知

　　调查结果显示，超过四成的女性缺乏避孕知识，近一成的女性不采取任何避孕方法。

　　专家指出，导致避孕失败的5大误区分别为：体外射精不会怀孕、安全期避孕很安全、安全套只需事前套一套、紧急避孕药是性爱的"保护神"、短效避孕药会导致发胖和脸上长斑。这5点都是错误的认识，要引起重视。

　　专家指出，避孕方法选择不当是造成人流的重要原因之一。而人流对女性的身心健康会产生很大的伤害。因为正常的妊娠和分娩都要遵循一定的生理规律，人为地突然中断怀孕，必然会使机体发生一系列变化，造成内分泌功能紊乱。另外，人流还会对女性生殖道造成创伤，增加生殖道感染和子宫内膜异位症等发生的几率。多次人流，更会导致习惯性流产，甚至会导致不孕或不育，从而给女性造成不可弥合的伤害。

避孕的措施有很多，但是要科学避孕。不要经常吃紧急避孕药，对于生理期避孕只适用于月经周期规律、生活规律、双方能相互配合及谅解的夫妻。

需要注意的是，如果采用口服避孕药来避孕，在停服避孕药后的头几个月，可能会出现额外排卵或不规则行经，所以这几个月应尽可能不要采用安全期避孕。

要想科学避孕，首先要根据自己的实际情况，选择最佳的避孕方法。

1. 新婚夫妻怎样避孕最好

目前有不少新婚夫妻因为学习、工作等原因，婚后不急于要孩子。这样就必须在短时期内或较长的时期内采取有效的避孕措施。 为了更好地掌握避孕方法，新婚夫妻应在婚前学习一些有关性和避孕方面的知识，并根据自己的具体情况，选择和落实好一种或几种切实可行、安全可靠的避孕措施，免得到时不知所措。

青年男女结婚最好把婚期安排在女性排卵期后的安全期，这样一直到下次月经来潮之前，可以不采用任何避孕措施，从而达到性生活满意。但是这种避孕方法只适用于月经周期规律的女性，并且要在婚前2~3个月开始测试基础体温，掌握好自己的排卵规律，否则不宜采用安全期避孕。

新婚夫妻要求短期避孕的，根据新婚夫妻的生理特点，最好首选避孕套避孕。因为避孕套可直接阻止精子和卵子相遇，对全身代谢无任何影响，当准备要孩子时，停止使用即可怀孕。

刚结婚的女性的阴道较紧，特别是新婚之夜处女膜未破的，一般不宜使用置入阴道内的避孕药具，可采用外用避孕药及阴道隔膜等避孕

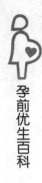

方法。待婚后一段时间性生活已渐渐有了规律，女性的阴道松弛一些的时候，再采用置入阴道内的避孕药具避孕措施。

新婚夫妻要求避孕时间较长的，可服短效避孕药。当决定了结婚日期后，新娘必须掌握好服药的时间和方法。在结婚前一次月经来潮后第5天开始服，每天服1片，连服22天停药，这样可以避孕1个月。如果想生育时，应在停药后半年再怀孕，以免影响胎儿生长发育。但在停药期间要采取其他避孕措施，如避孕套、外用避孕膜等。

新婚期间也可服用探亲避孕药，这类药物品种较多，服法各有不同，使用前一定要知道其服用方法。探亲避孕药是一种临时性避孕措施，不能长期服用，一般只服用2~3周，以后应根据情况再改用其他避孕措施。

节育环是一种长效避孕工具，一般未生育过的女性宫颈口狭小，放环操作比生育过的女性困难，所以一般不大选用。如果要求长时间避孕，可在结婚后1~2个月再放节育环。

2. 少女不要乱吃避孕药

少女的月经有一定的周期，但部分少女因为种种原因，希望将月经推迟或提前。于是，有的少女就用吃避孕药的方法来改变月经周期。这种办法对少女的健康是有危害的。

在生活中，月经来潮时的确会给女性的日常生活带来一些不便，如痛经、行动不便、经期紧张综合征等。许多少女对月经来临怀有某种恐惧心理，如果缺乏正确的教育和引导，就很容易做出各种意想不到的荒唐事。青春期正是长身体的时候，完全没有必要为某种需要而打乱人体自然的生理周期。因为眼前的利益是暂时的，对健康的损害却是长久的。

事实证明，人为地改变月经周期，会打乱女性内分泌的规律；长期服用避孕药可能会出现类似早孕反应的现象，如恶心、呕吐、食欲不振等，对胃肠的损害较大。大量服用避孕药还会破坏人体的激素水平，使乳腺癌、宫颈癌等肿瘤发生的危险性增大。

青春期少女对月经来潮应泰然处之，减少不必要的心理负担。事实证明，许多痛经或感到经期不适的少女，首先是她们在心理上存在对月经排斥和厌恶，这必然会增加月经来潮时的负面影响。本来只有稍微不适或疼痛感觉，会被她们放大，进而会觉得难以忍受。于是想方设法推迟经期，避孕药就成为她们经常利用的药品。

月经是否正常及是否如期来潮，都是女性身体是否健康的重要标志，不能等闲视之。

3. 未婚女性该如何有效地避孕

目前，未婚性行为已成为世界各国都存在的社会问题。专家指出，由于未婚女性的性行为不是为了生育，故发生未婚先孕时，绝大部分女性选择人工流产终止妊娠。因未婚女性的避孕有其特殊性，故应根据自己的实际情况，选择不同的避孕方法。

（1）性伴侣不稳定的女性

由于容易感染性病、艾滋病等，从性安全、性卫生方面考虑，应选用避孕套避孕。避孕套使用方便、效果好、副作用小，且易得易用，对避孕和预防性病有双重效果。

（2）性伴侣较稳定、性活动较频繁的女性

相对来说日常生活较规律，情绪较稳定，月经周期如果有规律，就可以选用安全期避孕。在非安全期宜采用避孕套或避孕药膜避孕。

此外，如果是与固定的男朋友同居，发生性传播疾病的危险性低，可以选择高效而稳定的宫内节育器。性伴侣稳定的未婚女性使用宫内节育器是安全的。但由于未育女性子宫肌壁张力大、敏感性高、宫内节育器容易移位或脱落，应加强随访，定期 B 超查环，减少失败。对于这类女性的另一个合适选择是口服短效避孕药，第三代口服避孕药具有低

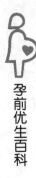

剂量、高效、副作用少及停药后即可怀孕的优点，可以为新婚或同居而暂时不想生孩子的女性使用。

4. 避孕套安全使用的方法

避孕套是现代社会中，男女用来避孕的常见工具和方法。但是如果避孕套使用不规范，那很有可能会出现适得其反的结果，不但没有避孕效果，还可能会导致意外怀孕。那么，使用避孕套时要注意什么呢？

近年来，避孕套因其具有避孕和预防性传播疾病的双重功效，尤其是艾滋病的广泛流行而使避孕套的应用更为普遍。应该说，避孕套是一种使用方便、值得推广的男性避孕工具。据统计，倘若能正确使用避孕套，失败率仅为 1.5%~4.2%。但是避孕套在实际使用过程中，失败率高达 10%~15%。究其原因，主要是在使用避孕套的过程中未能注意到一些细枝末节，导致避孕失败。

（1）戴套不小心

一般来说，戴避孕套往往是在调情和激发性欲的前戏阶段。戴套时，指甲或戒指无意中划破避孕套都可能会导致避孕失败。

（2）性器官润滑度不够

女性阴道润滑度差也容易造成避孕套破裂，尤其是 40 岁以上的女性，性生活时分泌液明显减少。有些年轻夫妻性交前未充分调情，也会出现类似情况。

（3）使用不当的润滑剂

若在避孕套表面涂上矿物油和植物油，如凡士林、普通润肤液等，将在 5 分钟内减弱乳胶避孕套的强度，在性生活过程中导致避孕套破裂。

（4）性交幅度过大

如果夫妻在性生活过程中幅度过大，也会导致避孕套破裂。

（5）贮藏不当

避孕套若暴露于强光、高热、潮湿和臭氧环境中都会丧失其强度。若暴露于强光下10小时，避孕套的破裂率可达20%。若贮藏于高温环境中42个月，避孕套的破裂率为49%。

（6）不能使用超薄套避孕

避孕套可分为超薄、薄型和普通3种。其中，超薄型的厚度为0.03毫米，普通型的厚度为0.04~0.06毫米，薄型避孕套则介于两者之间。据一份最新调查显示，在28万多名受试者中，有超过一半的男性喜欢使用超薄型避孕套。

安全套越厚，男性阴茎在性生活中的敏感度就越低，自然感觉就越差，男性当然不喜欢了。专家指出，避孕套的厚度对男性的心理有很大影响。使用的避孕套越薄，男性认为自己和爱侣之间的距离就越近，在性生活中感受到的刺激就越强烈，获得的快乐也就越多。

超薄避孕套虽有如此好处，却也不是人人都适用。对于那些射精较快的男性，还是应该使用厚一些的避孕套。专家指出，这样有利于延长性生活的时间，使双方都能获得更为充分的快感。对于一部分早泄患者，最好戴上两个普通避孕套进行性生活。

下面介绍避孕套的正确使用方法

① 每次过性生活时使用一只新的避孕套。

② 小心地打开包装，不要撕破避孕套，不要使用已破损的避孕套。

③ 在往阴茎上戴之前，不要先展开它。不要在使用时先吹口气检查。因为只要合格的产品，一般并无破损问题，且包装时已卷好，使用方便。如果使用前打开，反而会使戴套较为困难。

④ 在阴茎勃起后，插入阴道之前就应将避孕套戴在阴茎上。

⑤ 如果未实施包皮环切术，先将包皮向后翻起，捏住避孕套套前端的小泡。

⑥ 在展开避孕套直至阴茎根部时，仍继续捏紧避孕套尖端的空泡。

⑦ 如果在戴套时看到有破口，或在使用时感到已经破了，立即停止使用，应换一个新的。

⑧ 在射精之后，当阴茎尚处于勃起状态时，捏紧它的根部，小心地将阴茎从阴道中抽出。

⑨ 轻轻地取下避孕套，注意不要让精液漏出。

5. 适合女性的避孕方法有哪些?

很多人都认为，避孕方法是由男性使用避孕套来避孕。但是，随着我国经济的发展和性观念的开放，人们采取各种方法来避孕，其实不一定非得男性用避孕套才算避孕，越来越多的女性也在使用避孕方法。那么适合女性的避孕方法有哪些呢?

（1）避孕药

避孕药的种类很多，有短效避孕药、长效避孕药、探亲避孕药、皮下埋植避孕药、外用避孕药等，其中应用最多的是短效避孕药，如能正确服用，避孕效果几乎达百分之百。长效避孕药每月只使用一次，有的可两到三个月使用一次，这样，可以减少天天服药的麻烦，避孕效果略逊于短效避孕药。皮下埋植避孕药一次埋植可避孕5年左右。由于国内尚未生产，目前主要靠进口，故还不能广泛使用。探亲避孕药为速效避孕药，主要适用于探亲夫妻，也适用于新婚夫妻。外用避孕药的主要作用是杀死精子，其中以避孕药膜效果最好，避孕药膏效果较差。

（2）节育环

目前应用最广泛的一种长效避孕工具，常用的是不锈钢圆形环。这种节育环一次放入可以避孕20年左右，缺点是脱落率和带环怀孕率较高。带铜节育环的避孕效果较好，脱落率和带环怀孕率均较低，而且这种避孕方法已推广使用。

（3）安全期和哺乳期避孕方法

此种方法不易正确掌握，容易导致避孕失败，所以不宜推广使用。

（4）输卵管绝育手术

是一种永久性女性避孕方法，一次手术可以终身避孕，特别适用于不再生育或因病不能生育的女性。

（5）体外排精

体外排精是指在性生活进行时，在男性快要达到性高潮，也就是即将射精的一瞬间中断性交，迅速抽出阴茎，将精液排在女性阴道外，以达到避孕的目的。体外排精是一种古老的避孕方法，在缺乏有效的避孕方式下，民间不少人都采用此方法避孕。

采用体外排精避孕虽然比较简单，但是这种避孕方法不可靠，失败率非常高。因为在射精发生前，已经有少量的精液进入阴道。这些是积存在输精管内的精子，在性兴奋的过程中，随着输精管的收缩，将其先排入尿道，然后随尿道分泌物而进入阴道，这样有可能会导致女性怀孕。另外，射精是一个连续的动作，与即将射精的状态相隔时间非常短，很多男性是不能准确地把握时机的，在即将到达性高潮的时候，可能不能及时将阴茎从阴道抽出，这样就会将精子射入阴道中。而在最初射入的精液中，含有的精子数量是最多的，非常容易导致怀孕。此外，体外射精还会产生以下危害：

首先，体外射精容易引起性功能障碍。男性性生活是一个自然的过程，有了性刺激后先是阴茎充血勃起，随着性兴奋的不断累积，精液逐渐运送到尿道前列腺部。此时膀胱颈和尿道外括约肌收缩，然后是射精，达到性高潮，并产生身心的极大愉悦。这一自然愉悦的过程，在接近高潮时突然停止，就会大煞风景，对双方的心理产生不良影响。男性会使参与性生活的中枢神经和腰骶部射精中枢调控功能产生障碍，从而导致不射精，有些甚至还会出现勃起功能障碍。

其次，体外射精容易使避孕失败，对男女双方都会造成一定的伤害。

最后，导致夫妻之间关系紧张。体外射精破坏了性生活的自然过程，可能会对双方心理产生不良影响，甚至会引起性冷淡，影响性生活质量；夫妻之间还可能会因为避孕问题而产生误会，从而影响感情。

因此，建议男性尽量不要采用体外射精避孕。当然，如果在没有其他有效避孕措施的情况下，也可以考虑临时应急一下，但千万不要频繁使用。

6. 安全期性交并非真正的安全

安全期是指相对于其他易怀孕的时期，即女性不容易受孕的时间。是根据女性的排卵期、精子和卵子在女性生殖道的存活时间推算出来的。安全期避孕法是根据推算出来的在安全期内性交，从而达到避孕的目的。一般来说，女性排出的卵子可在生殖道内存活 1~2 天，而精子可在女性生殖道存活 2~3 天。如果在排卵期前 1~2 天或是排卵后 1~2 天内性交，就很有可能会怀孕，这也就是常说的危险期。卵巢的排卵时间一般发生在月经 14 天前后 2 天内，据此推算，安全期大约在避孕后的 10 天内和月经后 20 天到下次月经来潮。距离来月经的时间越近，安全性也越高。

但是，安全期是相对而言的。这种推算方法存在一定的误差。女性的排卵受很多因素的影响，如外界环境、气候、本人的情绪，以及健康状态等都有可能会影响排卵，导致排卵提前或是推后，有的还可能会发生额外排卵。此外，精子和卵子的存活时间长短也不是绝对的，对于月经周期不太规律的女性，推算可能会产生误差。所以，安全期性交并非真正的安全，也有可能会怀孕。

安全期避孕只适用于月经正常的女性。有时会因一些因素的变化使排卵提前或推迟。有时一些生理特征会受到其他因素的影响而偏离通常的规律，计算出来的安全期可能就不安全了。

如果女性本身患有一些疾病，如内分泌疾病、肾脏疾病等，都有可能会改变排卵的时间。所以在疾病还没治愈前，不要采取安全期避孕，以免避孕失败。

夫妻双方至少要有一方能掌握测定排卵期的方法，如不能掌握这种方法就不能采用安全期避孕。安全期避孕的失败率是比较高的，所以需要女性朋友们注意，为了自己的健康最好选择最佳的避孕方式。

7.避孕药什么时候吃最有效

避孕药是很多女性都会选择的一种避孕方法，它是一种有效的临时补救意外怀孕的方法。但吃避孕药的时间会影响避孕药的效果，而服用时间不对还会对身体造成很大的伤害。

避孕药避孕是通过抑制排卵改变子宫颈黏液，从而达到阻碍受精卵的运送作用。避孕药一定要选择合适的时间吃才能达到一定的避孕效果。避孕药分为紧急避孕药、短效避孕药和长效避孕药 3 种。那么避孕药什么时候吃最有效呢。

（1）紧急避孕药

它的主要成分是孕激素，主要适用于 40 岁以下的女性，最好是在性交后 72 小时内服用 1 片，12 小时后再服用 1 片，而且是越早服用，其避孕效果越好。

无避孕性生活后——紧急避孕药

很多女性怀孕都是由于无防备的性生活而引起的。如果有了无避孕的性生活，应立即采用紧急避孕法。该方法只限于应急使用，而不能作为常规方法使用。

大部分女性服用紧急避孕药后会出血，这有可能是由紧急避孕药的副作用引起的，要及时到医院检查并接受治疗。

紧急避孕药含有孕激素，可使内膜增厚，内膜失去支撑就会引起出血。由于每个人的体质不同，服用紧急避孕药后的反应也有所不同，出血干净后应立即采取常规避孕方法。如果出血量与月经量差不多，可将其当作一次月经。

紧急避孕药对身体伤害是非常大的，一年内不能超过 3 次，多次

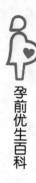

服用紧急避孕药会导致阴道出血，严重的还可能会导致不孕。

（2）短效避孕药

它的主要成分是孕激素和雌激素，可以抑制排卵并阻碍子宫内膜正常生长。短效避孕药要从月经来潮后的第 5 天开始服药，每天晚上服用 1 片，连续服 20 天左右可避孕 1 个月。

（3）长效避孕药

它是一种长久使用的避孕方法，长效避孕药含有人工合成的孕激素和长效雌激素，适用于不能放置宫内节育器、但又不愿采用其他避孕方法的女性。一般在月经来潮后的第 5 天服 1 片，20 天以后再服 1 片。长效避孕药进入人体后会储存在脂肪组织内，然后缓慢地释放出来抑制排卵，起到长效避孕的作用。

8. 放置节育器后是否会怀孕

宫内节育器的避孕成功率在 85% ~90%。也就是说，大部分女性在放置宫内节育器后即可避孕，且可长达 5 ~20 年以上。但仍有 10% ~15% 的女性由于宫内节育器脱落而怀孕，或带环怀孕。女性放置宫内节育器后仍然怀孕的原因是：

（1）环已掉出宫腔，本人未发现，又未采取其他措施。

（2）环脱落到宫颈口。宫腔内膜没有同环接触，不妨碍受精卵着床。

（3）环的型号与宫腔大小不适合，或环有扭曲、变形等现象，起不到避孕的作用。

（4）个别女性放置节育器后，子宫内膜没有引起相应的组织反应，或受精卵仍可着床。

一项对 4000 多位女性进行的关于避孕认知的大型调查结果日前出炉，调查显示，最近一次意外怀孕的女性中，有超过 42% 的女性是因为未采取任何措施，还有一些是因为安全期推断失误等。此次调查反映出国内育龄女性普遍缺乏避孕常识。而参与解读报告的妇产科专家呼吁，避孕知识教育应及早公开普及。

9. 避孕认知的误区

在性观念日益开放、性知识越来越普及的今天，许多年轻人自认为对性有了足够的认知。但是，经过调查发现，许多年轻人对避孕存在着错误的认识。

（1）已经掌握了足够的性知识

90% 的年轻人表示，自己已经掌握了足够的性知识来防止意外妊娠和性传播疾病。但与此同时，60% 的年轻人也承认自己对避孕药一无所知或知之甚少，30% 的年轻人对避孕套一知半解。

（2）如果女性以前没有避孕且一直没怀孕，那很可能就是不孕

59% 的年轻女性认为，如果自己先前没有采取措施且始终没有怀孕，那么自己就不具备生育能力。这是一种错误的认识。除非有医学检查作为佐证，否则绝不能凭空下结论。此外，不采取避孕措施者，意外妊娠的几率高达 85%。

（3）戴两个避孕套更安全

28% 的男性认为，多戴一个避孕套就能多一层保护。而事实恰恰相反：两个避孕套之间的摩擦更容易导致破裂，增加意外妊娠的风险。

（4）站着过性生活能避孕

不管采用什么样的姿势享受性爱，受孕几率都是差不多的。因为男性射精时，无论女性是站着或躺着，精子都会在射精 90 秒内到达子宫的入口——子宫颈。

（5）服用避孕药对女性健康的损害超过意外妊娠

37% 的女性表示，口服避孕药对健康的损害大于意外妊娠。其实不然。怀孕带来的健康风险要比连续一年服避孕药高 20 倍。

（6）用人工流产避孕

女性之所以总是避孕失败、反复做人工流产，除了缺乏正确的避

孕知识外，不少人错误地认为，做人工流产是一件无所谓的事。因此不重视避孕。甚至有些人将人工流产当作是一种特殊的避孕方式。

但是，人工流产可能会对女性身体造成很多损害。

① 造成宫颈损伤，再次妊娠时易发生习惯性流产和早产。

② 流产后如发生感染，会引起生殖系统炎症，严重者还会导致不孕。

③ 多次人工流产者子宫质脆。医生在做人工流产手术中稍不注意就会发生子宫撕裂，或造成穿孔，严重者危及生命。

④ 多次人工流产会造成多次人为中断妊娠，引起生理、心理一系列非正常改变，如月经异常、神经衰弱等症。

⑤ 多次人工流产易造成子宫变位、子宫内膜异位，导致下腹疼痛、下坠、白带增多、痛经等一系列病症，甚至不孕。

⑥ 多次人工流产，由于反复吸刮宫腔，可造成子宫内膜损伤、感染，使子宫痉挛性收缩，在愈合过程中容易发生子宫腔粘连。

⑦ 多次人工流产，如果子宫内膜的基底层受到损伤，就会失去再生能力。虽然卵巢功能正常，按时排卵，但是不来月经。

⑧ 多次人工流产后再怀孕生下的孩子，弱智者比例大幅度提高。

（7）月经期间同房不会怀孕

事实并非如此。因为有时女性会在月经来潮时排卵，或者两者的时间非常接近。

（8）在男性射精前戴上避孕套就可以避孕

在性兴奋时，男性生殖器也会分泌出一些含有少量精子的分泌物流入女性阴道，导致怀孕。

（9）频繁使用紧急避孕药

有不少人认为短效口服避孕药需要天天吃，很麻烦，所以经常在房事过后用紧急避孕药来补救，而且效果还不错。

紧急避孕药是不能频繁使用的，原因是与短效避孕药相比，它的失败率高，副作用多，对排卵和子宫内膜会有影响，短期内反复使用会增加月经紊乱的几率。

（10）如果女性在性交后上下跳跃就不会怀孕

性交之后，在无保护的情况下进行上下跳跃或其他任何形式的身体运动都无法减少怀孕的风险。

（11）女性必须在性交中达到高潮才能怀孕

在无保护的性交中，无论女性是否达到高潮都有可能会怀孕。

（12）如果男性在性交前不久自慰直至射精，性交时的精子数就可以减少到不会造成女性怀孕的程度

事实上是精子数仍然足够造成怀孕。

（13）女性在性交前洗个热水澡就可以减少怀孕的风险

事实上，热水澡根本没有避孕的作用。

（14）如果阴茎不完全插入，即男性在女性的外阴部而不是在阴道内射精，女性就不会怀孕

事实上，精子有可能会进入阴道并继续向子宫运动。

（15）性交之后灌洗，即用水、皂液等液体冲洗阴道可以冲走精子，防止怀孕

事实上，灌洗并非有效的避孕措施，而且还会引起阴道感染。

（16）没有开始月经来潮的女孩是不可能怀孕的

事实上，在青春发育期，女孩可能在初潮前就开始排卵。

（17）如果在女性体内射精后，马上排尿就不会怀孕

事实上，这样做没用。尿液是从阴道上方的尿道排出体外的，因此不会冲走精子。

（18）体外射精不会怀孕

刚结婚的夫妻暂时不想要孩子，但又担心怀孕，于是就采用体外射精的方法避孕。专家指出，采用体外射精的避孕方法是相当危险的。

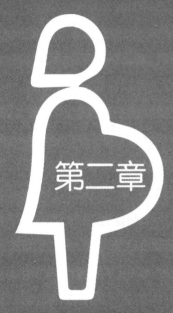

第二章 孕前检查 有病早就医

生育一个健康活泼、聪明伶俐的孩子，是每一对准备怀孕的夫妻的心愿，但如何才能达到这个目的呢？建议夫妻双方在准备怀孕前做一个全面的检查。尤其是在众多人选择了零婚检的今天，孕前检查就像一个安全补丁，可以保证生育出健康的婴儿，从而实现优生。

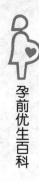

一、女性孕前常规检查内容

女性孕前的健康状况对宝宝的影响最大。现在，虽然新的《婚姻登记条例》已经将"婚前医学检查"不再作为一个硬性规定，但当你计划怀孕时，无论你在婚前是否做过"婚检"，都应在孕前 4~6 个月进行一次相关身体检查，以便全面地了解自己的身体状况，这样才能有助于你孕育一个健康的小宝宝。孕前女性检查的内容主要包括以下几方面：

1. 血常规、尿常规、肝功能、肾功能、心电图、血压测定

（1）血常规

血型检查，可为分娩时输血做准备（有大量出血时），同时，也可预测有无血型不合的情况。在初诊时，做 ABO 型和 RH 型检查。如果妻子是 O 型血，丈夫的血型是 A、B 或 AB 型的，要警惕 ABO 溶血、RH 阴性溶血。所以有类似情况的夫妻应该做好此项检查。曾有自然流产或前一胎婴儿有黄疸史者，更要引起重视。

血常规检查可以知道血红蛋白的高低，判断是否患有贫血。如果有，治愈后再怀孕是安全的。女性如果在有贫血的情况下怀孕，会使贫

血现象更加严重。随着怀孕时间的延长，这种症状会逐步加重，对准妈妈及胎儿造成的危险更大。

血常规检查还可以得到血小板的数值，血小板与凝血机能有关，过多过少都会出血，所以有血小板问题的女性应先治疗好再怀孕。此外，血常规检查还有助于发现地中海贫血携带者。地中海贫血携带者的红细胞会比较小，此病为隐性遗传性疾病，而且少见。如果父母都是携带者，下一代就会受到影响。

检查时间：孕前3个月

（2）尿常规

检查尿液中蛋白、糖及酮体，镜检红细胞和白细胞等，以及是否患有肾病、糖尿病等疾病。

尿常规检查有助于肾脏疾患的早期诊断，10个月的孕期对母亲的肾脏系统是一个巨大的考验，身体的代谢增加，会使肾脏的负担加重。

检查时间：孕前3个月

（3）肝功能

肝功能检查目前有大小功能两种。大肝功能除了乙肝全套外，还包括血糖、胆质酸等项目。

肝功能检查是很有必要的。肝炎活动期的女性不适合怀孕，如果女性是肝炎患者，怀孕后会造成胎儿早产等后果，肝炎病毒还可直接传播给胎儿。由此可见，肝炎对准妈妈的影响非常大，不仅给准妈妈的健康造成危害，而且还会殃及胎儿。因此，女性在怀孕前做一次肝功能检查非常重要，如果检查后身体健康，没有肝炎，就要注射肝炎疫苗，共3次，等产生抗体后再计划怀孕。如果不幸检查出患有肝炎，而又是处于活动期，那么应在治愈之后再怀孕。

检查时间：孕前3个月

（4）肾功能

主要检测是否患有肾病。肾病患者怀孕会加重病情，甚至会造成

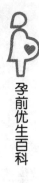
肾衰竭，所以患肾病的女性在怀孕前一定要积极治疗，等疾病治愈后再怀孕。

（5）心电图

检查是否有心脏病。严重的心脏病患者不适宜怀孕。一旦怀孕就会很危险。

（6）测血压

检测血压是否异常。患有高血压的女性怀孕对自己和胎儿都有很大的威胁。因此，需要治愈后再考虑怀孕。

2. 病毒及抗体检测

病毒及抗体检测又称"TORCH 检查"，包括 5 项，T 是指弓形虫抗体，R 是指风疹病毒，C 是指巨细胞病毒，H 是指单纯疱疹病毒，O 是指其他，主要指梅毒螺旋体。

（1）弓形虫抗体检查

弓形虫一般寄生在猫、狗等宠物身上，如果家中养宠物的孕妇感染了弓形虫，弓形虫就可通过母体的血液、胎盘、子宫、羊水、阴道等多种途径感染胚胎或胎儿，由此会引起很多不良的后果。

一般人感染上弓形虫自己发现不了，即使准妈妈感染弓形虫后，也没有什么明显的症状，难以识别。因此，准备怀孕的女性应高度重视，在怀孕前就应到医院进行咨询。特别是以前有过不良孕产史、免疫功能低下者，一定要抽血检查体内弓形虫抗体是否为阳性，如果是阳性，就不要马上怀孕。

检查时间：孕前任何时间

（2）风疹病毒检查

风疹对胎儿健康的影响不容忽视，因为怀孕早期此病毒可通过胎盘和血液进入胎儿体内，在胎儿的某些组织细胞中进行繁殖。而此时胎儿正处于各器官的形成阶段，病毒感染可使细胞分化受到抑制，如果胎儿器官发育受阻，就有可能导致胎儿发生先天性心脏病、先天性眼病（白内障、视网膜色素沉着、小眼球、眼角膜混浊等）、神经性耳聋、血小板减少性紫癜、肝脾肿大、小头、智力低下等先天疾病。有 25% 的孕早期风疹患者会出现先兆流产、早产、胎死腹中。如果在怀孕 4 个月时得了风疹，就会引起胎儿发生白内障、听力障碍、心脏疾病及发育障碍。

成人患了风疹，容易产生抗体。但是由于风疹症状轻，和感冒差不多，所以很容易被人忽视，但自己并不知道身体已有抗体，只有经过检查才能得知。因此，女性在决定怀孕之前，要检查自己是否具备风疹抗体，如果没有抗体，就一定要注射风疹抗体，或者接种疫苗。

检查时间：孕前任何时间

（3）巨细胞病毒检查

巨细胞病毒是一种疱疹病毒，属于疱疹病毒亚科，是人类疱疹病毒组中最大的一种病毒，具有典型的疱疹病毒结构。其形态与单纯疱疹病毒及水痘带状疱疹病毒非常相似，二者很难区别。巨细胞病毒感染可引起泌尿生殖系统、中枢神经系统、肝脏、肺、血液循环系统等病变。该病毒通常由性交传播，故列为性传播疾病。

巨细胞病毒感染在人群中较为广泛，对胎儿具有传染性。在孕期，巨细胞病毒可通过胎盘传播给胎儿；分娩时，如宫颈分泌物中有病毒，可经产道传播给新生儿；产后，乳汁中可分泌病毒，在母乳喂养时可直接传播给婴儿。巨细胞病毒能引起全身各器官组织病变，尤其是对胎儿、婴儿损害严重，甚至死亡。因此，女性积极预防巨细胞病毒感染很重要。

检查时间：孕前任何时间

（4）单纯疱疹病毒

人是单纯疱疹病毒唯一的自然宿主。此病毒存在于病人、恢复者或者是健康带菌者的水疱液、唾液及粪便中，会引起生殖器疱疹。在国外，生殖器疱疹的发病率在性病中仅次于淋病和梅毒，居性病发病率的

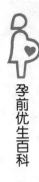
第三位，在由病毒所引起的性传播疾病中占第一位。单纯疱疹病毒引起的感染症与 CD4T 淋巴细胞数有关，在口唇、阴部、肛门处形成溃疡病变、疱疹性瘭疽等难治病变，疼痛明显，也可见到疱疹性肺炎、消化道及疱疹性脑炎。

有免疫缺陷或免疫功能不全的人感染后症状会加重，可出现疱疹性湿疹、复发性角膜溃疡，甚至全身散播性疱疹而致命。因此，这项检查也不可忽视。

检查时间：孕前任何时间

（5）梅毒螺旋体

梅毒螺旋体是在 1905 年由法国科学家发现并报道的。梅毒螺旋体是厌氧菌，在体内可长期生存繁殖，只要条件适宜，便以横断裂方式一分为二地进行繁殖。梅毒螺旋体对外界的抵抗力很弱，对化学药品、阳光照射敏感。

梅毒由梅毒螺旋体引起，患病后病程漫长，早期侵犯生殖器和皮肤，晚期侵犯全身各器官，并出现多种多样的症状和体征，病变几乎能累及全身各个脏器。梅毒通过性行为可在人群中相互传播，并可由母亲传染给胎儿，危及下一代。梅毒螺旋体只感染人类，它有获得性梅毒与胎传梅毒两种。获得性梅毒主要通过性接触传染；胎传梅毒由梅毒螺旋体通过胎盘，从脐带血循环传给胎儿，引起胎儿全身感染，并在胎儿内脏及组织中大量繁殖，引起胎儿死亡或流产。

上述 5 种病毒的发生与我们的日常生活密切相关，如与动物接触，吃半熟或生肉、生鱼、生菜的，输血、进行过器官移植的，性传播、常到人群密集地的，皮肤长期出现红斑、皮疹的。女性孕前要对这些病原体进行检查，确认自己的免疫状态，若病毒和抗体检测呈阳性，表示体内已经产生抗体，今后怀孕是安全的；若呈阴性，表示体内没有抗体，应注射疫苗，然后再准备怀孕。

检查时间：孕前任何时间

3. 妇科与传染病筛查

妇科生殖系统检查，主要判断是否有妇科疾病，通过白带常规筛查滴虫、霉菌、支原体和衣原体感染、阴道炎症，以及淋病、艾滋病等性传播疾病。如果有普通的妇科炎症，最好先治愈，然后再怀孕；如果支原体及衣原体有一项是阳性，必须经过系统治疗后再怀孕，因为支原体和衣原体可导致输卵管堵塞，引发不孕。即使怀孕，也易造成流产、早产。如患有性传播疾病，最好先彻底治疗，然后再怀孕，否则也会发生流产、早产等危险。

（1）艾滋病检查

艾滋病（HIV）是传播性、致命性很强的一种疾病，很难治愈，而且极易传染给胎儿。所以，孕前检查HIV非常重要，以防无辜的艾滋病宝宝来到这个世界。

检查时间：孕前任何时间

（2）淋病检查

孕前做淋病检查非常重要。淋病会造成不孕，在早期几乎没有什么症状，极易被疏忽。这是因为淋球菌感染宫颈，可上行感染输卵管，使输卵管的功能紊乱，并导致输卵管闭塞。因此，患淋病的女性，不仅减少受孕的几率，而且很难受孕。即使怀孕，患有淋病的准妈妈早产率会比一般正常的准妈妈高，而且对胎儿的健康也有很大的影响。

检查时间：孕前任何时间

4. 口腔检查

如果孕期准妈妈有口腔问题，会很棘手，因为治疗口腔的药物会对胎儿有影响。怀孕后，女性因体内黄体酮水平升高，会使牙龈的血管增生，容易诱发牙龈炎，即"妊娠期牙龈炎"。若在孕前就有口腔疾病的，怀孕期必然会加重炎症。

所以，女性最好在孕前控制口腔疾病，进行牙龈炎和牙周炎的全面检查和系统治疗，防止在孕期病情加重。

检查时间：孕前 6 个月

5. 染色体检查（有遗传病家族史者）

由于染色体数目和结构异常所引发的疾病称为染色体病。目前所了解的染色体病有数百种，通常伴有生长发育迟缓、智障、畸形等先天性缺陷，此病并不常见。染色体检查一般针对有遗传病家族史的育龄夫妇。

检查方法是静脉抽血，查看染色体组型。染色体组型检查告诉我们：DNA 的数目是否正确，DNA 是否异常，个体的性别，个体的某些不育等问题。

检查时间：孕前 3 个月

6. 精神疾病检查

因为精神疾病并非由单一基因问题所造成的，所以比较复杂。但是，一般来讲，如果家族中连续出现两个以上的患者，则可能有遗传的因素。

有些智障方面的问题，可以借助检查预先排除。如有一种"脆弱 X 染色体症"，就是由基因方面的问题造成的，这也是遗传性智障最常见的原因。要降低胎儿患这种疾病的可能性，需要孕妇早做产检，看她是否带有不正常的基因。

7. 营养状况检查

此项检查主要看女性的营养状况是否良好，如果营养不良，一般会伴随身体瘦弱。孕前进行此项检查，主要针对营养不良的女性，检查缺乏何种营养素，以便在孕前及时补充，达到可以受孕，并能负担 10 个月孕期重负的条件。

二、女性孕前自查的内容

自检表将提供影响受孕的每个细节，包括性生活史、是否发生过生殖道感染、生理周期如何及夫妻生活等。

怀孕是两个人的事，夫妻最好共同制订一个造人计划，并仔细填写一份孕前自检表。医生根据这份自检表能很快地了解你们的身体状况，对你们的"造人计划"给出最有效的建议。这是女性需要考虑的问题。

1. 月经史

（1）你知道自己正常的月经周期是多少天吗？

知道月经周期的天数才能推断出正确的排卵期。从这次月经周期的第一天到下次月经周期的第一天，中间间隔21~40天都是正常的。每个人卵子成熟的天数不同，因此月经周期也是不同的。

（2）是否有不规律的月经周期？

如果月经周期不规律，有可能预示着甲状腺问题、泌乳素或多囊卵巢综合征，应该到妇科就诊。

（3）月经周期的出血量多少？

一般来说，每个月的出血量都是不同的，但是如果长时间地流血，很可能预示着排卵有问题；突然大量地出血，很可能预示着子宫内纤维瘤的存在，应该到妇科就诊。

（4）在两次月经周期之间，是否有出血现象？或者有不明原因的流血？

如果出现这种情况，应该到妇科就诊。

（5）来月经的那几天，是否会感到剧烈的骨盆痛或是腹部绞痛？

来月经的那几天，大部分女性都会感觉不舒服，但是严重的疼痛预示着可能患有子宫内膜异位症或是盆腔粘连，应该到妇科检查。

（6）第一次来月经是在 18 岁以后吗？

如果是，这预示着你可能存在激素水平不稳定或是内分泌紊乱等问题，应该做相关的产前检查。

2. 病史

（1）是否被诊断出患有子宫内膜异位症？

子宫内膜异位症会引起女性不孕。

（2）是否被诊断患有多囊卵巢综合征？

这会导致排卵杂乱无章，给受孕增加困难，在孕前应该咨询妇产科医生。

（3）腹部进行过手术吗？

外科手术有时候会留下瘢痕，影响受孕，在孕前应该咨询妇产科医生。

（4）进行过输卵管结扎吗？

输卵管结扎影响怀孕，也会增加宫外孕的危险，在孕前应该咨询妇产科医生。

（5）是否患有慢性疾病，如糖尿病、甲状腺疾病或是高血压？

这些慢性疾病本身及治疗有可能会影响不孕或是高危妊娠，应等病情稳定后再考虑怀孕。

（6）是否正在服用某种药物？

类固醇或者其他药物，包括中草药都会对怀孕有影响。对受孕有影响的药物应在停服 6 个月以上再考虑怀孕。

（7）你是否曾经怀过孕，或者分娩过，或者出现过孕期并发症？

以前的怀孕有可能会造成瘢痕，或者使身体条件恶化，影响再次怀孕，在孕前应该咨询妇产科医生。

（8）是否出现过流产？一共有过多少次？对于流产的原因，医生是如何诊断的？

反复发生流产是生育机能存在问题的重要原因之一，意味着你的身体在怀孕过程中需要额外的帮助，在孕前应该咨询妇产科医生。

3. 性生活史

（1）是否使用过宫内节育器？

宫内节育器能使感染性盆腔疾病的发病率提高，在孕前应该咨询妇产科医生。

（2）是否感染过性传播疾病？

输卵管问题和感染性盆腔疾病都与衣原体和淋病病毒的感染有关。应在疾病痊愈后再考虑怀孕，并在孕前咨询妇产科医生。

（3）过性生活时是否会感到疼？

这是子宫内膜异位症或是盆腔粘连引发感染性盆腔疾病的征兆，应该到妇产科就诊。

（4）过性生活时是否会流血？

同房后流血可能会有很多原因，或是生殖道感染，或是子宫、子宫颈的问题，如宫颈炎、宫颈息肉或是宫颈发育异常等。如果出现出血现象，应该到妇产科就诊。

4. 家族病史

家族里是不是有人生育过有遗传缺陷的孩子或是出现过死产。可以找亲戚们聊聊，尤其是那些没有孩子的夫妇。在孕前应该进行生育遗传咨询，必要时可以进行产前遗传疾病监测。

5. 生活习惯

（1）每天平均会饮用多少杯含有咖啡因的饮料？

实验证明，女性喝的咖啡越多，怀孕的可能性就越小。即使怀了孕，过度摄取咖啡也会影响胎儿发育，最好少喝或不喝。

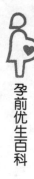

（2）喝酒吗？

在备孕和受孕期间应该戒酒。研究证明，饮酒会降低受孕的几率。孕期，尤其是孕早期，是胎儿器官分化的重要时期，也应该戒酒。

（3）抽烟吗？

在备孕和受孕期间应该戒烟。研究表明，香烟中的烟碱会降低女性体内雌激素的水平，影响受孕。

（4）体重是否偏低或超重？

太瘦或者超重都会打乱女性的排卵周期。在孕前，应该咨询妇产科医生。

三、男性孕前常规检查的内容

随着社会的进步和工业化进程的加快，工作压力、环境污染及性病等因素，都会导致男性生育能力呈逐年下降的趋势。大部分男性都认为，在生育方面女性比较重要，自己很健康，尤其是做过婚检的男性更是非常自信。然而，事实并非如此，很多不孕家庭都是由男性生理问题导致的。因此，虽然生育是男女双方的事情，女性要承担更多的生育责任，但是要想有一个健康优质的宝宝，男性不仅要非常健康，而且还要进行下面的检查。

1. 血常规、尿常规、肝功能、肾功能

男性的孕前身体检查，除男性生殖健康检查与女性不同之外，其他的检查项目，如血常规、肝功能、肾功能、传染病、染色体检查等都与之相似。

2. 精液检查

常规检查是精液检查中最主要的内容，一般包括精液颜色、精液

量、精液液化时间、精子密度、精子 1 小时存活率、精子活力、畸形精子百分比、精液中白细胞数等。

孕前 3 个月，停止性生活 7 天后进行检查。目的是检查精液和生殖系统疾病。通过检查精液，男性可以提前预知精液是否有活力或是否有少精症。如果出现少精，男性孕前还要戒除不良生活习惯，如抽烟、酗酒、穿过紧的内裤等。若白细胞过多，有可能是前列腺炎，孕前应予以治疗。

3. 传染病筛查和染色体检查（有遗传病家族史者）

男性的传染病筛查和染色体检查与女性的相同，在此不一一详述。

四、男性孕前自查内容

在备孕期，夫妻双方最好能共同制订一个造人计划，并仔细填写一份孕前自检表。这份自检表将提供影响受孕的每个细节。有了这份自检表，医生能很快了解你们的身体状况，对你们的"造人计划"给出最有效的建议。下面是关于男性需要考虑的问题。

1. 病史

（1）出生的时候，睾丸降到阴囊里了吗？

如果单侧或双侧的睾丸留在腹腔里的时间过长，而身体相对较高的温度就会永久地影响精子的质量。如果符合这种情况，应该到泌尿外科做相关的精液检查。

（2）最近 6 个月是否生过病，并伴有高烧？

发烧或是体温升高可能会暂时影响精子的质量。如果经历过发烧，至少等身体恢复健康后 3 个月再考虑孕育宝宝。

（3）最近，是否发现有一侧或双侧睾丸肿胀或疼痛？睾丸是否受到过伤害？

如果是，应该到泌尿外科做相关检查，请医生鉴别是否能够孕育宝宝。

（4）睾丸是否出现过肿瘤或囊肿？

一旦发现睾丸上有异物，应及时就诊。如果确诊为肿瘤或囊肿，等治疗恢复健康后再考虑孕育宝宝。

（5）腹股沟区域是否照过 X 光？

X 光有可能会导致精子畸变。如果接受了照射，最好 3 个月以后再孕育宝宝。

（6）有慢性的膀胱或尿道感染吗？尿液混浊吗？或者在小便时会感到疼痛吗？

感染某些性传播疾病会导致男性在小便时有疼痛的感觉。而男性如果患有性传播疾病，不采取保护措施，就会通过性生活传染给女性，传染率高达 90%。所以，如果有这方面的疾病，应该彻底治愈后再考虑孕育宝宝。

（7）是否患过癌症，需要化疗或放射线治疗？

如果是，一定要等病情康复后再考虑孕育。

（8）是否患过某些慢性疾病（如糖尿病或甲状腺疾病等）？

这些疾病本身及治疗都会导致不孕。应该在孕前咨询医生。

（9）是否服用过药物？

类固醇和治疗高血压的药物都会导致不孕。应该在孕前咨询医生。

（10）患过腮腺炎吗？是在多大岁数时患的？

青春期前患过腮腺炎，有可能会导致无精。青春期后患腮腺炎，可能会导致精子数量减少。因此，患过腮腺炎的男性，最好到泌尿外科进行相关的精子检查后再考虑孕育宝宝。

2. 家族病史

你的家族里是不是有人生育过有遗传缺陷的孩子或是出现过死产？

你可以找亲戚们聊聊，尤其是那些没有孩子的夫妇。在孕前应该进行生育遗传咨询，必要时可以进行产前遗传疾病监测。

3. 生活习惯

（1）会泡热水澡或去很热的浴室洗澡吗？

过热的温度有可能会导致精子异常。备孕期间应避免。

（2）会很频繁地骑自行车吗？

长期骑自行车有可能会因为睾丸受到压迫而供血不好，导致精子异常。备孕期间最好能改为步行或是乘车。

（3）经常穿紧身的牛仔裤吗？

长期穿紧身牛仔裤有可能会因为睾丸受到压迫而供血不好，导致精子异常。备孕期间最好不要穿。

（4）工作时是否会接触化学药品、放射线物质或是高温环境？

如果是，最好能在孕前接受相关的精子检测。

（5）喝酒吗？

至少在备孕和受孕期间应该戒酒。

（6）抽烟吗？

至少在备孕、受孕期间应该戒烟。

4. 性生活史

（1）是否感染过性传播疾病？

性传播疾病会通过性生活传染，衣原体和淋病都会导致女性输卵管炎症，损害生殖器官。因此，应该在治愈后再考虑生育。

（2）是否进行过输精管切除术？

这是绝育的一种手段，如果有，就无法使女方受孕。

（3）在勃起、射精、性生活方面，你是否存在困难？

如果存在上述3方面中的任何一种问题，都应该到泌尿外科就医。

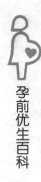

五、男性优生专项检查

男性泌尿生殖系统的毛病对下一代的健康影响极大，因此这个隐私部位的检查必不可少。如果觉得自己的睾丸发育可能有问题，一定要先问父母，自己小时候是否患过腮腺炎、是否有过隐睾、睾丸外伤和手术、睾丸疼痛肿胀、鞘膜积液、斜疝、尿道流脓等情况，将这些信息提供给医生，并仔细咨询。

1. 阴茎检查

阴茎是男性最重要的生殖器官，对阴茎的大小、位置、形态、包皮、尿道的开口都应予以注意。病态的阴茎，如阴茎过小、阴茎和阴囊的位置倒置、阴茎的严重弯曲、包茎、尿道开口的移位（尿道下裂）都有可能会影响男性今后的生活及生育能力。那么，男性阴茎是否正常，我们应该从哪方面去检查呢？

（1）阴茎发育状况检查

阴茎增大，可见于先天性肾上腺皮质增生、睾丸间质细胞癌、青春性早熟等。小阴茎（常温下小于3厘米），可见于双侧隐睾症、垂体功能减退症、先天性睾丸发育不良症。

（2）阴茎形态检查

应注意阴茎有无畸形、包皮是否过长、能否上翻（不能上翻者为包茎，一般需手术治疗）；尿道口位置是否正常，有无狭窄，尿道口位置在龟头或阴茎背侧者男性病为尿道上裂，在其腹侧者为尿道下裂。

（3）龟头检查

注意龟头处有无红肿、糜烂、溃疡及肿块，与包皮有无粘连。龟头红肿且包皮过长并有白色分泌物，为龟头包皮炎；龟头溃疡成圆形或椭圆形，有大量分泌物，无痛，是硬下疳（一期梅毒）；龟头或冠状沟处溃疡，有脓性分泌物，边缘不整齐，呈潜行性疼痛，属软下疳；龟头色白，见于龟头白斑症；龟头色红，有隆起物，可能是龟头海绵状血管瘤等。

（4）龟头及阴茎肿块检查

龟头或冠状沟处单个或多个乳头状突起，色微红，质软，可能是阴茎乳头状瘤或尖锐湿疣，阴茎海绵体肿块可能是阴茎硬结症、阴茎结核及阴茎癌；龟头肿物，呈乳头状增生，质地坚硬，有奇臭味，可能是阴茎癌。

（5）尿道口分泌物检查

黏液性分泌物如为乳白色、黏稠，见于性兴奋及慢性前列腺炎。血性分泌物为尿道出血、尿道结石或血精。尿道出血多见于尿道损伤、后尿道及精阜肿瘤；血精见于精囊炎、精囊肿瘤等。脓性分泌物见于非特异性尿道炎与淋菌性尿道炎。

2. 阴囊检查

男性阴囊是一个皮囊，中间有一隔将阴囊分为左右两室，每个室内都有睾丸、附睾、输精管。男性阴囊保护着这些对于男性生殖能力来说很重要的器官，并调节着它们的温度，从而有利于精子的产生。

（1）阴囊检查的意义

通过阴囊检查可了解里面的生殖器官是否正常，如通过阴囊检查而判断是否存在隐睾、附睾炎、精索静脉曲张等。

阴囊内睾丸的大小和质地很关键。睾丸过小（小于 12 毫升）或过软都表示睾丸发育不良，一侧过小、一侧正常时还有可能生育，双侧都小的，精液中可能会没有精子。阴囊内没有睾丸（隐睾症）也同样如此。

附睾有无硬结常代表附睾有没有发生过炎症或结核，但是附睾饱满而精液中没有精子可能是阻塞性无精子症。

（2）阴囊检查主要有以下 3 点

① 检查形状：阴囊发育不良者多见于隐睾、无睾症患者；阴囊不发

育或看不到者，见于男性阴囊畸形；阴囊纵形分开，见于重度会阴尿道下裂；巨大阴囊见于丝虫病感染，或因会阴重度外伤所致。

②检查色泽：阴囊皮肤红亮，多见于急性炎症；色泽暗紫，多见于外伤血肿；色暗黑，有脓水流出，是急性坏疽；成片丘疹，并有糜烂渗出，属急性阴囊湿疹。

③检查肿块：如肿块呈椭圆形，表面光滑而亮，透光试验呈阳性，触摸睾丸较困难者为睾丸鞘膜积液；一侧或双侧阴囊增大，如C月状，见于精索静脉曲张。

3. 睾丸检查

睾丸是男性身体中产生精子以储存精子的器官，也是产生雄性激素的器官。可见睾丸的健康对男性来说十分重要。

在现实生活中，有很多男性都不知道什么是隐睾症。但是男科专家指出，隐睾症对男性的伤害是很大的。所以男性在日常生活中还是应该对隐睾症有所了解，这样才能够远离隐睾症的危害。

所谓隐睾症是一种很常见的泌尿生殖畸形，主要是指婴儿出生2个月以后，双侧或单侧睾丸没有下降到阴囊内的一种畸形状态。隐睾症分真性隐睾和假性隐睾两种。

假性隐睾是指在阴囊内摸不到睾丸，但阴囊上方或腹股沟部可摸到睾丸；真性隐睾不但在阴囊内摸不到睾丸，就是在阴囊上部或腹股沟处也摸不到睾丸，其位置过高，常位于腹腔内。不论是真性、假性隐睾，还是双侧、单侧隐睾，统称为隐睾症。

睾丸离开阴囊后，就处在相对高温的环境中。睾丸温度的升高，会破坏睾丸生精作用。如为双侧隐睾，可使该男孩成年后发生无精子症，从而造成男性不育；即使是单侧隐睾，也会因该隐睾的破坏，产生多种抗精子抗体，而影响生育能力。

隐睾发生肿瘤的几率比正常人高 20~50 倍，并有 8% 的隐睾患者发生癌变。所以，隐睾症对男性生殖健康是十分有害的。

（1）隐睾症是怎么影响男性生育的

隐睾症病人的隐睾部位有 3 种，即约 25% 隐睾停留在腹腔腹膜后，约 70% 停留在腹股沟管内；约 5% 停留在阴囊上部或其他部位。单侧隐睾多于双侧隐睾，左右两侧隐睾的发生率相等。位于睾丸中的男性生殖细胞需要在略低于体温 1.5℃ ~2.0℃ 的条件下才能正常发育。而隐睾症患者因睾丸深藏于体内，受较高温度的影响，从而引起睾丸生精功能障碍，进而影响生育能力。

双侧隐睾者，因睾丸停留在腹腔内或腹股沟管内，所处位置的温度与体温相同（37℃左右），影响生殖细胞的发育，睾丸组织结构发育不完善；轻的隐睾症患者的精子计数减少或全部为死精子，精子活力极度低下；重者则不产生精子，因而大多数患者会出现男性不育症。

单侧隐睾症患者，由于另一侧睾丸正常，其精液质量通常还能维持或接近正常的水平，对生育影响不大，但也有约 30% 以上可出现不育。

（2）男性患上隐睾症的病因是什么

据了解，很多小孩在刚出生的时候都没有睾丸。因此，男科专家指出，这种现象属于隐睾症，它可以通过 B 型超声仪检查出来。不过，引起隐睾症的病因有很多。在临床上，隐睾症主要由解剖、内分泌因素及遗传因素引起的。

① 解剖因素：在胚胎期，睾丸系带很短或缺失，不允许睾丸充分下降；睾丸系膜与腹膜发生粘连，使睾丸无法向下；睾丸的血管发育异常，弯曲或皱折，从上方牵拉而限制睾丸下降；精索的血管或输精管太短；睾丸体积过大，腹股沟管过紧或外环远端进入阴囊的口缺乏，则睾丸无法进入阴囊内；阴囊发育异常。阴囊太小，容不下睾丸。

② 内分泌因素：男科专家指出，睾丸下降要有足够的动力，那就是要依靠母体的促性腺激素，刺激胎儿睾丸间质细胞产生雄激素。如：

睾丸本身有缺陷时，对促性腺激素不产生下降反应而发生隐睾。因睾丸下降发生在血液中促性腺激素浓度很高时，如果母体促性腺激素匮乏，也会导致睾丸下降不全。

③ 遗传因素：隐睾的发生也有一定的遗传性，部分隐睾病人有明显的家族遗传史。随着医学水平的不断提高，隐睾的病因会一一明朗化，从而找出有效的防治方法，阻止这种疾病的发生。

（3）男性患上隐睾症有哪些危害？

男科专家指出，睾丸是男性的重要生殖器官，有生精的作用，对男性朋友非常重要。因此，如果睾丸出了什么问题，就极有可能影响到男性的生育能力。所以，一定要对睾丸重视起来。那么，男性患上隐睾症有哪些危害呢？

① 恶性变：专家表示，隐睾症患者恶性变的几率较正常阴囊内睾丸大 20~48 倍；而腹腔内睾丸恶性变的危险较腹股沟睾丸大 5 倍。睾丸先天性缺陷、睾丸处于不正常的位置及周围温度较高是隐睾发生恶性变的原因。

② 易外伤：睾丸位于阴囊内，活动度较大，外伤的机会较小。位于腹股沟的睾丸，当腹肌收缩时腹股沟管也收缩，其中的睾丸即受到挤压。腹腔内睾丸也经常会受腹压改变的挤压。

③ 睾丸萎缩：睾丸未下降至阴囊内，出生后两年内还只有轻度的组织改变，在 2~5 岁以后就会引起睾丸发育不全或萎缩。两侧隐睾可使 90% 的病人不育。

④ 睾丸扭转：隐睾之睾丸可能有睾丸引带、提睾肌附着异常或睾丸鞘膜的附着异常，容易发生睾丸扭转。

⑤ 其他：隐睾患者大约 65% 合并斜疝。

此外，还应该进行睾丸炎的检查，虽然睾丸炎很少见。睾丸炎的感染途径有血液、淋巴和直接蔓延等 3 种。睾丸炎的主要临床表现为：睾丸肿胀、疼痛、发热，有时伴有寒战。男性患急性睾丸炎时，可发生性生活困难，因为兴奋时产生的血管充血可使发炎的睾丸产生痉痛，性生活时产生压力，同时，睾丸的转动、抬高也可以引起疼痛。

4. 精囊检查

精囊是一对长椭圆形的囊状器官，是男性生殖器的附属腺体。其位于膀胱底的后方，输精管壶腹的外侧。精囊炎是男性精囊常见的疾病，男性是否患有精囊炎，可以通过精囊的大小及疼痛程度来判断。以下是精囊炎的检查方法。

（1）精囊炎的自我检查

① 肠指检：精囊肿大，有波动和压痛。

② 与前列腺炎并存，有前列腺炎的症状。

③ 指检可触及精囊，有触痛。

④ 精液有大量红细胞、白细胞。

⑤ 大量红细胞、白细胞精液培养可发现致病病原体典型症状，射精时排出血精，精液呈粉红色、红色或带有血块，可伴有性欲减退、遗精、早泄或射精疼痛，在射精的瞬间最为明显。

（2）精囊炎的症状表现有哪些？

① 血精是精囊炎的典型症状，还有尿道热灼感、尿频、尿急、尿疼及终末血尿与尿流滴沥等前列腺炎症状，出现以上症状者要及时到医院确诊治疗。

② 精囊炎患者在做肛门指诊时，会感到前列腺区域饱满。患者自查时，把指头稍微探进肛门就能感到疼痛。此外，轻轻按压下腹部、会阴部及耻骨上区，也会有痛感。当然指诊结果还应该和其他症状进行联系，一起确诊。

③ 下腹部疼痛也是精囊炎的一大指征。急性患者下腹疼痛可牵涉会阴和两侧腹股沟，主要表现为会阴部及直肠内剧痛，大便时疼痛加重，性交时可引起剧痛。慢性患者则表现为耻骨上区隐痛，并伴有会

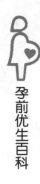

阴部不适，射精时疼痛尤其明显。有些人会有性欲低下、遗精、早泄等表现。

5. 前列腺检查

前列腺是男性最特有的泌尿生殖器官，同时也是很脆弱的器官之一。它经常会受到一些细菌感染，容易发生一些病变，生殖系统受到破坏，严重影响男性生殖健康。因此，前列腺疾病就成为困扰男性的一大问题。

（1）前列腺疾病不及时治疗会有哪些危害？

患有前列腺疾病一定要及时治疗，否则容易导致慢性前列腺炎。前列腺疾病经常会引起局部充血、肿胀，压迫尿道，以致急性尿潴留症。前列腺的急性炎症易扩散至精囊，引起急性精囊炎，同时细菌也可逆行导致附睾炎。在急性炎症期，前列腺会充血、水肿或有小脓肿形成，可有射精痛、疼痛性勃起、性欲减退、阳痿等症，还会传染给配偶引起妇科炎症。

（2）前列腺疾病在治疗时要做哪些常规检查？

① 肛门指诊检查：最简便的方法就是经肛门指诊检查前列腺，可以检查前列腺的大小、外形、有无压痛，从而对前列腺疾病进行初步诊断和筛检。同时也可以进行前列腺推拿，检查前列腺液的性状和成分变化。

② B超检查：B超是检查前列腺的常用检查方法，有直肠探测法和耻骨上腹部探测法等方式，可对前列腺做出正确丈量，其误差几率不超5%，对于各种前列腺疾病均有重要的诊断意义，具有简便、无创、无损伤、快速等优点。

③ 前列腺液检查：前列腺液中白细胞在显微镜高倍视野中超过10个，卵磷脂小体减少，可诊断为前列腺炎。如果同时做细菌培养，可以对慢性前列腺炎做出明确诊断和分类。如前列腺炎液细菌培养结果为阳性，则诊断是慢性细菌性前列腺炎；反之，则为慢性非细菌性前列腺炎。

专家指出，以上的检查只是一些常规检查。但是由于每个人的体质不同，检查的项目也会不尽相同，因此还是要抓紧时间到正规专业的医院做详细的检查，以免耽误病情，错过最佳的治疗时机。前列腺疾病的严重性是不可估量的。

6. 内分泌检查

生殖内分泌功能障碍会影响男性的性功能和生殖功能，是男性不育的一个重要原因。内分泌检查主要是有关性激素 T、FSH、LH、PRL、E2 的测定和各种激发试验，如 HCG 刺激试验等。

内分泌紊乱对人体的危害是非常大的，这有可能会造成不孕不育。所以出现这种情况最好是及时进行检查。

随着社会的发展，人们的生活习惯也开始改变。这样的改变，在带来好处的同时，同样也带来了一些不小的麻烦，如因为工作的压力、生活的不规律，导致现在有很多的男性内分泌异常。那么，男性内分泌异常类型及其原因都有哪些呢？这是众多男性最关注的问题，因为不少的临床经验证明，男性内分泌异常也可能会抑制男性睾丸生精，导致不育。

专家指出，要准确治疗由内分泌异常引起的不育，首先要搞清楚男性内分泌异常的类型及其原因。

（1）内分泌异常的类型

① 睾丸内分泌异常的病变：原发性睾丸功能低下，比较常见的有克莱恩弗尔特（Kline felter）综合征、放射性损伤、细胞毒素损害、营养不良等；继发性睾丸功能低下，如 Kallmam 氏综合征、雄激素受体缺乏所表现的男性假两性畸形等。

② 肾上腺疾病：阿狄森氏病（肾上腺皮质功能减退症）、柯兴氏综合征（皮质醇增多症）、女性化肾上腺皮质肿瘤、先天性肾上腺增生症、醛固酮增多症等疾病，均可造成男性不育。

③ 甲状腺疾病：严重的甲状腺功能低下或甲状腺功能亢进，均可影响生殖功能。

④ 垂体病变：垂体功能亢进或下降都有可能会导致性欲低下、精子生成受抑制，造成不育。

（2）内分泌异常的原因

① 环境因素：环境的恶化是一个我们无法改变的问题，但这样的结局也是我们人类咎由自取。由于空气中存在一些化学物质，通过各种渠道进入人体后，就会形成经过一系列的化学反应，导致内分泌失调。

② 生理因素：人体的内分泌腺激素可以让人保持生理处于平衡，但这些生长调节剂一般会随着年龄的增长而失调，所以年纪越小内分泌越少，可随着年龄增长，就需要给它更多关注。当然有些人的内分泌失调是来自遗传。

③ 情绪因素：心理原因对内分泌的影响很大。受到工作等各方压力的影响，男性常处于紧张状态，情绪改变异常，这就会造成激素分泌的紊乱，即通常所说的内分泌失调。

④ 营养因素：营养是我们生存的根本，人体维持正常的生理功能就必须要有足够的、适当的营养，否则，你的身体就会产生内分泌问题。

7. 孕前男性生殖健康的标准

（1）没有任何不适症状，如尿道口瘙痒、疼痛、烧灼感、分泌物和异味。

（2）常规物理检查未发现任何异常体征，如包皮过长、过短、包茎、精索静脉曲张等。

（3）精液实验室检查正常。

（4）血 HIV（艾滋病病毒）、PRP（梅毒血清学检查）呈阴性。

（5）性生活无厌烦感。

六、女性优生专项检查

对女性而言，不论是孕前还是孕期，都应重视生殖健康。怀孕期间，由于女性生理构造发生了特殊的变化，容易忽视一些妇科疾病。专家指出，在孕前最好做一个全面的妇科检查，规避不必要的风险。

女性检查相对于男性来说比较复杂，因为胎儿要在母亲的体内生存孕育。首先要了解女性的内分泌状况，月经情况，生殖器官是否正常，这是能否受孕的先决条件。再有卵巢功能如何，是否能正常排卵，输卵管是否通畅，使精子与卵子正常受精。

1. 卵巢功能检查

卵巢功能检查，主要是了解卵巢的功能是否正常，它对诊断不孕症、早孕、功能性子宫出血、闭经等提供一定的参考依据。

卵巢功能检查的项目包括测量基础体温，宫颈黏液检查，子宫内膜检查，阴道脱落细胞检查（阴道涂片）等项目。

临床上经常遇到一些不孕女性没有正常的排卵，常常需要配合临床检查来判定其原因，尤其是要看卵巢是不是存在问题。检查卵巢功能主要有以下几种方法：

（1）基础体温测定

孕酮通过体温调节中枢使体温轻度升高，致使基础体温在正常月经周期中显示为双相型，即月经周期后半期的基础体温较前半期上升0.4℃~0.6℃，提示卵巢功能有排卵和黄体形成。

（2）阴道脱落细胞检查

观察表、中、底层细胞的百分比，表层细胞的百分率越高反映雌激素水平也越高。卵巢早衰患者的涂片出现不同程度的雌激素低落或持续雌激素轻度影响。

（3）宫颈黏液结晶检查

雌激素使宫颈黏液稀薄，拉丝度长，并出现羊齿状结晶，羊齿状结晶越明显、越粗，提示雌激素作用越显著。若涂片上见成排的椭圆体，提示在雌激素作用的基础上已受孕激素影响。

（4）子宫内膜活检

子宫内膜是受精卵着床的部位。采取子宫内膜做活组织检查，可了解卵巢功能、有无排卵及分泌期的情况，同时还可了解内膜有无炎症、息肉及癌变等器质性病变。

（5）血甾体激素测定

作雌二醇、孕酮及睾酮的放射免疫测定。若雌、孕激素浓度低，提示卵巢功能不正常或衰竭。若睾酮值高，提示可能有多囊卵巢综合征、卵巢男性化肿瘤或睾丸女性化等疾病。

如果检查基础激素水平，一般是选择滤泡早期，即月经开始的前3天抽取空腹晨血检查，宫颈黏液是月经干净后去做就行，不过一般医院都会让做激素检查。

2. 性激素检查

如果女性月经量异常，或者月经不是很规律或者排卵存在问题，多是体内的激素水平有问题。那么在备孕时，激素六项检查是需要做的，这样可以了解体内的激素水平，同时也可了解黄体功能及卵巢的功能，是否存在激素偏离、多囊卵巢或者卵巢功能降低等情况，然后再根据具体情况进行相应治疗。如果不做检查，那么月经不规律就不利于把握排卵，不易受孕。而且，即使怀孕，如果黄体功能不足，也可能会造成流产。所以对于存在月经问题和排卵问题的女性，孕前的激素六项检查也是必要的。如果月经规律，排卵正常，那么就可以不做激素六项。性激素六项检查是女性不孕的重要检测项目，伴随女性终生的性腺轴，即下丘脑－垂体－卵巢轴（HPOA），其主要生理功能是控制女性发育、正常月经和性功能，这种功能调节是通过神经调节和激素反馈来完成的。因此，临床上常常会通过测定性激素水平来了解女性内分泌功能和诊断与内分泌失调相关的疾病。

3. 月经检查

女性的经期，是由于黄体退化造成体内的雌孕激素迅速降低，不足以支持子宫内膜的继续增生，子宫内膜坏死剥脱，从而产生月经。月经透视着生育能力。

（1）女性月经的基本情况

① 初潮年龄：少女初潮是卵巢已经有了功能的表现。女孩子月经初潮平均年龄为 13 岁，初潮年龄与营养、遗传以及地域都有一定的关系，只要在 12~15 岁都是正常的。如果女性的初潮年龄小于 11 岁，而且在八九岁的时候就阴毛早现，那么今后发生多囊卵巢的可能性较大，很容易从青春期开始，月经周期就不规律、月经稀少，成年后难以怀孕，中年后容易得高血脂、高血糖等代谢性疾病。

如果女性到了 16 岁，月经没有初潮的，很可能是卵巢子宫发育不良。如果一直没有来月经，那么可能是先天性无子宫、先天性卵巢功能不全、先天性无阴道或者处女膜闭锁等。而这些除了处女膜闭锁之外，其他无疑都会导致成年后的孕育困难。即使是处女膜闭锁，如果不及时发现、治疗，那么经血和宫颈黏液就会越积越多，逐渐弥漫到子宫、输卵管甚至腹腔。一旦这些经血液进入子宫，怀孕就难了。如果进入输卵管，几乎就失去生育能力。所以，对于过了 16 岁还没有来月经的女孩子，一定要及早去医院检查诊断。

② 月经周期：在正常情况下，女性的月经是呈现规律的周期性，女性的月经周期平均是 28 天，而周期在 21~35 天也都属于正常。

如果月经周期不规律，那么一定要引起注意，因为这预示着你的生育能力也在降低。当然，如果女孩子在初潮时月经不是很规律，这个不必过于担心。因为这时卵巢机能还不够完善，通常在一年内，至多在两年内就自然解决了。但如果到了 18 岁，月经周期仍然不规则，就要注意了，如果到了 20 岁还不规则就必须看医生。因为，绝大多数原发性不孕不育患者，大多数发生在这个成年后月经不规则的群体之内。

即使是规律的月经，如果月经周期的时间在 21~35 天范围之外，也是会影响受孕的。如果月经周期少于 21 天，常常同时伴有黄体功能不足，大多会存在黄体过早衰退，造成黄体期明显缩短而导致的月经周期偏短。对于少数正常排卵的，当然不影响受孕。但对于周期较短的大多数女性来说，往往要么是卵子发育不好，进而黄体功能不足；要么是黄体早衰，容易造成流产，因而影响受孕。

对于月经周期超过 35 天的，很多人认为只要有排卵就不影响受孕，其实还是有影响的。一是因为卵子发育速度慢，不容易生长成为饱满的优质卵子；二是卵子在排出后往往会延续前面的缓慢发育的速度，那么受精卵就有可能会在后来的分裂中出错，导致胚胎的染色体异常，从而发生流产。

如果女性的月经周期发生变化，变长或者变短，虽然仍比较规律，但仍然要引起注意。这可能提示卵巢的储备功能在下降，容易出现不孕。

③ 行经时间：女性正常的经期时间为 3~7 天，如果女性的月经周期不在这个范围内，就要注意疾病和不孕。

如果行经时间小于 3 天，就有可能是雌激素不足，卵泡发育不好，或者子宫发育不良，或者是子宫内膜太薄，想要孕育胎儿自然也比较困难。

如果经期超过 7 天以上，就是经期过长，这可能是受疾病的影响，如雌激素分泌不足、黄体萎缩不全、黄体功能不足及盆腔炎症、子宫内膜息肉、子宫内膜炎、子宫内膜异位症等，均可引起月经过多与经期延长。此外，黄体萎缩不全和子宫内膜修复延缓都会使经期延长到 10 天以上，而所有这些都会影响受孕。女性经期延长和缩短一定要重视，一旦发现有经期异常，应尽早到医院接受诊治。

④ 月经量：月经就是脱落的子宫内膜损伤面引起的出血。正常的月经量在 30~100 毫升之间，平均 70 毫升左右。从月经量的多少可以判断子宫内膜的厚度，子宫内膜厚，月经量就多；子宫内膜薄，月经量就少。子宫内膜的厚度是受精卵着床的必要条件，女性受孕一般要求子宫内膜厚度至少达到 8 毫米以上。因为胚胎要附着在子宫内膜上，子宫内膜含有丰富的血管，可以为着床后的胚胎提供营养，直到胎盘建立。如果子宫内膜太薄，小于 6 毫米，是很难怀孕的。如果子宫内膜太厚，超过 19 毫米，往往是高雌激素或者炎症的刺激引发的子宫内膜增生过度，或者子宫腺肌症，而这些无疑是不利于怀孕的。

⑤ 痛经：痛经分为原发性和继发性两种。经过详细妇科临床检查未能发现盆腔器官有明显异常的，并且是在月经初潮后不久就有的，称为原发性痛经。有异常及生殖器官明显病变的，在初潮的时候并没有痛经，行经几年之后又有的痛经，也是继发性痛经。对于原发性痛经，一般不会影响生育，而且在性生活和生育后痛经就会减轻或者消失。而继发性痛经由于存在生殖器官的异常和病变，因而一般会影响生育，像子宫内膜异位症、巧克力囊肿、子宫腺肌症、子宫肌瘤、盆腔炎症等都会引起继发性痛经，都有可能会导致不孕不育，而其中又以子宫腺肌症、子宫内膜异位症为甚。

（2）备孕女性月经不调应该做哪些检查项目

为准确判断原因，医生可根据患者的情况选择适当的检查。常用的检查方法有以下几种：

① 详细询问病史，查找可能的原因，患者要准确地提供资料。

② 全面的体格检查，以了解有无严重的全身性疾病。

③ 盆腔检查，以初步了解生殖器官有无畸形、肿瘤或炎症。

辅助检查：

④ B 超检查：反映子宫、卵巢及盆腔情况。

⑤ 细胞学检查：检查卵巢功能及排除恶性病变。

⑥ 活组织检查：确定病变的性质，多用于肿瘤的诊断。

⑦ 内分泌测定：目前可以测定垂体促性腺激素、泌乳素、卵巢、甲状腺及肾上腺皮质分泌的激素。临床常用以了解卵巢功能的简易方法有阴道涂片、宫颈黏液、基础体温及子宫内膜活检等。

⑧ 宫腔镜或腹腔镜检查：观察子宫腔及盆腔器官的病变。

⑨ 酌情做肝肾功能及血液系统的检查，必要时做染色体检查。

（3）月经不调的女性如何备孕

女性月经不调是一个很常见的现象，也是许多女性都遇到过的烦恼。那么，对于想要宝宝的女性来说，月经不调怎么办呢？要如何备孕呢？

① 查清月经不调的原因：如果有月经不调的历史，医生可能会安排进行性激素六项的测定，包括促卵泡成熟激素、促黄体生成素、雌激素、孕激素、泌乳素和雄激素六项性激素。通过检测结果了解月经不调、不孕或流产的原因，然后进行相应的指导。必要时还可能会检查甲状腺功能。

② 根据检查结果调理月经：据专家研究，肾脏、卵巢在女性月经不调的过程中起决定性作用，两者紧密联系，缺一不可，靠单一补肾或单一养巢都无法从根本上达到抗衰养颜的目的。所以补肾、养巢要同时进行，才能更好地解决月经不调。

建议大家找中医调理，在医生的指导下用中药试孕。同时，可以坚持两个月每次月经干净后的第 7 天去医院监测排卵，是否有正常的卵泡排出，医生也会指导你什么时候同房。

如果监测到排卵几个月，但同房后的确没怀上，那么最好能检查一下输卵管，因为大多数的不孕都是由于输卵管的原因造成的。如果情况比较严重，必须要好好治疗。

③ 月经不调能不能怀孕呢？月经不调是一种常见的妇科疾病，主要表现为月经周期或出血量的异常，或是月经前、经期时腹痛。月经不调的病因可能是器质性病变或是功能失常，血液病、高血压病、肝病、内分泌

病、流产、宫外孕、葡萄胎、生殖道感染、肿瘤（如卵巢肿瘤、子宫肌瘤）等均可引起月经失调。

由于月经不调会影响到正常的排卵，那么当然也会影响到怀孕。甚至更严重的有可能是不孕的征兆。每个女生或多或少都发生过月经不调，那么月经不调能不能怀孕呢？这要视具体情况而定。

处女时期月经不调比较正常，能怀孕，但是对怀孕有影响。处女时期出现这一现象，很容易调理，而且婚后怀孕的几率还是很高的。事实上，如果是女性的月经过频，如果有正常排卵的，周期每次间隔时间都是有规律的，黄体功能也正常，那么，是不会对女性怀孕造成影响的。

月经不调可能由妇科疾病导致，也可能是不孕的征兆。若婚后女性长期月经不调，就要考虑是否是由某些妇科疾病导致的。如果月经量特别多、过频，可能是由妇科病引起的。发现这一现象，调治有些困难，受孕也很慢，所以这时候月经不调应早治，不要拖到婚后发生不孕了再去进行治疗。

子宫肌瘤、子宫内膜息肉、子宫内膜增殖症、子宫内膜异位症等常见妇科疾病都有可能会导致月经不正常。生殖器官局部的炎症、内分泌功能失调如甲状腺，这些也都会导致月经出现异常，而这些病症很可能会造成不孕。

4. 高龄女性的孕前检查

女性生育前都应该做一个孕前检查，特别是高龄女性，在打算生育前就更应该做一个相应的检查，这样才能有利于自己和宝宝健康。那么，高龄女性孕前要做的检查有哪些呢？

不论是男性还是女性，各自的生殖力都会随着年龄增长而逐渐减低。一般而言，女性比较理想的生育年龄是在 25~30 岁，当跨入 35 岁高龄再选择怀孕时，女性的受孕几率就会明显变小，同时自然流产率增加。有数据显

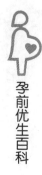

示，25~30 岁女子的流产率为 15%，而 40 岁以后则高达 40%。

大龄女性优质的卵子相对减少，同时由于输卵管的炎症、子宫内膜异位症或者子宫肌瘤致使精子和卵子相会的道路并不畅通，所以即便受孕成功，也会因受精卵所处的子宫环境质量下降，使不孕、流产、宫外孕的机会明显增多。

所以，如果计划 35 岁以后怀孕，女性必须先考虑自己的生育能力。如果父母生育的进程不顺利，在幼年时患有过结核病或其他较严重的疾病，并且现在月经时间过长或过短、子宫或附件有包块、丈夫身体状况不是很好时，最好不要在 35 岁以后生育。

下面是高龄女性进行孕前检查的内容：

（1）环境方面

由于所处的环境对身体存在着潜移默化的影响，如你附近的环境中有强烈的放射源，就可能会对你的身体有不良的影响。所以，你可以做微量元素检测或对有异味的环境进行检测。

（2）生殖器方面

女性可以通过 B 超来了解自己的子宫体、子宫颈、卵巢、输卵管的情况。

（3）内分泌方面

此项目是通过抽血来检查甲状腺功能、血糖、性激素等是否正常。

（4）遗传方面

遗传因素有时会被忽略，像隔代遗传，就会因为不知道或不了解而被忽视，可以抽血来检查染色体、血型、基因并进行分析。

（5）感染方面

一般而言，我们都是做白带和血液检查，用来排除滴虫、霉菌等感染。

（6）免疫方面

抽血检查抗精子抗体、抗卵磷脂抗体、抗子宫内膜抗体等。

5. 输卵管检查

输卵管通畅是怀孕的必要条件。输卵管不通就会发生不孕。如果通而不畅，就可能会发生宫外孕。如果女性存在输卵管问题的可能性，比如，怀孕前有过输卵管炎、附件炎、盆腔炎、慢性宫颈炎、淋病、支原体、衣原体感染等生殖道炎症，或者有过人工流产史、宫内放置节育环史等宫内操作史，那么在孕前一定要进行输卵管检查。输卵管检查，一般选择通液或者造影。如果发现有输卵管问题，就要及时治疗，防止不孕和宫外孕的发生。

6. 生殖器官检查

主要观察外阴、大小阴唇、阴蒂的发育，有无炎症、丘疹、疱疹及尿道有无畸形等。

门诊查阴道有无畸形，判断子宫大小、位置、形状、质地、活动度及双附件有无压痛、增厚。必要时，应进行 B 超检查，及时明确诊断以及阴道分泌物的采集、淋菌和衣原体检查等。

7. 盆腔炎检查

女性盆腔内子宫、输卵管及卵巢或其周围的组织，包括盆腔内腹膜，如查任何一处发生炎症时，均可称为盆腔炎。炎症可局限于一个部位，也可几个部位同时发炎。临床上狭义的盆腔炎是指输卵管炎。

盆腔炎可由外生殖器的炎症向上蔓延而来，也可由邻近器官的炎症或身体其他部位的感染传播引起。病菌常在月经、流产、分娩过程中，或通过生殖道各种手术的创面进入盆腔引起炎症。盆腔炎分为急性和慢性，前者发病急，一般有明显的发病原因，若治疗及时、彻底、有效，则常可治愈。当急性炎症未能彻底治疗时可转变成慢性，但更多的是由于生病缓慢，病情较轻未引起注意，故而治疗不及时，迁延成慢性，这类盆腔炎常常会造成女性不孕。

慢性盆腔炎多表现为双侧输卵管炎，久而久之使输卵管的开口，特别是接受卵子的那一端（称之为伞端）部分或全部闭锁，也可使输卵管内层黏膜因炎症粘连，使管腔变窄或闭锁。这样会使卵子、精子或受精卵的通行发生障碍，导致不孕。严重的盆腔炎还可蔓延至盆腔腹膜、子宫及子宫颈旁的组织，最终导致这些器官组织变硬，活动不灵。特别是输卵管失去柔软蠕动的生理性能，变得僵硬、扭曲，管腔完全堵塞，达到无法医治的程度。

为什么没有生过孩子的女人也会得盆腔炎或输卵管炎呢？一是由于不注意经期卫生，经期下水田劳动或游泳，长期少量病菌不断侵入，久而久之就能引起慢性盆腔炎；二是由于其他疾病引起，较常见的是盆腔结核导致子宫内膜和输卵管内膜结核及输卵管不通；三是由于性关系的紊乱，性病传播引起输卵管炎而导致输卵管不通；此外，如果婚前长期患有阴道炎症，如滴虫性或霉菌性阴道炎，病菌就会上行感染到输卵管，造成输卵管有炎症。因此，女性自幼就应注意外阴部清洁卫生。青春期后，当出现下腹痛或较明显的痛经，月经不正常或阴道白带异常时，都应去医院检查，早期较轻的输卵管炎或盆腔炎都是可以治愈的。

（1）盆腔炎的危害

盆腔炎在女性中也是常见的一种疾病，那么盆腔炎有哪些危害呢？

① 感染、发炎：盆腔炎往往是由一种或者是几种病原体的混合性感染。病原体细菌虽然可以通过血液或淋巴传播，有时是由四周的组织或器官直接蔓延而来，但绝大多数的盆腔炎都是阴道内的病原体沿黏膜面上行达盆腔器官而引起的。生殖器官及四周组织的炎症往往不是孤立的，而是相互影响，同时发炎。

② 宫外孕，甚至不孕：慢性盆腔炎可使输卵管内层黏膜因炎症粘

连，使管腔变窄或闭锁。这样，使卵子、精子或受精卵的通行发生障碍。严重的盆腔炎可蔓延至盆腔腹膜、子宫等组织，最终导致这些器官组织广泛粘连，易发生宫外孕，甚至不孕。

（2）盆腔炎应做哪些检查?

① 分泌物直接涂片：宫颈管、阴道分泌物，或尿道分泌物，腹腔液取样做直接薄层涂片，干燥后以革兰或美蓝染色。

② 超声波检查：盆腔炎需做的检查中必须要有超声波检查，主要是 B 型或灰阶超声扫描、摄片，此技术用于识别来自输卵管、卵巢及肠管粘连一起形成的包块或脓肿都比较准确。

③ 腹腔镜检查：腹腔镜检查可以在盆腔炎或可疑盆腔炎以及其他急腹症病人中进行。腹腔镜检查可以对患者盆腔炎症状的程度加以判定，还可以明确诊断和鉴别诊断，从而得出更好的治疗方案。

8. 排卵检查

排卵障碍，又称为不排卵，是女性不孕症的主要原因之一。排卵障碍除引起不孕外，还可导致月经失调、闭经、多毛、肥胖等症状。另外，如果长期不排卵，性激素代谢紊乱，子宫内膜过度增生而无周期性孕激素的对抗作用，易发生子宫内膜癌及乳腺癌。所以对排卵障碍应给予足够的重视，进行积极的检查和治疗。

每个正常的女性在月经前两周都有正常的排卵现象，而有些女性则没有正常的排卵现象，这是导致女性不孕的原因。

排卵期出现的感觉因人而异，有排卵的感觉也不意味着就有排卵。但通常来说，月经刚来潮时会觉得腰酸、下腹痛，甚至痛经的人也多有排卵，没有排卵的人往往没有痛经。

每一个病人的排卵障碍症状都是不同的，在治疗过程中发现一些特异性的排卵障碍症状也让人摸不着头脑。患者在日常生活中不注意自己的身体，出现了排卵障碍症状以后也不注意，从而延误了治疗时机，

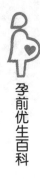

给自己的健康带来了隐患。

（1）女性不排卵要做哪些检查

卵巢是产卵子的地方，但是如果女性出现不排卵或者是排卵出现障碍，可能就会出现不孕。因此，想要及时发现不排卵，就要通过检查结果来判断。

专家指出，不排卵在不孕症中发病率可高达 25%~30%，是一种常见的内分泌疾病。除了患有不孕以外，常表现为月经失调，像月经过少、月经稀发或者闭经，毛发重，肥胖等。由于长期不排卵，子宫内膜过度增生，又没有周期性孕激素的对抗作用，因而发展为子宫内膜癌或乳腺癌的危险性就相对增加，所以要及时进行检查。

① 通过基本的体温差，进行宫颈黏液、子宫内膜活组织检查和激素测定，推测女性是否有排卵。

② 询问患者是否出现过月经异常，是否有不规则或闭经的情况。是否有过慢性疾病，是否做过手术，是否接触有毒物质或从事相关工作，根据这些初步推断卵巢是否出现排卵障碍。

③ 可根据患者的外在表现来推断是否出现排卵障碍，如看女性的体形、体态、毛发、嗓音等是否出现异常情况。

④ 由妇科医生检查生殖器的发育情况和卵巢有无增大。

⑤ 依靠一系列的内分泌功能试验和 X 线造影、染色体分析和腹腔镜检查，才能大致确定是何种原因引起的排卵障碍。

（2）如何知道发生排卵障碍

排卵障碍是导致女性不孕很重要的原因，生活中一定要警惕此病的发生。那么，如何知道发生排卵障碍，专家指出，患了排卵障碍，患者容易出现白带异常、腹痛、脾气暴躁等症状。主要有以下几点：

① 毛发增多：如果女性出现全身毛发增多，这很有可能是由卵巢或者是肾上腺分泌雄激素过多所引起的。而且乳头里常常会有乳汁排出，这很可能是由于血中催乳激素太多引起的。

② 性欲改变：这也是由女性排卵障碍所引起的不孕的症状，有的女性会表出现性欲增强，极易性兴奋，也有的女性会表现出性欲减退等现象。

③ 体温升高：一般女性在排卵期都会有体温升高的现象，如果女性在排卵期没有基础体温变化，那么需要引起足够的重视，很有可能是因为女性没有排卵引起的。

④ 白带增多：出现了排卵障碍所分泌出来的白带量会明显增多，而且白带会变得像鸡蛋清一样，还能够拉长为丝状。

⑤ 少量阴道流血：女性在出现排卵障碍后，很有可能会出现少量的阴道流血现象，而且出血量会比月经量少。

⑥ 其他症状：女性出现月经失调、闭经等现象，都是患有排卵障碍的典型症状。是否患慢性疾病，如结核、贫血等，是否动过手术，以往性发育的情况及是否存在职业性的有毒物质影响等，都能够初步推测出有可能会影响到排卵的病变。

（3）女性为什么会出现排卵障碍

专家指出，排卵障碍除引起不孕外，还可导致月经失调、闭经、多毛、肥胖等症状。那么女性为什么会出现排卵障碍呢？

① 卵巢功能障碍：很多因素都会影响女性卵巢功能出现障碍，如先天性卵巢发育不全、多囊卵巢综合征、卵巢肿瘤等，这些疾病都会破坏卵巢的组织结构，影响女性的排卵功能，这也是造成女性排卵障碍的原因。

② 下丘脑、垂体、卵巢轴功能出现障碍：如果女性的下丘脑部位出现肿瘤，生殖器官发育不全或萎缩或受过外伤，常会使女性的排卵功能受影响。

③ 其他因素：女性如果患有甲状腺功能低下症，出现多次流产的现象，有结核病、贫血、肝病等，也常会使排卵功能受影响，导致无排卵的现象发生。

9. 宫颈检查

怀孕前，女性要注意防治宫颈糜烂，最好是治愈宫颈糜烂后再怀孕。如果只是单纯的轻度宫颈糜烂，可以先不治疗，等到分娩后再治疗。但在怀孕时由于体内激素水平的变化影响，有可能会加重糜烂，在平时应注意做好卫生护理，少食辛辣等刺激性食物。

（1）发生宫颈糜烂的原因

① 过度清洁：有些女性很讲究卫生，但缺乏必要的知识，经常用较高浓度的消毒药液冲洗阴道，结果适得其反。因为这样做不仅会影响阴道正常菌群的生长，使其抑制病菌的作用下降，也可造成不同程度的宫颈上皮损伤，最终出现糜烂。

正确的清洗方法：适当清洗外阴，如非必要就不要冲洗阴道，不要破坏阴道内的生态平衡。

② 过多的人流：多次的人工流产、诊断性刮宫、宫颈扩张术等妇科手术，都有可能导致宫颈损伤或炎症，最后引起宫颈糜烂。

③ 不洁性生活：未婚女子由于有处女膜的屏障保护作用，很少发生宫颈糜烂。一旦有了性生活后，阴茎与宫颈有了直接的接触，如果男性不注意性生活卫生，就会直接把病菌带入阴道，感染宫颈。

④ 月经持续时间过长：研究证明，宫颈糜烂与月经周期和持续的天数有关，月经周期 ≤ 20 天，或月经持续天数 ≥ 8 天，患病率为83.33%。因此，凡周期过短、持续时间过长的女性，发生宫颈糜烂的可能性就会增大。

⑤ 有多个性伴侣：多个性伴侣、性生活强度过大（每周 4 次以上）、经期性生活等，也是发生宫颈糜烂不可忽视的原因。

（2）宫颈糜烂会影响怀孕

① 患者由于宫颈的分泌物增多且黏稠，使精子不易通过，影响精子的活动度，妨碍精子顺利进入宫腔。

② 宫颈的炎性环境会影响精子存在的环境，降低精子的活力。

③ 宫颈分泌物中含有大量的白细胞，会吞噬精子。

④ 宫颈的细菌及其毒素会杀伤精子，如大肠杆菌会使精子产生较强的凝集作用，可使精子丧失活力。

（3）宫颈糜烂的预防措施

① 讲究性生活卫生。适当控制性生活，避免经期性交。

② 及时有效地采取避孕措施。降低人工流产、引产的发生率，减少人为的创伤和细菌感染的机会。

③ 如果月经周期过短、过长，要积极治疗。

④ 防止分娩时器械损伤宫颈。

⑤ 产后发现宫颈裂伤要及时缝合。

⑥ 定期做妇科检查。如果发现宫颈炎症，应及时治疗。

10. 习惯性流产女性的孕前检查

习惯性流产为自然流产连续 3 次以上者，每次流产往往都发生在同一妊娠月份，是妇产科常见的并发症，属于不育症的范畴，中医称为"滑胎"。习惯性流产的原因大多为孕妇黄体功能不全、甲状腺功能低下、先天性子宫畸形、子宫发育异常、宫腔粘连、子宫肌瘤、染色体异常、自身免疫等。

习惯性晚期流产常为子宫颈内口松弛所致。多由于刮宫或扩张宫颈所引起的子宫颈口损伤，少数可能属于先天性发育异常。此类病人在中期妊娠之后，由于羊水增多，胎儿长大，宫腔内压力增高，胎囊可自宫颈内口突出。当宫腔内压力增高至一定程度，就会破膜而流产，故流产前常常没有自觉症状。

（1）习惯性流产女性孕前检查的项目

习惯性流产的女性如果要想再次怀孕，那么应该找出流产的原因，并对其进行治疗，才可以进行再次怀孕。女性习惯性流产再孕前，需要做一些检查。

① 进行卵巢功能的测定：如测定基础体温或是用阴道涂片来检测身体内的雌激素水平，这些都是导致习惯性流产的原因。

② 进行全身疾病检查：如是否患慢性肾炎、高血压、贫血、糖尿病、甲状腺疾病等，这些也是导致习惯性流产的重要因素。

③ 对染色体进行检查：如果夫妻双方有一方出现染色体异常，那么很有可能引起胚胎异常，从而导致流产。

④ 男性精液的常规检查：检查男性精子的活力及数目，以便对流产进行更详细地分析，从而找出习惯性流产的具体原因。

⑤ 检查血型：检查夫妻双方是否存在 ABO、RH 等系统内的血型不合。

在做完检查后，查明了流产原因，就要有针对性地进行治疗。如果已怀孕，就要对胎儿进行检查，若胎儿有问题就要终止妊娠。如果是全身性疾病或黄体机能异常，就要等病痊愈后才可怀孕。

（2）引起自然流产的原因

① 遗传因素：一般情况下，健康的卵子与精子相结合、正常的子宫与输卵管、适当的生化环境与内分泌平衡等，都是受孕及维持妊娠的条件，如果其中任何一个因素出现异常，都有可能会导致流产。

由于染色体的数目或结构异常所导致的胚胎发育不良，是流产最常见的原因。在占全部妊娠 15%~20% 的自然流产中，遗传因素可占60%~70%。由此可见，遗传因素是自然流产的最主要的因素，尤其是怀孕 3 个月内的流产。

② 外界不良因素：大量吸烟（包括被动吸烟）、饮酒、接触化学性毒物、严重的噪声和震动、情绪异常激动、高温环境等一切可导致胎盘和胎儿损伤的因素都可造成流产。

③ 母体疾病：母体患任何不利于胎儿生长发育的疾病都可造成流产。

④父亲因素：有关研究证明，大约有 10%~15% 的男性精液中含有一定数量的细菌，会影响孕妇使胚胎流产，近来发现有一种无症状的菌精症也可导致孕妇流产。

（3）习惯性流产女性再怀孕应注意什么？

① 发生流产后半年以内要避孕，待半年以后再怀孕，可减少流产的发生。

② 要做遗传学检查，夫妇双方应同时接受染色体的检查。

③ 做血型鉴定，包括 Rh 血型系统。

④ 有子宫内口松弛的，可做内口缝扎术。

⑤ 针对黄体功能不全治疗的药物，使用时间要超过上次流产的妊娠期限。

⑥ 有甲状腺功能低下者，要保持甲状腺功能正常后再怀孕，孕期也要服用抗甲低的药物。

⑦ 注意休息，避免房事，情绪稳定，生活有规律。

⑧ 男方要做生殖系统检查。有菌精症的要彻底治疗后再使妻子受孕。

⑨ 避免接触有毒物质和放射性物质的照射。

专家指出，对于经常发生流产的孕妇，在孕前夫妻双方应做相关的检查，尤其是免疫因素，即使有这方面的问题，也不必过于惊慌，应积极配合医生采取有效的治疗，最好是在医生的指导下进行下一次妊娠，避免再次发生不幸。

（4）习惯性流产女性的孕期保健

对于有过自然流产史的妇女来说，孕期保健显得尤其重要，应做好以下 6 点：

① 生活有规律，起居应以平和为主。

② 要注意个人卫生，勤换衣服、洗澡，但不宜盆浴、游泳。特别要注意阴部清洁，防止病菌感染。衣着应宽大，腰带不宜束紧。平时应

穿平底鞋。

③ 选择合适的饮食及所吃的食物易于消化。慎服性味寒凉的食品，如绿豆、白木耳、莲子等；体质阴虚火旺者慎服雄鸡、牛肉、狗肉、鲤鱼等易上火之品。

④ 要保持心情舒畅。妊娠期精神要舒畅，避免各种刺激，采用多种方法消除紧张、烦闷、恐惧心理，以调和情志。

⑤ 习惯性流产者妊娠3个月以内、7个月以后应严禁房事。

⑥ 要定期做产前检查。妊娠中期就应开始定期进行产前检查，以便能及时发现和处理异常情况，并做好孕期保健。

11. 哪些女性更需要做好孕前检查

女性做好孕前检查可以为将来孕育一个健康的宝宝做好充分准备，所以做好孕前检查是非常有必要的，尤其是一些需要重点做好检查的群体，更是不能忽视掉的。

（1）白领和亚健康女性

重点应对生活方式、行为习惯、饮食营养、日常活动等方面进行指导。对不良生活习惯及行为，如烟、酒、药物成瘾，过度疲劳、过度压力、心理焦虑、抑郁等进行干预、调整，必要时用药物和心理进行治疗。

（2）肥胖女性

对肥胖、超重或生化异常，如高血脂、高尿酸血症、高胆固醇、血糖偏高等重点项目进行合理的平衡及指导。个体化评估肥胖女性的营养状况后给予饮食治疗，并配合适当运动。建议妊娠后不肥胖，但需要对饮食中的热量、营养素分配及体重增加制订计划。对此类人群，还要密切监测有关疾病的早期症状及体征（如高血压等），帮助进行早期治疗。

（3）有糖尿病的女性

孕前3个月应停用口服降糖药（可致胎儿畸形），改用胰岛素，将血糖及糖化血红蛋白控制在理想水平。胰岛素不通过胎盘，故不致畸。饮食治疗与运动相结合。指导肥胖者减轻体重，减少因体重造成的妊娠并发症。

12. 乳房检查

目前，我国并未将乳房检查列入孕前检查范围，而大多数女性对乳房疾病，特别是乳腺癌的认识、了解程度普遍偏低。所以，女性孕前要进行一次常规的乳房检查。

乳头凹陷对哺乳有一定的影响，不少女性不了解这个事实，从而导致产后无法给孩子喂奶。对此，专家表示，改善乳头凹陷必须经过按摩、提拉等方法，但这些方法只适合在孕前做，如果在怀孕后做，可能会刺激宫缩，所以应该提早检查。如果乳腺有炎症，就要在怀孕前治愈，以免妊娠时因吃药而影响胎儿。

更为重要的是，怀孕前检查乳房，如果摸到有肿块、溢液或异常情况，要尽早排查乳癌。因为怀孕时，女性体内荷尔蒙的变化会促进癌细胞的生长。乳房的血液循环比较丰富，容易造成肿瘤长大及加速转移。乳房的淋巴循环也比较丰富，会促进早期淋巴转移。同时，由于怀孕时，母体的免疫力降低，促进肿瘤生长。而此时乳房出现肿块，会被变大的乳房掩盖，如果患者大意，加上一些临床医师对妊娠期、哺乳期乳腺癌的诊断经验不足，极易误诊、漏诊。所以，在很多情况下妊娠、哺乳期确诊时，病情已到了中、晚期。

（1）乳房检查的最佳时间

检查乳房的最佳时间一般是月经来潮的第 10 天左右，因为此时雌激素对乳腺的影响最小，乳腺处于相对静止状态。即使乳腺有病变或异常也容易被发现。而绝经后的女性则可随意选择检查乳房的时间。

（2）自检乳房的方法

镜前检查：站在镜前，双手垂下，观察乳房外观是否正常，乳头有无凹陷、皮肤有无皱缩、隆肿等，轻捏乳头有无分泌物。接着检查腋下，有无淋巴腺炎。最后，将双手高举过头，反复再做一次。

平躺检查：仰卧在床上，乳房丰满者可放置一个小枕头或折叠的毛巾于左肩下，让左手枕于脑后，将右手的手指并拢伸直，轻压左边乳房，做小圈状按摩。此时可将乳房假想成一个钟面，自 12 点的位置，按顺时针方向（亦可按逆时针方向，但是方向必须统一）检查至原点，至少按摩 3 圈。依照上述方法，改用左手检查右侧乳房。

（3）轻度乳腺增生不会影响怀孕

正常情况下，雌激素和孕激素的分泌保持着一种动态平衡的状态，即雌激素刺激乳腺组织发育，而孕激素却在起着保护作用。乳腺增生的重要原因，是内分泌功能失调，导致卵巢分泌黄体不足，或是使雌激素和孕激素的分泌发生改变，最终致使乳腺在经前期过度增生，经后期又复旧不全。

女性怀孕后，体内会产生大量的孕激素和雌激素，可促使体内的雌激素和孕激素有效地保持动态平衡，从而减少对乳腺组织的不良刺激，使乳腺组织得到充分发育。因此，轻度乳腺增生并不会影响女性怀孕。

有轻度乳腺增生而又想怀孕的女性，首先要消除不良情绪，不要焦虑不安，否则只会加重病情，因为乳腺病的最大诱因就是精神因素。结婚、怀孕、哺乳对乳腺增生有百利而无一害。有些女性怀孕后，其症状会减轻甚至消失。

专家指出，乳腺增生是育龄妇女最为常见的疾病，乳腺增生对胎儿及孕妇本人均无任何不良影响，女性在怀孕期及哺乳期不必治疗乳腺增生。因为怀孕之后，随着内分泌的变化，乳房也开始发生变化，如乳房开始充分发育，逐渐肥大，孕妇会感觉两乳胀痛不适，乳晕的范围也扩大，有部分人会出现泌乳现象。等孩子出生后，进入哺乳期，乳腺得到了更为充分地发育。这些对乳腺都有极好的保护作用，原有的乳腺增生会变得较轻微或消失，常常不治而愈。如果有泌乳现象就应保持乳房清洁，对于症状较重者需要就医，对于非孕期患有乳腺增生者，则应调节情绪，保持生活规律。同时，可用带钢托的乳罩将乳房托起，夜里睡觉时脱掉乳罩。疼痛较重的，可服用一些中成药，如乳癖消或逍遥散等。虽然乳腺增生目前不能根除，但到绝经期会减轻或消失。哺乳最好保持一年以上，如果哺乳的时间过短或强行退乳，其危害极大，乳腺增生极易复发甚至加重。

13. 孕前轻微痔疮不可忽视

专家指出，有很多女性在怀孕前的痔疮、肛裂症状不明显，甚至没有症状，但随着孕期便秘、肛周血管受胎儿压迫等因素的影响，发生痔疮、肛裂甚至肛瘘等肛肠疾病的情况会大量增加，出现出血、脱出、疼痛等症状。所以，在孕前，如果女性发现自己有痔疮，要及时治疗。因为在妊娠期容易发生便秘，而便秘容易加重痔疮的病情，造成身体不适，影响准妈妈的情绪，不利于妊娠。而且，在孕期如果痔疮严重，治疗起来就会受到很多因素的限制。

轻微痔疮虽然对平常人来说没什么，很多人忍一忍也就过去了。但是如果准备怀孕，最好提前做根除手术。

临床上经常见到这样的女性，怀孕前只是有轻微的痔疮，但是生完宝宝之后，已经被痔疮折磨得心神俱疲。专家介绍，女性痔疮患者怀孕后，由于腹压增加、大肠功能减弱、活动减少、便秘等多种原因，加上本身生理因素的转变，常常会导致痔疮的症状加重。

因此，专家建议，患有痔疮的女性，如果想要一个轻松愉快的孕期，最好提前根治痔疮。

14. 孕前女性生殖健康的标准

（1）没有任何不适症状，如外阴瘙痒、干涩、疼痛、烧灼感和异味。

（2）常规妇科检查未发现任何异常体征。

（3）白带清洁度在 2 度以下。白带清洁度分为三度，1 度接近正常，2 度为轻度炎性改变，3 度为中重度炎性改变。医生根据白带检测报告，结合临床检查，可初步判断生殖道感染的程度。

（4）实验室检查白带分泌物，没有发现病原菌，如滴虫、霉菌、沙眼衣原体、淋球菌等。

（5）血 HIV（艾滋病病毒）、PRP（梅毒血清学检查）、HSV（单纯疱疹病毒）检查呈阴性。

（6）优生优育筛检项目无异常结果。

（7）乳腺无疾病。

（8）子宫附件盆腔 B 超未发现异常，如卵巢囊肿、畸胎瘤等。

（9）宫颈防癌涂片无异常。

（10）性生活无厌烦感。

七、不适合怀孕的疾病

现在，人们越来越重视优生，男女双方在准备做爸爸妈妈之前，都会到医院做相应的孕前检查，这对下一代优生非常重要。在孕前检查时，医生会询问夫妻双方有无遗传病家族史、是否患有先天性疾病、女方有无流产经历等许多内容。若检查出双方中的任何一方患有心脏病、肝炎、肾脏病、高血压、甲状腺肿大、糖尿病、精神病、病毒感染性疾病、遗传病等，都要慎重考虑是否怀孕。病情轻者可以在医生的指导下怀孕，病情重者则需避孕治疗。但患有下列疾病的女性，则不适合怀孕。

1. 高血压病

如果女性孕前患有高血压，怀孕后血压就会更高，很容易出现妊娠高血压综合征，可造成流产、早产，对准妈妈的生命构成威胁。建议患有此病的女性，在怀孕前应积极治疗，稳定血压，在医生指导下怀孕。怀孕后必须注意孕期保健及定期检查。

原发高血压女性怀孕后，胎儿易发生宫内发育缓慢、早产、死胎及新生儿死亡。血压越高，情况越差，怀孕后准妈妈死亡的几率亦明显升高。确定高血压的程度及有无脏器损害也非常重要，如有脏器损害，则不宜继续怀孕。怀孕早期需注意休息、营养、进低盐食物。在医生的指导下密切监测及控制血压，如果情况不好，应在适当的时机终止怀孕。

高血压病还具有遗传性，它的遗传几率大约是，父母都健康，子女患高血压的几率仅为 4%；父母中有一人患高血压，子女患病的可能性是 30%；如果父母都患有高血压，子女患病的可能性就高达 50%。可见，高血压有极大的遗传性。

2. 严重的糖尿病

女性在孕前应进行全面的身体检查，明确糖尿病的病情程度。如病情十分严重者，则不适宜怀孕。如果受孕，在怀孕期间母婴并发症会明显增加，故孕期应严格控制血糖，加强母婴监测。有轻度糖尿病的女性，如果想怀孕，在孕前应停用降糖药物，改用胰岛素控制血糖。有的女性有隐匿性糖尿病，怀孕后就有可能成为真正的糖尿病患者（妊娠糖尿病）。糖尿病容易并发妊娠高血压综合征。准妈妈如果不能很好地控制病情，就会导致胎儿流产、早产，甚至出现死胎，或者有可能会分娩巨大儿。由于糖尿病是一个难攻克的疾病，目前医学界还没有治愈该病的方法，只能靠个人在饮食和生活上控制病情。因此，有糖尿病的女性，一定要在怀孕前向内分泌科医生咨询，采用合理的饮食疗法及相应的药物治疗，可在血糖、尿糖稳定及医生的监护指导下怀孕与分娩。

糖尿病具有一定的遗传性，其遗传比例大约是，如果父母中有一人患有糖尿病，子女患病的可能性是 8%~15.3%；如果父母都是健康的，子女患糖尿病的几率是 2%~7.7%。

3. 严重的心脏病

一个健康的女性，最好的受孕年龄为 25~30 岁。但是对于一些患有慢性疾病的女性，应根据其患有的不同疾病加以具体对待。如果有遗传性疾病家族史，可通过孕前检查、咨询来确定能否怀孕。如果已经怀孕，可通过诊断加以确定。但是患有心脏病的女性一般不适宜怀孕，因为怀孕对母体和胎儿都存在重大风险。虽然患有心脏病不影响生育，但是对怀孕过程及胎儿的影响取决于准妈妈的心功能。一旦心功能代偿不全而发生心力衰竭，则可因缺氧引起子宫收缩，发生早产或胎儿缺氧，严重时胎儿、准妈妈可发生死亡。

因为怀孕会加重心脏负荷，所以有严重心脏病的女性不适宜怀孕。从怀孕 10 周开始，准妈妈的心血排出量就增加了，也就是心脏负荷明显地增加，到怀孕 32 周达到高峰，分娩时在产程中准妈妈每一次用力，都会加重心脏的负担。同时怀孕对全身各重要器官均有影响，如肝脏、肺、肾脏等。所以，如果女性在孕前患有严重的心脏病，有可能在孕期和产程中不能承受负担，发生心功能衰竭，危及母亲生命。若已怀孕，则应在怀孕早期进行人工终止，以防孕产期发生不测。

此外，值得注意的是，心脏病患者不宜使用药物避孕，这是因为短、长效避孕药中都不同程度地含有雌激素，使用避孕药后体内雌激素的含量过多，使体内钠离子和水分排出减少，血容量增加，加重心脏负担，甚至引起心力衰竭。而避孕药可使血液黏性增加，容易形成血栓，对心脏不利。

4. 肺结核病

肺结核是一种慢性呼吸道传染病。患有肺结核的女性不适宜怀孕，如发现意外怀孕，应在 6 周内做人工流产。

肺结核的病程和治愈都需要一定的时间。如果女性在怀孕前患有肺结核病，怀孕后可导致胎儿流产、早产。即使保住胎儿，治疗肺结核病的药物，也有可能会影响胎儿的发育。因此，女性应在肺结核病治愈后再考虑怀孕。

肺结核病需长期服用抗结核药物治疗，有些抗结核药物，如利福平、异烟肼对避孕药有抵抗作用，可减弱避孕药的疗效，导致避孕失败，故有此病的女性不宜使用避孕药来避孕。

5. 肾脏病

患有肾脏疾病的女性，如果一旦怀孕，风险是相当大的，容易较早合并妊娠高血压综合征，不利于胎儿发育，甚至会导致胎儿流产、早产等。同时，对准妈妈的生命造成威胁，极容易导致肾功能衰竭和尿毒症。因此，患肾脏疾病的女性，怀孕前一定要积极治疗，在病情没有治愈前，千万不可贸然怀孕。

如果怀孕前肾脏功能轻度受损，且不伴有高血压的女性，基本能顺利怀孕、分娩。但如果肾脏损害严重且合并其他的疾病，则不宜怀孕。若怀孕会发生早期流产，即使没有流产，其分娩的风险也极大，容易造成心肾功能衰竭，严重者会导致准妈妈死亡。女性要积极治疗原发病，尽量减轻肾脏的负担，预防并发症的出现。如果在有肾脏病时发现怀孕了，那么终止怀孕时，必须在医生的指导下进行。

6. 其他疾病

（1）慢性反复发作的哮喘病

患有此病的女性，应在严格治疗及病情稳定一段时间后，在医生的指导下怀孕。

（2）子宫肌瘤

此病可导致不孕、流产及产科的一些并发症，分娩时有的子宫肌

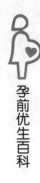

瘤可导致产道阻塞而造成难产。而妊娠合并子宫肌瘤多能自然分娩，不必过早地处理。怀孕期间肌瘤若发生了一定的变化，经保守治疗，对症处理，一般可缓解病情。

（3）宫颈炎症

此病可在怀孕期间出现异常出血。如果出现阴道流血，需做常规阴道窥器检查，若宫颈有可疑病变，应做相应的宫颈检查。

（4）急性阑尾炎

怀孕的时候，如果患有合并急性阑尾炎，那么严重者可引起流产、早产等后果，所以一旦病情确诊，应立即做手术切除阑尾，同时应给予保胎治疗。

（5）肿瘤

肿瘤分为良性肿瘤和恶性肿瘤。良性肿瘤如果不是生长在生殖系统上，一般不会影响怀孕。妇科的良性肿瘤一般以子宫肌瘤和卵巢肿瘤为多见。恶性肿瘤可发生在身体的许多部位，虽然大多数恶性肿瘤不会由母体直接传给胎儿，但由于恶性肿瘤是消耗性疾病，会使病情加重，原则上在孕期若发现有恶性肿瘤的准妈妈应该终止怀孕。

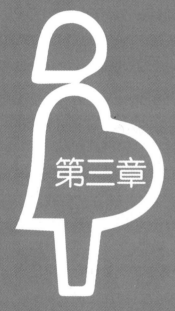

第三章　孕前营养怎么补

　　提起优生，大部分人往往认为孕期的饮食与营养最重要，却忽视孕前的饮食与营养。其实，孕前饮食与营养决定日后妈妈与宝宝的健康。如果你想要孕育一个健康、聪明的宝宝，就要在孕前这个起跑线上做好各项准备工作。夫妻双方一定要重视孕前的饮食与营养，制订一个合理的孕前饮食计划，以便迎接即将到来的十月孕期。

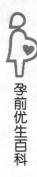
一、孕前男性要怎么吃

想要一个聪明宝宝，绝不是妻子一个人的责任。专家指出，丈夫吃得好，宝宝才会更健康、聪明。大多数人都认为，小宝宝是在妈妈身体里孕育的，只要妈妈吃好了，宝宝就能健康、聪明。所以，准妈妈们的饮食一直以来备受家人的关注。但是，国外最新的一项研究结果证明，丈夫的饮食习惯和生活方式对生育一个健康宝宝也起着至关重要的作用。男性营养状况的好坏直接关系着家庭生育的能力和质量。因此，丈夫孕前的饮食必须做到以下几点。

1. 要保证摄入充足的优质蛋白质

蛋白质是细胞的重要组成部分，也是生成精子的重要原材料，合理补充富含优质蛋白质的食物，有益于协调男性内分泌的机能及提高精子的数量和质量。

富含优质蛋白质的食物，如深海鱼虾、牡蛎、大豆、瘦肉、鸡蛋等，不仅污染程度低，而且还含有促进大脑发育和增强体质的营养元素，对准爸爸十分有益。但是不能超量摄入。如果蛋白质摄入过量就容易破坏体内营养的摄入均衡，造成维生素等多种物质的摄入不足，并形成酸性体质，对受孕十分不利。

2. 合理补充矿物质和微量元素

人体内的矿物质和微量元素对男性生育力具有同样重要的影响。最常见的是锌、硒等元素，它们参与了男性睾丸酮的合成和运载的活动，同时帮助提高精子活动的能力及受精等生殖生理活动。锌在体内可以调整免疫系统的功能，改善精子的活动能力。人体内锌缺乏，会引起精子数量减少，畸形精子数量增加，以及性功能和生殖功能减退，甚至不育；缺硒会减少精子活动所需的能量来源，使精子的活动力下降。

含硒较高的食物有：海带、墨鱼、虾、紫菜等。

专家指出，锌与精液的质量及密度成正比关系，缺锌会影响精子的代谢与活力，从而"耽误"睾丸的发育。当锌不足时，会直接"伤害"到前列腺组织，而精液中包含 1/3 的前列腺液，这样也导致了精液液化不良，降低精子的活力，从而影响受精的过程。

男性要想提高生育能力，别忘了补充锌。成年男性每天需要的锌为 15 毫克，但由于吸收的量通常会小于补充量，因此，每天最好补充大于 15 毫克的锌。一般来说，补锌分为两种方式：一种是口服锌制剂，另一种是吃一些含锌的食物，如海产品、苹果、香蕉等。

此外，镁也能提高精子的活力，所以在补锌的同时，还要注意补充镁，以达到"双管齐下"的目的，富含镁的食物为豆类、紫菜、燕麦等。

3. 多吃水果和蔬菜

男性往往对水果和蔬菜不屑一顾，认为那是女孩子的减肥食物。但是，水果和蔬菜中含有的大量维生素是男性生殖生理活动所必需的，一些含有高维生素的食物，对提高精子的成活质量有很大的帮助。如维生素 A 和维生素 C 都有延缓衰老、减缓性功能衰退的作用，对精子的生成及提高精子的活性具有良好的效果。缺乏这些维生素，常可造成精子发生障碍。男性如果长期缺乏蔬果当中的各类维生素，就可能有碍于性腺正常的发育和精子的生成，从而使精子的数量减少或影响精子正常活动的能力，甚至导致不孕。

男性尤其要多吃番茄，可提高男子受孕的几率。番茄又被称为"爱情果"，是一种非常好的壮阳补品。番茄之所以能获得营养学家的喜爱，是因为其中富含的番茄红素。

番茄红素（lycopene）是类胡萝卜素的一种，自然界分布很窄，主要存在于番茄、西瓜、红色葡萄柚、木瓜及苦瓜籽、番石榴等食物中，因其最早发现于番茄中而得名。番茄红素具有独特的长链分子结构，不仅提供了鲜艳的红色，而且还有抗氧化、抗紫外线、抗突变、抗癌变的作用，是人体健康的保护神。番茄红素可以调节人体的阴阳平衡，有滋阴壮阳的特殊功效。特别符合我国医学养身之道的"阴平阳秘，精神乃制"的养生学说。研究表明，日常食用番茄与番茄制品及含番茄红素的口服剂，对男性生殖健康有极大的好处，可以增加精子的数量，提高精子的质量，并有预防前列腺癌的功效。因此，男性日常多吃番茄是十分必要的。

番茄可以生吃，也可以熟食。如果想补充维生素 C，应当生吃，以免因加热烹饪使维生素 C 受到破坏。如果想补充番茄红素，则应当加热熟吃。这是因为在天然的番茄中，番茄红素的化学结构式为反式结构，而人体内的番茄红素多为吸式结构。经烹饪加热，生番茄中的番茄红素发生转化后，番茄红素的释放量不仅增加 5 倍，而且还能提高其吸收率。

4. 适量摄入脂肪

性激素主要是由脂肪中的胆固醇转化而来，胆固醇是合成性激素的重要原料。脂肪中还含有精子生成所需的脂肪酸，如果缺乏脂肪，不仅会影响精子的生成，而且还可能引起性欲下降。食物中肉类、鱼类及禽蛋中含有较多的胆固醇，适量摄入有利于性激素的合成。尽量少吃猪肉，可多选择鱼类、禽类食物，尤其要多吃深海鱼。因为深海鱼中含有的必需脂肪酸，参与了激素的产生和平衡，有益于男性生殖健康。

5. 提高钙和维生素D的摄取量

美国威斯康星州大学的不育症研究人员发现，如果男性每天服用1000毫克钙和10微克维生素D，就能提高生育能力。富含钙的食物包括低脂牛奶、奶酪等。

6. 饮食禁忌

（1）有人把韭菜当伟哥来助性，其实韭菜中的农药含量特别高，而且很难去除，对男性生殖危害很大，所以尽量少吃。

（2）长得又肥又大的茄子是用激素催化的，对精子生长有害，最好不要多吃。

（3）有的人特别喜欢喝咖啡，但国外研究表明，咖啡中的咖啡因对男性生育有一定影响，尤其每天饮用量过多时，其危害更大，所以要少喝。

（4）少吃火腿、香肠、咸肉、腌鱼、咸菜，不要吃熏烤食品，如羊肉串等，少吃罐头及少喝饮料。

（5）不喝酒

近年来的研究证明，饮酒对胎儿的损害作用主要是损伤脑细胞，使脑细胞发育停止，数目减少。酒后怀孕，会引起胎儿发育迟缓，智力低下，严重的还会造成白痴。夫妻双方或一方饮酒过度，对胎儿危害极大。

啤酒有健脾开胃之功效，很多人喜欢把它当作日常饮料，甚至誉为"液体面包"。尤其在夏天，喝啤酒已成为人们的习惯。专家指出，啤酒会影响男性生育能力，因喝啤酒不能生育的例子不少，千万不能掉

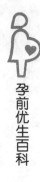

以轻心。

酒精对人体肝脏和男性睾丸的直接损害非常大。研究发现，慢性酒精中毒的患者会出现睾丸萎缩，导致精液质量下降。因此，有生育计划的男性，起码要在醉酒以后3个月才可让妻子受孕，以保证胎儿的健康。

（6）葵花籽

葵花籽的蛋白质中含有抑制睾丸的成分，能引起睾丸萎缩，影响正常的生育功能，育龄青年不宜多食。

（7）大蒜

大蒜有很强的杀灭精子的作用，育龄青年如食用过多，对生育不利，故不宜多食。

（8）芹菜

芹菜有抑制精子生成的作用，使精子数量下降，出现阳痿不举。常吃芹菜可致男性精子数量减少，但停吃16周后，又可恢复到正常精子量。所以，不宜多吃芹菜。

（9）豆腐

哈佛大学公共卫生学院的乔治·查瓦罗博士用6年的时间跟踪调查了99名男性，结果发现，每天都吃大豆制品的男性，每毫升精液中只有4100万个精子，明显低于少吃大豆制品的男性。而一周吃3次以下、每次只吃100克就能避免这种情况的发生。

（10）偏好高蛋白肉类食物

大多数的年轻男性都比较偏爱肉食，虽说精子的生成需要优质蛋白质，但如果高蛋白物质一旦摄入过多，而维生素摄入不足就容易造成酸性体质，难以受孕。

（11）油炸食物

薯条、薯片、油炸糕点等食物不仅难以消化，而且还含有致癌物质，影响身体健康。吃太多这类食物容易导致肥胖，进而影响男性性功能勃起；而女性容易出现内分泌失调等。

7. 男性也需要补充叶酸

几乎每个女性在怀孕前都会补充叶酸，预防孩子出现缺陷。但是，叶酸对于男性精子质量的重要性一点也不亚于女性，其摄入量的多少可能会影响到未来新生宝宝的健康。

美国男性生殖中心研究人员在分析了上百名健康男性的精子质量，并记录其每日摄入锌、叶酸、维生素 C、维生素 E 和 β－胡萝卜素的情况后发现，摄入叶酸水平最多的男性，出现精子异常的几率最低。

如果男性每日摄入 722~1500 微克的叶酸，那么其精子出现异常的危险系数就会降低 20%~30%。如果男性体内叶酸水平过低，就会使精液中携带的染色体数量要么过多、要么过少，精子的活动能力也会随之减弱，使得受孕困难。如果卵子和这些异常的精子结合，还有可能会引起新生儿缺陷，如唐氏综合征等，甚至还会增加准妈妈流产的几率。

一直以来，很多人都认为只要女性补充叶酸就可以了。其实，男性也不能忽视叶酸的补充。叶酸本身就是人体必需的营养素，准备怀孕的女性对叶酸需求量大。而对男性来说，叶酸是提高精子质量的重要物质，当叶酸在男性体内呈现不足时，精液的浓度及精子活动的能力就会下降，使得受孕机会减少。

此外，由于叶酸也参与了体内遗传物质 DNA 和 RNA 的合成，所以传递着遗传信息的"种子"也离不开叶酸。另据美国加州大学研究证实，叶酸对于男性生殖健康也是相当重要的，现在美国农业部已经推荐每日膳食标准必须保证成年男性每天摄入 0.4 毫克的叶酸。除了叶酸，其他营养素的补充也不容忽视，因为它们也是决定"种子"质量的关键。

正处于备孕阶段的男性，可以在妻子怀孕前 3 个月开始适当补充叶酸，可多吃动物肝脏、红苋菜、菠菜、芦笋、龙须菜、豆类、苹果、柑橘、橙汁等含叶酸较多的食物。

8. 吃对维生素，"精"力旺盛

在林林总总的维生素大家庭中，有一些维生素对增强男性"性趣"大有帮助。如果感到"性趣"下降，不妨试试补充以下这些维生素：

（1）维生素A：其主要功能是促进蛋白质的合成。维生素A缺乏，可影响睾丸组织产生精母细胞，输精管上皮变性，睾丸重量下降，精囊变小，前列腺角质化。

（2）维生素C：其作用是降低精子的凝集力，有利于精液液化。精子性细胞中遗传基因DNA通过维生素C的抗氧化功能得到保护。缺乏维生素C，遗传基因被破坏，可导致精子受精能力减弱，甚至不育。

（3）维生素E：又称生育醇。有调节性腺和延长精子寿命的作用。维生素E能改善血液循环，提高毛细血管，尤其是生殖器部位毛细血管的运动性，还可提高性欲，增加精子的生成。缺乏维生素E可能会对睾丸造成伤害，胚芽、全谷类、豆类、蛋、甘薯和绿叶蔬菜都含丰富的维生素E。

（4）维生素B_{12}：其生理活性在很大程度上取决于钴。钴能够减少组织的耗氧量，从而提高对缺氧的耐受性，促进机体组织在缺氧环境中的活力，长期素食者会因缺乏维生素B_{12}，致使精液中精子的浓度明显降低，精液产生量也会较少，影响正常的性功能。

9. 男性不育都是"饮食"惹的祸

影响性爱质量的因素有很多，其中饮食对男性性健康有着举足轻重的作用。不论是中国还是欧美的医学专家都认为，吃不一定会提高性能力，但肯定会起到"助性"的作用。

良好的饮食习惯是健康的关键，保持良好的性欲和性能力同样与饮食有关。男性很在乎自己的"性能"好与坏，却很少注意到自己的

"性福"其实就在饮食上。有的夫妻结婚好几年，也不刻意避孕，男方也不是"性无能"，但妻子一直没有怀上孩子。夫妻俩到医院检查，女方身体一切正常，问题主要出在男方身体上：精液异常，精子总数偏低，活动率低下，活动度极弱，精液不液化。经医生检查、询问，了解到男方身体健康状况良好，但有不良的饮食习惯，常吃芹菜、芥蓝、菱角以及生冷性寒食物等，从不忌辛辣刺激性食品，又爱喝酒及抽烟，而且从无节制。于是医生建议男方从饮食方面调理，并配合药物治疗，一年之后就怀上了。

10. 孕前男性美味食谱

男性提高精子质量有助于孕育出健康、聪明的宝宝。提高精子质量不仅需要规律的生活习惯，也需要注意饮食的健康。

经常吃以下食物有利于提高精子质量。

（1）银耳鹌鹑蛋

原料：银耳 20 克、鹌鹑蛋 100 克、冰糖 70 克。

做法：

① 将银耳泡发，除去杂蒂，放入碗中，加清水上锅蒸熟透。

② 将鹌鹑蛋煮熟剥皮。

③ 砂锅中放入冰糖和水，煮开后，放入银耳、鹌鹑蛋即可。

营养提示：银耳能提高肝脏解毒能力，有保肝作用；银耳中的维生素 A 和维生素 D 能防止钙的流失，对生长发育十分有益。对于男性来说，是养精蓄锐的补养佳品。

银耳的其他吃法：

银耳莲子羹：

将银耳、莲子、红枣泡好。在锅里放上适量的冷水，把银耳撕碎放到锅里，再放入莲子及适量的冰糖。锅开后，小火熬 40 分钟至汤黏稠，放入红枣再熬 10 分钟左右即可。

银耳香菇汤：

先将银耳泡发备用。花生洗净后，放入锅内加水、红枣煮熟后，再放入银耳、鲜香菇同煮，煮至银耳黏稠时，加冰糖调匀即可。

营养提示：香菇具有高蛋白、低脂肪、富含多种氨基酸和多种维生素的营养特点；花生中含有丰富的蛋白质、不饱和脂肪酸、维生素 E、烟酸、维生素 K、钙、镁、锌、硒等营养元素，能增强记忆力、抗老化、润肺化痰、滋养调气。红枣含有维生素 A、叶酸、维生素 C、维生素 E、维生素 P、生物素、胡萝卜素以及磷、钾、镁等物质，对滋养精血很有益处。

（2）炝胡萝卜丝

原料：胡萝卜200克，香油、花椒、盐各适量。

做法：

① 将胡萝卜去皮，洗净切成细丝。

② 把胡萝卜丝在沸水中焯一下，捞出沥干水分，放入盘中待用。

③ 炒锅中放入香油，烧热，下花椒炸出香味，将花椒从油中拣出，趁热将油浇在胡萝卜丝上，加盐拌匀即可。

营养提示：胡萝卜能提供丰富的维生素 A、胡萝卜素及膳食纤维。若和西芹等蔬菜一起烹饪会有更好的食疗效果。

胡萝卜的其他吃法：

胡萝卜炖牛肉：

将牛肉洗净，切成块，用清水炖至烂熟。起油锅，把洋葱炒好，加入炖好的牛肉、西红柿，再加入切好的胡萝卜，同煮 20 分钟即可。

腐竹烧胡萝卜：

腐竹泡好切成段、胡萝卜切片。油热后用葱花炝锅，将胡萝卜倒入煸炒，再倒入腐竹煸炒片刻，加适量高汤、酱油，煮至腐竹熟透即可。

营养提示：干腐竹中蛋白质的含量高达 42%~50%，油脂含量 20% 左右，并富含钙、磷、铁、锌和赖氨酸。腐竹还有降低人体血液中胆固醇含量的作用。其食用方法多种多样，炒、炖、焖、凉拌均可。

（3）清蒸牡蛎

原料：牡蛎 10 只，海鲜酱油、盐、老抽、胡椒粉各适量。

做法：

① 将牡蛎放入清水中，使其吐尽泥沙，取出后将外壳表面刷洗干净。

② 用刀撬开牡蛎壳，将牡蛎肉取下，壳洗净备用。

③ 将牡蛎肉中的沙袋取下后洗净，控干水分后放入用海鲜酱油、盐、老抽、胡椒粉调好的味汁中腌渍 15 分钟。

④ 将腌渍好的牡蛎放入洗净的蚝壳内，上锅隔水蒸 10 分钟，熟透即可。

营养提示：在所有食物中，牡蛎是含锌量最高的食物。由缺锌引起的味觉障碍、生长障碍、精子减少、不孕等症都可通过食用牡蛎得到改善。

牡蛎的其他吃法：

牡蛎粥：

将牡蛎洗净、猪肉切丝，糯米煮至米开花时加入牡蛎肉、猪肉、盐，一起煮成粥，再加入洋葱末、胡椒粉调匀即可。

（4）糯米香菇饭

原料：糯米 100 克，猪里脊肉 100 克，鲜香菇 6 朵，姜、虾米、盐、油、酱油、料酒各适量。

做法：

① 糯米洗净后用清水浸泡 8 小时。

② 猪肉、香菇各切细丝，虾米泡软。

③ 生姜带皮拍软后切末。

④ 在电饭煲中倒入少量色拉油，待油热后加入姜末、猪肉丝，略炒至变色，放虾米、香菇、料酒、酱油、盐，然后把泡发好的糯米倒入锅中，加入水，像蒸米饭一样蒸熟即可。

营养提示：糯米在所有谷物中锌含量最高，每 100 克中含锌 1.54 毫克，是男性补锌最好的食物之一。

糯米的其他吃法：

粽香糯米骨：

小排骨洗净，糯米浸泡 8 小时，粽叶洗净泡软；排骨加甜酱、冰糖、料酒、盐、姜葱汁、菜籽油拌匀；入味后，将排骨裹上糯米，包成粽子；用大火蒸熟即可。

（5）鸡蛋：激情复原剂

性生活之后多吃鸡蛋可以补充消耗的体力和精力。这是因为，鸡蛋含有丰富的蛋白质，蛋白质是"性福"必不可少的养料，不但能消除疲劳感，而且在人体内还会转化成精氨酸，提高性趣，增强精子活力。

推荐菜肴：西红柿炒鸡蛋、鸡蛋羹、早餐煎蛋等。

（6）韭菜：蔬菜中的伟哥

有人把韭菜叫作壮阳草、长生韭。韭菜具有温中下气、补肾益阳等功效，韭菜不但可以增强精力，而且对男子性勃起障碍、早泄等症有立竿见影的疗效。

推荐菜肴：韭菜炒鲜虾仁、韭菜饼、鸡蛋韭菜饺子。

（7）鱼和贝类：夫妻性和谐素

鱼肉和贝类中含有丰富的磷、锌、锰等物质，这些元素对性功能保健意义重大。对男性来说，可以增加精子的数量和活力，增强体力和耐力。对女性来说，能帮助黏液分泌，保持阴道湿润，增加性趣。

推荐菜肴：清蒸鳜鱼、萝卜丝鲫鱼汤、蛤蜊蒸蛋。

（8）葱：催情助手

在很多国家，葱都是爱情和性欲的化身。

推荐菜肴：葱爆羊肉、小葱蘸鸡蛋酱。

（9）海藻：性感纽带

海藻含有丰富的碘，碘能保持人体甲状腺的功能和活力，而甲状腺实际上也控制着人对性刺激的感应程度。所以海带、紫菜、裙带菜等藻类食物应该多吃。

推荐菜肴：凉拌海带丝、紫菜汤。

（10）小麦：性的维生素

小麦、小米、麦芽油中都含有维生素 E。男性摄入足够均衡的维生素 E 能够促进男性生殖器的健康和韧性。它还是性激素分泌调节的重要帮手。

推荐菜肴：全麦面包、小米粥。

（11）蜂蜜：性活力常驻专家

蜂蜜中含有生殖腺内分泌素，具有明显的活跃性腺的生物活性。

推荐菜肴：蜂蜜茶、蜂蜜糯米团子。

此外，葵花籽、核桃仁、杏仁、花生、巧克力等也对性功能有益。

（12）六味鸡汤

材料：鸡腿一只、山菜英、熟地、丹皮、泽泻、茯苓、山药、盐、酒。

做法：

① 鸡腿洗净切块，入热水中滚烫捞起沥干。

② 药材用清水快速冲净，沥干。

③ 将药材及鸡腿加水熬汤，大火开后转小火，约煮 20 分钟，滤去药渣，加调味料和匀即可。

功效：能改善精液稀薄的状况、增加体力，适合备孕的男性食用。

（13）沙茶羊肉片

材料：羊肉片、沙茶酱、酱油、糖、油。

做法：

① 油热锅，放入沙茶酱炒香。

② 再放入羊肉片爆炒，加调味料快炒和匀即可。

功效：羊肉补虚劳，祛寒冷，温补气血；益肾气，补形衰，开胃健力，适合常坐办公室、手脚冰冷、遗精、尿白的男性食用。

（14）洋葱牛肉卷

材料：牛肉片、洋葱、韭菜、胡椒粉、盐、油。

做法：

① 韭菜洗净，去老叶及粗头部，切段，洋葱切细丝。

② 油热后，放入洋葱丝、韭菜，加调味料拌炒，熟后盛盘。

③ 将牛肉片铺于平底锅上，开小火，将上述盛盘之熟料，夹入牛肉片中卷起即可。

功效：洋葱牛肉卷有补虚养身、壮腰、壮阳补精的作用，适合缺乏运动、腰酸背痛、膝盖无力的男性食用。

（15）泥鳅生精

泥鳅被称为"水中人参"，营养价值很高。

成年男子常食泥鳅可滋补强身。营养学家指出，泥鳅有养肾生精的功效，其富含的赖氨酸和锌是精子形成的必需成分。因此，常吃泥鳅不但能促进精子形成，还有助于提高精子的质量。

在淡水鱼类中，泥鳅的脂肪含量更少，而其中的铁质和钙质含量比鳗鱼要多 3 倍。对于有"三高"的男性，泥鳅无疑是更健康的选择。泥鳅的肉质十分细嫩，味道鲜美，且富于营养。据营养学家的研究测定，泥鳅可食用的部分，每 100 克含蛋白质 9.6 克，远比一般的鱼、肉类要高，人体所需的氨基酸如赖氨酸等含量则更高，而且还含有大量维生素，比其他鱼类高。因此，泥鳅特别适宜身体虚弱、脾胃虚寒、营养不良、小儿体虚盗汗者食用，有助于生长发育；同时适宜老年人及有心血管疾病、癌症患者及放疗化疗后、急慢性肝炎及黄疸之人食用，尤其是急性黄疸型肝炎者更适宜，可促进黄疸和转氨酶下降；同时适宜 ED、痔疮、皮肤疥癣瘙痒之人食用。

专家指出，在食用泥鳅时要注意泥鳅跟一些食物是相克的。有关研究证明，泥鳅不宜与狗肉同食；狗血与泥鳅相克；阴虚火盛者忌食；

螃蟹与泥鳅相克：功能正好相反，不宜同吃。

（16）羊肾补精血

动物的肾、肝都含有丰富的蛋白质、维生素和微量元素。羊为木畜，肾为水脏，故羊肾能补肝肾，益精血。其吃法很多，可以煲汤、炒、溜、焠服，根据个人口味和饮食习惯，可选用不同的食用方法，可以促进代谢、消除疲劳和补精血，若与韭菜、大蒜同炒，其强身作用更甚。

（17）鱼鳔滋肾精

鱼鳔能滋养肾精，填益精髓。中医有"精不足者，补之以味"之说，就是指精髓不足的人，应当用味厚的药（食）品来补。清代医家很多填补下焦的方剂就是选用海参、鱼鳔、鲍鱼、牡蛎等重浊、味浓的食品。从营养学角度分析，因这些食品都含有大量胶蛋白、氨基酸、维生素、微量元素等营养成分，所以能促进生殖细胞的生长、发育。如果用于治疗女性的月经失调效果颇佳。

鱼鳔作为食品，是席间珍贵的海味，可以油发、水发或熬膏汤，或加入虾仁、笋片等滑、溜、炒后食之，若加入菟丝子、枸杞子、沙苑蒺藜一起煲汤，则味美而滋补之力更甚。

（18）莲子治梦遗

莲子性平，味甘涩，有养心安神、健脾、补肾、涩精等功效。含有丰富的淀粉、糖类、蛋白质，脂肪含量也较高，并且含有维生素 B_1、B_2 和维生素 A、C、E，钙、磷、铁等物质，可治疗由脾肾虚引起的失眠、男子梦遗及女子带下症。

食用方法：

① 莲子桂圆粥：莲子、桂圆各 30 克，红枣 10 克，粳米 60 克，同煮成粥，加少许食糖，可安神固涩。

② 莲心茶：莲子心 15 克，开水冲泡代茶饮，能清心火，固肾精，治疗女子性情急躁、带下赤白等症。

③ 莲子猪肉汤：莲子、芡实各 30 克，瘦猪肉 120 克，加水炖汤，食肉喝汤，能固肾涩精，健脾和胃，治遗精、早泄、女子带下等症。

④ 薏苡仁莲子羹：薏苡仁、莲子各 30 克，煮酥，加香蕉、苹果等水果丁，用淀粉收成羹，能清心和胃，固肾涩精，治疗女子带下、男子遗精、多梦等症。

（19）芡实固精关

芡实含淀粉、糖、蛋白质和维生素，性味甘平而涩，能固涩精关，约束带脉，可治女子带下，男子遗精。芡实和金樱子同研细末，用蜜或水泛丸，名叫"水陆二仙丹"，能固涩，治遗精、带下。蒸饼代食，可健脾和胃，益肾固关，治疗遗精、遗尿、带下、下痢等症。

（20）虾温补肾元

虾有海虾、河虾，其体内所含蛋白质为 20.6%、脂肪为 0.7%，除此以外，还含钙、磷、铁等无机盐、胡萝卜素、维生素 B_1、B_2 和烟酸等。虾皮中含蛋白质相对较高，虾中还含有微量元素硒。虾性温，味甘，能补肾壮阳，适用于肾虚，腰膝酸软，倦怠无力，女性月经量少，乳汁少等症。

虾的食用方法很多。可以"炖大虾"：鲜大虾，淬酒，炖服，每日适量食之，可补肾虚。"虾仁糜"：把虾仁斩成酱，加少量黄酒，炖服，并服猪脚汤，1 日 3 次，能助乳汁。"醉虾"：以上好白酒、酱油、姜汁等调料，活虾适量，直接放入调味品中，加盖约 15 分钟后即可食用，能助精补肾。

（21）核桃仁温补

核桃仁又称胡桃仁，味甘，辛温，含有大量的具有特殊结构的脂肪油、蛋白质、磷脂、亚油酸、赖氨酸、亚麻酸等，对大脑组织及机体代谢有很重要的作用，此外，还含有胡萝卜素、维生素 A、B、C、E 以及磷、钙等物质。核桃仁具有补脑、益肾、固精之功效，可治遗精、带下、早衰等症，并有润肠的作用。

（22）当归生姜羊肉汤

当归 30 克，生姜 15 克，羊肉 250 克。做法：当归用布包，羊肉洗净焯去沫一同放砂锅内，加水适量，放入生姜、盐各适量，用小火炖熟。服法：每天早、晚喝汤吃肉。功效：补益精血。主治精血两亏之精液量少症。

（23）白木耳汤

白木耳 30 克，鹿角胶 7.5 克，冰糖 15 克。做法：先将白木耳用温水泡发，除去杂质，洗净，放入砂锅内，加水适量，用文火煎，待木耳熟透时，加入鹿角胶和冰糖，使之充分烊化，调匀即成。服法：每日一碗，睡前服用。功效：补肾阳，生精血。主治肾精虚衰之阳痿、男子不育等症。

（24）桃仁粥

做法：先将桃仁研碎，和米一起煮粥。服法：加入红糖少许，可作早餐食用。功效可活血化瘀。主治用于血脉瘀阻之不射精症。

（25）葱炖猪蹄

猪蹄 4 个，葱 50 克。做法：将猪蹄洗净，用刀划口，置锅内，放入葱和适量食盐，加水，先用旺火煮沸，再用小火炖烂即可。服法：可分顿吃猪蹄。喝汤，佐餐食用。功效：有填精滋阴之效。主治肾阴虚弱之不能射精、精液量少等症。

（26）栗子桂圆粥

去壳栗子 10 个，桂圆肉 15 克，粳米 50 克，白糖少许。做法：先将栗子切成小碎块，与米同煮粥，将熟时放入桂圆肉，食用时加入白糖少许。服法：作早餐食用。功效：能补心肾，安神态。主治心肾亏虚，心神不宁及肾气逆乱引起的不射精症。

（27）海带

对放射性物质有特别的亲和力，其胶质能促使体内的放射性物质随大便排出，从而减少积累和减少诱发人体机能异常的物质。

（28）春天韭菜

韭菜又称起阳草，富含挥发油、硫化物、蛋白质、纤维素等营养素。韭菜有温中益脾、壮阳固精的作用，其纤维可帮助吸烟、饮酒者排泄体内的毒素。

（29）海鱼

海鱼含有多种不饱和酸，能阻断人体对香烟的反应，并能增强身体的免疫力。海鱼更是补脑佳品。

（30）豆芽

无论是黄豆还是绿豆，其豆芽中所含有的多种维生素能够消除身体内的致畸物质，并且能促进性激素的生成。

（31）鲜果、鲜菜汁

能解除体内堆积的毒素和废物，使血液呈碱性，并把积累在细胞中的毒素溶解，由排泄系统排出体外。

二、孕前女性要怎么补

女性在孕前必须补充营养。这是因为，母体是否健康及营养是否充足，都会使卵子的活力受到影响。如果营养不足，就会导致闭经而不孕及孕初胎儿缺乏营养，影响胎儿发育。一些女性由于挑食、偏食严重，也会导致营养缺乏，进而造成不孕。所以，为了能生一个健康聪明的宝宝，女性在想要宝宝的时候，就必须做好准备，开始适当增加营养。具体要求如下。

1. 及时调整饮食结构

如果你准备怀孕，在饮食上就应该有意识地调整好饮食结构，不能随心所欲地想吃什么就吃什么，也不能像从前那样为了身材苗条而节食。要知道，从计划怀孕开始，你的一切饮食都要围绕着未来的宝宝进行。

在日常饮食上应注意糖、蛋白质和脂肪三大营养物质的摄入平衡，牛肉、鱼肉、动物肝脏、绿色蔬菜、新鲜水果、乳制品、谷类、海产品等食物也应多吃一些，而且千万不能只吃一种食物，要学会多种食物搭配着吃，这样才能做到营养均衡。

总之，女性最好在孕前做完全面的体检后，根据医生的建议，进行孕前饮食调养。

2. 要做到膳食平衡

一般情况下，女性在计划怀孕前的 3 个月至半年就应做到膳食平衡，从而保证摄入营养的均衡。而适量的蛋白质、脂肪、碳水化合物、维生素、矿物质等营养素，是胎儿生长发育的物质基础。我们所吃的食物是多种多样的，不同的食物所含的营养素各不相同，没有一种食物是十全十美的。只有适当地选择食物，并合理搭配，才能获得全面均衡的营养。我国的营养学家把各种各样的食物分成了五类，每一种食物都要合理的摄入。

（1）谷类

包括米、面、杂粮，主要提供碳水化合物、蛋白质、膳食纤维及 B 族维生素，是膳食中能量的主要来源。根据劳动强度的不同，每人每天应吃 250~400 克。

（2）蔬菜和水果类

主要提供膳食纤维、矿物质、维生素和胡萝卜素。蔬菜和水果各有其特点，它们不能完全相互替代。

一般来说，红、绿、黄三种颜色较深的蔬菜和深黄色的水果含营养素比较丰富，所以应多选用深色蔬菜和水果。每人每天应吃蔬菜300~500 克，水果 200~400 克。

（3）鱼、虾、肉、蛋类

主要提供优质蛋白质、脂肪、矿物质、维生素 A 和 B 族维生素，

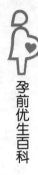
它们彼此之间营养素的含量有所区别，每人每天应吃 150~250 克。

（4）奶类和豆类

奶类除了含有丰富的优质蛋白质和维生素外，含钙量也较高，且利用率高，是天然钙质的极好来源。豆类含丰富的优质蛋白质、不饱和脂肪酸、钙及维生素 B_1 和 B_2 等，每人每天应饮鲜奶 250~500 克，吃豆类或豆制品 50~100 克。

（5）油脂类

主要提供能量及维生素 E 和必需的脂肪酸。每人每天应食用 25 克左右。

上述 5 类食物在我们的饮食中不可缺少，它们之间也不能互相替代。我们每天的膳食中都应该包括这些食物，并轮流食用同一类中的各种食物，做到膳食平衡。

（6）增加某些微量营养素的摄入

微量营养素，如钙、铁、维生素 A 等缺乏，不仅对女性身体健康造成影响，还会直接影响胎儿的生长发育，因此计划怀孕的女性应特别注意这些营养素的摄入。可请医生帮助诊断，以便对自己的营养状况有全面的了解，有目的地调整饮食结构，应重点增加平时体内含量偏低的营养素的摄取。

含铁丰富且吸收利用率高的食物有动物肝脏、动物血、瘦肉等。含钙丰富的食物有奶类及其制品、小虾皮、小鱼、豆腐等。含维生素 A 丰富的食物有动物肝脏、纯牛奶、蛋等。深绿色和红黄色水果及新鲜蔬菜中含有丰富的胡萝卜素，而胡萝卜素在体内可转变成维生素 A。平常多食用这些食物，可逐步改善钙、铁、维生素 A 等微量营养素缺乏的状况。严重缺乏者可在医生指导下补充一些微量营养素制剂。

（7）远离垃圾食品

美国的科学家最新研究发现，"垃圾食品"中的反式脂肪是女性受孕的隐形杀手，反式脂肪可导致女性患不孕症的几率增加70%以上。大多反式脂肪都是植物脂肪经氢化加工而成的，是人造饱和脂肪的一种，其广泛应用于面包、饼干、各式西点、薯片、薯条和色拉酱中。反式脂肪没有营养价值，却可以延长食品的保质期。研究证明，反式脂肪可导致癌症、关节炎和心血管病等多种疾病。

一般来说，一名女性一天大约从食物中摄取2000卡路里热量，如果来自反式脂肪的热量占2%，就意味着每天都要摄入4克反式脂肪。要达到这一数量可轻而易举，一个馅饼加几根薯条或一个油炸圈饼就够了。

据《美国临床营养学》杂志最新报道，美国哈佛大学公共卫生学院的研究人员对1.85万名准备怀孕的女性进行了调查，结果发现她们中有438人因无法排卵而不孕。因此，准备怀孕的女性应少吃垃圾食品。

（8）营养过剩害处多

孕前在保证营养的同时，还应注意不要营养过剩。女性肥胖不仅是妊娠、分娩的不利因素，也是妊娠高血压、妊娠糖尿病等疾病的危险因素。因此，孕前的饮食应做到营养丰富且不过量，避免引起肥胖。

为保证胎儿的正常发育，女性在妊娠期间不宜节食减肥。已经肥胖的女性，如果计划怀孕，应在孕前通过摄入合理的营养，配合适当的体育锻炼，尽量达到或接近理想体重。另外，对钙、铁、锌、维生素A等微量营养素的补充也应适量。否则，这些营养素过量会对母婴造成危害。

总之，女性在孕前要调整饮食结构，注意平衡膳食，只有做好充分的营养储备，才能保证身体健康、精力充沛，生个健康、聪明的宝宝。

3. 孕前3个月应补充叶酸

叶酸是一种水溶性B族维生素，对胎儿的细胞分裂和生长发育都具有非常重要的作用，是胎儿生长发育不可缺少的营养素。

准妈妈缺乏叶酸，不仅可引起巨幼红细胞贫血外，还可使胎儿出现神经管缺陷畸形，如宝宝出生时出现低体重、唇腭裂、心脏缺陷等症。叶酸缺乏还是造成早产的重要原因之一。

因此，女性在准备怀孕前的 3 个月，每天都要补充叶酸。更早地开始和适当延长补充叶酸的时间，对准妈妈来说有益而无害，而且怀孕后 3 个月仍然要坚持补充叶酸。

我国是世界上出生缺陷婴儿的高发国家之一，在每年 3000 万左右的新生儿中，约有 4%~6% 的缺陷儿出生。而在所有出生的缺陷儿中，神经管畸形排名前 3 位。现有医学已经证明，导致神经管畸形的主要原因是体内缺乏叶酸。而我国准妈妈缺乏叶酸的情况比较普遍，饮食习惯是其中一个重要原因。我国育龄女性的叶酸水平普遍较低，其缺乏率为北方高于南方，农村高于城市。

孕前补充叶酸要注意剂量。女性孕前补充叶酸要小剂量服用，现在世界上比较认可的方法是每天小剂量补充 0.4 毫克斯利安叶酸增补剂。

叶酸不要与维生素 C 同服。叶酸在碱性和中性环境中比较稳定，利于孕妇吸收。而维生素 C 在酸性环境中才会比较稳定。因此，如果两者同服就会使环境相抵触，影响其吸收率，所以，两者服用的时间最好相隔半个小时以上。

富含叶酸的食物有：

绿色蔬菜：莴苣、菠菜、西红柿、胡萝卜、龙须菜、花椰菜、油菜、小白菜、扁豆、豆荚、蘑菇等。

新鲜水果：橘子、草莓、樱桃、香蕉、柠檬、桃子、李子、杏、杨梅、酸枣、山楂、石榴、葡萄、猕猴桃、梨等。

动物性食品：

动物的肝脏、肾脏，鸡肉、牛肉、羊肉等。

豆类、坚果类：黄豆及其制品、核桃、腰果、栗子、杏仁、松子等。

谷物类：大麦、米糠、小麦胚芽、糙米等。

虽然富含叶酸的食物种类很多，但是食用方法也是有讲究的。一般情况下，蔬菜贮藏 2~3 天后，叶酸损失 50%~70%；炒、煮、炖等烹饪方法也会使食物中的叶酸损失 50%~95%；用盐水浸泡过的蔬菜，叶酸也会损失很多。

要改变不良的烹饪方法，尽可能地减少叶酸流失，同时还要加强摄入富含叶酸的食物。

食补叶酸首选猕猴桃。猕猴桃是人们所公认的保健水果。但是，对于准妈妈来说，猕猴桃还有着特殊的营养保健功效。除了一般性的营养外，猕猴桃中还含有三种天然的抗氧化维生素：胡萝卜素可以提高人体免疫力，有助于胎儿眼睛的发育；丰富的维生素 C 和维生素 E 能够提高身体的抵抗力，促进人体对糖的吸收，使胎儿获得营养。猕猴桃中所含的酚类、糖类及矿物质，对人体修护细胞膜、活化免疫细胞都有重要的作用。

所以，孕前或怀孕初期，如果准妈妈能经常吃猕猴桃，可防治胎儿出现各类缺陷和先天性心脏病。但是，需要注意的是，叶酸和维生素遇高温易被分解破坏，所以生吃猕猴桃获得的营养效果是最好的。

4. 孕前补钙是个大学问

每个准妈妈都需要补钙。因为胎儿骨骼形成所需要的钙完全来源于母体，准妈妈消耗的钙量要远远大于普通人，所以仅靠饮食中的钙是不够的。如果孕期摄入的钙不足而发生轻度缺钙时，就要调动母体骨骼中的钙盐，以保持血钙的正常浓度。如果母体缺钙严重，就会造成肌肉痉挛，引起小腿抽筋，以及手足抽搐、骨质疏松，发生骨软化症。

很多人都以为，补钙是怀孕后的事。其实不然，储备钙质要从孕前开始。怀孕后，准妈妈身体现有的钙质，会大量转移到胎儿的身体里，以满足胎儿骨骼的发育需要，所以其消耗的钙量要远远大于普通人。整个妊娠期间，准妈妈都要特别注意补钙。专家认为，最理想的补钙时机，应该从准备怀孕时开始。

事实上，准妈妈怀孕前营养储备充足，对胎儿的生长发育和自身

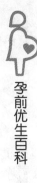
的健康都大有裨益。孕前准妈妈钙量充足，小宝宝出生后，较少出现夜惊、抽筋、出牙迟、烦躁及佝偻病等缺钙症状，宝宝的牙齿和骨骼发育状况也较为良好，而且也能缓解准妈妈小腿抽筋、腰腿酸痛、骨关节痛、浮肿等孕期不适。

多喝豆浆和牛奶，多吃蔬菜和肉类等含钙量高的食物。一般情况下，食补被认为是补钙的理想方式，但如果你懒得计算食物中的钙含量，也没时间顿顿准备补钙大餐。或者害怕大量摄取食物的同时，也摄入了大量的热量，那么你就可以按照科学的方法来补充钙制剂。这样既补足了钙，又省去了许多麻烦。

孕妇只要了解正确的补钙常识，自己就可以在药店购买正规厂家的补钙药品或保健品，不一定非得要医生的处方。但一定要注意用量和选择钙的种类。一般来说，现在市场上的碳酸钙产品吸收率还是不错的，但也要看钙分子微粒的大小，记住，微粒小的容易吸收。

专家指出，补钙的同时如果没有足够的维生素 D，钙就无法被人体吸收。如果不注意而服用了过多的维生素 D，就会造成人体中毒。钙补多了，容易造成高钙血症，甚至会导致肾结石。

下面是含钙量高的一些食物：

乳制品：乳制品是最有效、最安全、最科学的天然钙质的极好来源。

海产品：海产品不仅含钙丰富，微量元素硒的含量也很丰富。

豆制品：补钙的同时可以补充大量的蛋白质，脂肪却很少。

蔬菜：摄入含膳食纤维过多的食物会干扰钙吸收，每日摄入量达500 克左右。

坚果类：含有丰富的对人体有利的不饱和脂肪酸，含钙也很多。

下面是影响钙质吸收的食物：

草酸：菠菜、苋菜、竹笋等蔬菜。

植酸：大米、白面。

磷酸：碳酸饮料、咖啡、汉堡包等。

钠：盐。

脂肪酸：油脂类食物。

5. 女性吃什么能促进怀孕

婚后不孕或有的家庭可能着急要孩子，就会服用滋补品来促进生育，希望能在最短的时间内怀孕。但是，有的补品会带来副作用，我们不能盲目地补充。那么，女性吃什么能促进怀孕？

虚证要补虚，但虚证又有阴虚、阳虚、气虚、血虚等，如果阴虚病人服了补阳的参茸、全鹿丸，就好像火中加油。所以服用滋补品也有针对性，调解要辩证，最好在医生的指导下，合理地选用。

古人说："食也，性也。"就是说食物是有性味的。祖国医学记录了很多补肾、健脾、生精和提高性功能作用的食物。那么，如何通过饮食增补生殖细胞呢？

生殖细胞的营养成分主要是优质蛋白质、精氨酸、维生素和微量元素。所以调补生殖细胞，应认真考虑食物中的这些营养含量，以适当进补为宜。

进食优质蛋白质与精氨酸。如瘦肉、猪脊髓、鱼、虾、牛羊肉等均含优质蛋白质。鳝鱼、海参、墨鱼、蹄筋等含精氨酸。

补充各种维生素。各类蔬菜中都含有大量维生素，如番茄、玉米、萝卜、蛋等富含维生素 C、B_6、B_{12} 等。

摄入微量元素。大多数贝类食物，如蛤蜊、牡蛎、螺蛳、鲍鱼等都含有微量元素锌、锰。

适当进食含性激素的食物。如羊肾、狗睾、鸡肝及动物鞭等，有提高性激素水平的功能。

6. 女性孕前饮食禁忌

并不是所有的食物都适宜怀孕前的女性或孕妇食用，有些平常非常喜欢吃的食物可能会对胎儿不利。孕前女性不宜吃的食物有以下几种。

（1）含咖啡因的饮料和食物

咖啡、可可、巧克力和可乐型饮料中均含有咖啡因。计划怀孕的女性或已经怀孕的女性大量饮用后，都会出现恶心、呕吐、头痛、心跳加快等症状。咖啡因作为一种能够影响到女性生理变化的物质，在一定程度上可以改变女性体内雌、孕激素的比例，从而间接抑制受精卵在子宫内的着床和发育。咖啡因还会通过胎盘进入胎儿体内，刺激胎儿兴奋，影响胎儿大脑、心脏和肝脏等器官的正常发育，使胎儿出生后体重较轻。因此，建议计划怀孕的女性和已经怀孕的女性尽量少吃此类食物。

（2）辛辣食物

辣椒、胡椒、花椒等调味品刺激性较大，多食可引起正常人便秘。若计划怀孕或已经怀孕的女性大量食用这类食物后，同样也会出现消化功能障碍。因此，建议计划怀孕的女性尽可能避免摄入此类食品。

（3）糖

糖在人体内的代谢会大量消耗钙。如果准妈妈孕期钙缺乏，就会影响胎儿的牙齿、骨骼发育。虽然糖不是基本的营养物质，但会造成孕妇超重。

（4）味精

味精的成分是谷氨酸钠，进食过多可影响锌的吸收，不利于胎儿神经系统发育。

（5）人参、桂圆

中医认为，孕妇多数阴血偏虚，食用人参会引起气盛阴耗，加重早孕反应、水肿和高血压等症。桂圆辛温助阳，孕妇食用后易动血动胎。

（6）腌制食物

这类食物虽然美味，但含有亚硝酸盐、苯丙芘等物质，对身体不利。

（7）致敏食物

食用可能致敏食物对胎儿的影响尚未引起人们的重视。但事实上，致敏食物很可能会引起流产、早产，导致胎儿畸形等多种恶性后果。

（8）各种"污染"食物

应尽量选用新鲜的天然食物，避免食用含添加剂、色素、防腐剂的食物。蔬菜、水果等要洗净后才能食用，以避免农药残留。

（9）罐头食品

罐头食品中含有的添加剂和防腐剂，是导致胎儿畸形和流产的危险因素。

（10）火锅

火锅在短时间内的加温并不能将存在于肉类中的致病菌或寄生虫完全消灭。

（11）油条

油条在制作过程中使用的明矾是一种含铝的无机物。铝可通过胎盘侵入胎儿大脑，影响胎儿智力发育。铝在体内增多，还会抑制孕妇对铁质的吸收，可加重贫血。

（12）薄荷茶

薄荷不仅是口腔清凉剂，而且还可以镇定胃痛、胃胀气和腹泻等症。薄荷茶虽好，但并非人人皆宜。实验证明，薄荷有抗早孕和抗受精卵着床的作用。因此，近期准备怀孕或已经怀孕的女性，最好不要喝薄荷茶。此外，薄荷还可减少产妇的乳汁量，具有一定的刺激性，所以哺乳期女性不宜饮用。体虚多汗者也不宜过多饮用。

（13）不要饮酒

孕妇饮酒，可造成胎儿生理上种种缺陷，其主要表现是流产、早产、死胎，幸存下来的胎儿也容易患这样或那样的疾病，所生婴儿智力低下、发育不良。大量饮酒的女性，怀孕后易生出具有以下特征的孩

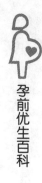

子：如小眼睛、短眼毛、眼角向下、眼睑下垂，内眦鞍裂，严重者还可伴有白内障、视网膜色素异常；常可见小关节畸形、心脏畸形；女孩有大阴唇发育不良等。因此，女性在孕前须戒酒一个月后方可受孕。

7. 孕前各种类型女性的食谱

众所周知，准备怀孕的女性应该在怀孕前将自己的身体调整到最佳状态，以积极的、良好的精神状态及充沛的体力来迎接新生命的降临。下面推荐一些不同类型女性的最佳食谱，可供准备怀孕的女性朋友参考。

（1）普通型

普通型女性的食物，基本上没有什么限制。但是，为了防止身体功能失去平衡，必须要注意多休息，防止过度疲劳，应避免吃辛辣等刺激性食物。

早餐和午餐应尽量多吃，晚餐则要少吃。睡前3小时不要吃东西。吃饭时，还应注意保持良好的情绪，坚持细嚼慢咽，不要边吃边想着工作。另外，为了营造温馨的就餐环境，可在餐桌上摆一些家人喜爱的花来装饰，以保持愉悦的心情。

下面是一些适合普通型女性的食谱，仅供参考。

① 鸡蛋炒饭

材料：白米饭1碗，鸡蛋3个，葱半根，大蒜、绿豌豆、花生油、盐、酱油各适量。

做法：将鸡蛋打碎，加入少量的盐，锅内放适量的油，加热后炒鸡蛋，待鸡蛋炒熟后盛入盘中。

将葱、大蒜各切成末。锅内放适量油加热，把大蒜和葱放进锅内同炒，再放入米饭，用中火慢慢炒透。待饭粒充分地散开后加入鸡蛋，放入少许盐调味。也可从锅边淋1小匙酱油，充分搅拌即可。

可加一点番茄酱。若要想颜色漂亮，还可加入绿豌豆或甜玉米和红萝卜，这样不仅颜色好，而且富有营养。

② 奶油牛舌

材料：牛舌 400 克，马铃薯 400 克，红萝卜 200 克，海带 1 片，大蒜 1 个，豌豆荚 100 克，味精、香油、水、盐、奶油各适量。

做法：将牛舌洗净，放入热水中煮，待外皮呈白色后取出，再用刀把白色外皮削干净后，切成小丁。

将洗净的马铃薯、红萝卜分别切成丁，大蒜切成薄片；平底锅下香油加热，依次放入牛舌、马铃薯和红萝卜同炒，之后取出置于盘中。

锅内放入少量的水，将海带同已经盛入盘中的牛舌、马铃薯、红萝卜用小火煮两个小时，但要不时地搅拌一下，最后加豌豆荚及奶油、盐、味精调匀即可。

③ 榨菜鸡丝汤

材料：榨菜 40 克，鸡翅肉 80 克，竹笋 50 克，黑木耳少量，水或高汤、盐、料酒、香油各适量。

做法：将榨菜洗后切丝；将鸡翅肉切丝，洒少许料酒腌渍。

将竹笋切丝，木耳泡软洗过后切丝。

锅内放入高汤烧开，将鸡肉放入锅中用大火煮，除去浮于表面的渣；改成中火煮时，加入竹笋、木耳、榨菜，再煮 1~2 分钟，最后加入适量的盐、香油调味即可。

④ 橘子果冻

材料：蜜橘 1 个，洋菜粉 1 包，白糖、水、香草精各适量。

做法：将洋菜粉加入适量水拌湿后备用；蜜橘横切两半，用汤匙挖出果肉挤汁。

将香草精、白糖和水同煮，待白糖溶化后，加入洋菜粉，加入量以不溢出为原则，用小火煮化；再把橘子汁和香草精混合加入，最后倒进果冻模子，放入冰箱凝固。

如果没有果冻模子，可倒入橘子皮内。在使用橘子皮时，应用汤

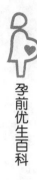

匙挖出果肉，不要破坏果皮，再把已做好的材料倒入切开的橘子皮内，然后放入冰箱内冷冻凝固后，再切成两半即可。

⑤ 莲藕干贝排骨

材料：莲藕 10 克，排骨 20 克，干贝 3 克，盐、水各适量。

做法：将莲藕洗净，将两端有节处切掉，不用削皮，大块放入锅内。

把干贝用铁锤敲开剁细，放入水中泡一个晚上，泡干贝的水也要倒入锅内。

锅内加入适量的水、盐煮开后，再用小火盖上锅盖煮至肉烂即可。

⑥ 菠菜猪五花肉

材料：菠菜 500 克，猪五花肉 50 克，大蒜 2 头，红萝卜 1 个，香菇 2 个，小沙丁鱼干、香油、料酒、盐、淀粉各适量。

做法：把菠菜洗净，红色根部不要扔掉，放在滤水盆内沥干水分。

将菠菜根、猪五花肉、红萝卜、香菇均切末，菠菜叶折断。将淀粉、盐、料酒混合调匀。

锅内下香油加热，放大蒜炒至浅褐色，盛入盘中备用；把香菇、小沙丁鱼干充分炒过，先放在锅边，再将肉和红萝卜同炒。

把菠菜茎、叶放入锅中同炒，炒时要和刚才置于锅边的材料充分地混合，再加上调味料及香菇泡汤即可。

（2）肥胖型

如果你的体形属于肥胖型，而且准备要怀孕，那么在饮食上就应注意，尽快采取措施，把体重调整到正常水平，以便迎接一个健康、聪明的宝宝。

在饮食上应细嚼慢咽，不要因肚子饿就狼吞虎咽。过去经常吃的高热量、高蛋白食物，从准备怀孕开始就应避免过量地吃了。应适当摄取一些使身体冷却的食物，加速新陈代谢。另外，还要调整排便的机能，尽快将体内多余的废物排出。

下面是一些适合肥胖型女性的食谱，仅供参考：

① 薏米绿豆稀饭

材料：薏米 100 克，绿豆 35 克，水 50 毫升。

做法：将薏米洗净，放入已经加入适量水的瓮内，在蒸笼底部铺 4 层布，把瓮放在布上，倒入水至瓮的 2/3 高度为止。

用干布盖在瓮上，置盘于上中压住。先用大火烧开，再用小火蒸 2 小时。待蒸熟后把汤放在另外的容器内。

将绿豆拣去杂物后洗净，放在适量的水中泡，然后连绿豆泡汤一起放入蒸笼蒸 1 小时。

在容器上放入已经煮好的薏米、绿豆，加上薏仁汤趁热吃即可。

② 酸梅茶

材料：盐渍酸梅 40 克，粗白糖 4 大匙，柠檬薄片 4 片。

做法：将酸梅去核儿，切成小块儿。如果酸梅较小，就不用切了。

锅内放适量的水煮开，加入酸梅肉煮 5 分钟，再加入粗白糖煮化。

把煮好的汤盛入容器内，加入柠檬薄片趁热服下即可。

③ 金针汤

材料：干金针菜 30 克，干木耳 2 克，金针菜泡汤、料酒、盐、鸭儿芹各适量。

做法：将金针菜硬的根部掐掉，用水洗净，泡在水中 。泡软后，取出沥干水分轻轻打结。另外，泡金针菜的汤也要留作高汤用。

将木耳泡软、洗净。

将水和金针菜泡汤一同放入锅内烧开，加入金针菜和木耳煮 5 分钟，最后用盐、料酒调味，再加入鸭儿芹即可。

④ 牛奶白菜卷

材料：大白菜 4 片，鸡胸脯肉 200 克，生面包粉、高汤、牛奶、生粉、料酒、盐各适量。

做法：将洗净的大白菜用加了少许盐的热水烫软，除去柄部厚的部位。

把生面包粉、高汤、牛奶和盐充分混合后，分成4等份。

把大白菜的叶面铺开，撒上盐，把上面的材料放上，然后从叶柄处卷上去。注意不要全部卷上，将右侧部分对内折，再继续卷至叶尖，用手指将两侧插入内侧折起。

把已经卷好的大白菜卷摆在锅内，加入高汤、盐煮20分钟左右。待煮烂后加入牛奶再次煮开，之后用生粉勾芡，连汤一起放入容器内即可。

⑤ 卤萝卜

材料：萝卜450克，海带200克，高汤、白糖、料酒、柚子皮、盐各适量。

做法：将洗净的萝卜削皮，切成小块，放入锅内加热的水中，煮八成熟。

把煮好的萝卜摆在锅里，加入用海带做的高汤，注意高汤要盖过萝卜。加入适量的盐，用小火煮软。

将白糖、料酒、高汤一起混合搅拌均匀，再加入磨成泥的柚子皮混合即可。

⑥ 炒牛舌

材料：竹笋70克，香菇3个，白菜叶4片，花椰菜半个，牛舌40克，豌豆、植物油、虾油、盐、料酒、酱油、淀粉各适量。

做法：将牛舌切成薄片，竹笋煮过水后切片，香菇泡软切片，白菜叶纵切片，花椰菜掰成小碎片下锅煮，但不要煮得太软。

将豌豆煮一下备用。锅内下油加热，将白菜炒香，再把煮过的竹笋、花椰菜放入锅内。

把牛舌片放入锅内，用盐、料酒、酱油调味，淀粉勾芡，最后淋上虾油即可。

⑦ 糖醋莲藕

材料：新鲜莲藕500克，花生油30克，香油、料酒、白糖、米醋、盐、花椒、葱花各适量。

做法：用清水将莲藕漂洗干净后削皮，再切成薄片。

将炒锅置火上，放入花生油，烧至七成热，放花椒，炸香后捞出。再下葱花略煸，之后倒入藕片翻炒，加入料酒、盐、白糖、米醋继续翻炒，待藕片成熟时淋入香油即可。

⑧ 萝卜炒蚬肉

材料：小红萝卜 500 克，蚬肉 100 克，料酒、盐、木耳、植物油、酱油、淀粉、水各适量。

做法：将小红萝卜洗净后削皮，切成薄片。

用淡盐水洗净蚬肉后，沥干水分，洒上料酒与盐，放 5~6 分钟。

将木耳泡软，除去硬的柄部。锅内下油加热，用大火把蚬肉炒一下，再加入萝卜和木耳一同翻炒。待萝卜变软后，用盐和酱油调味，用淀粉勾芡即可。

⑨ 什锦汤

材料：豆腐 500 克，萝卜 200 克，香菇 100 克，牛蒡半根，莲藕 30 克，青芋 3 个，植物油、高汤、酱油、盐、柚子皮各适量。

做法：将豆腐用布包好置于切菜板上。从上方轻压，沥干水分后，再切成小丁，柚子皮切成丝。

香菇泡软切成小片，萝卜切成三角形，牛蒡削皮，莲藕切成薄片，青芋切小块。锅内下油加热，炒上面已经处理好的材料，并加入适量的高汤同煮。

锅开后将浮于表面的渣除去，再转成中火煮，待全部材料煮软为止。

加入酱油、盐调味，再放入柚子皮丝即可。

（3）神经质型

神经质型的人的精神状态不稳定，特别是职业女性，因工作过度劳累、社会压力大等原因，极易出现精神状态不稳定的现象。所以，神经质型的人不要吃有刺激性、有兴奋作用和会破坏神经平衡的食物。吃

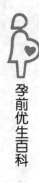
饭前，最好先躺下休息一会儿，使眼睛得到充分的休息。另外，不要让肚子太饿，也不要暴饮暴食。

下面是一些适合神经质型的女性的食谱，仅供参考。

① 什锦菜包

材料：面包 8 片，猪五花肉 40 克，猪心 80 克，大白菜 150 克，红萝卜 15 克，泡软后的木耳 20 克，绿豆芽 100 克，盐、花生油、姜、料酒各适量。

做法：将猪五花肉切成丝，猪心切成方的薄片，然后将这两种材料淋上少量的料酒腌渍一下。

将大白菜、红萝卜洗净，分别切成丝，木耳也切成丝。锅内下油加热，按先后顺序将猪五花肉、猪心入锅炒，再用料酒、姜、盐调味。

把上面已经做好的材料充分冷却后，夹在面包片中，切成适当的块即可食用。

② 干贝汤

材料：干贝 70 克，甜玉米粒 200 克，萝卜 400 克，豌豆荚 15 克，水、干贝汤、盐各适量。

做法：将萝卜洗净，连皮切成片。豌豆荚去茎放入加盐的热水中烫一下。

锅内加适量的水和干贝汤烧开，再加入干贝、甜玉米粒、萝卜煮 3 分钟后，加入盐调味，最后撒上豌豆即可。

（4）消化不良型

消化不良的人因体内热量过高或体力不足，以及胃肠消化弱等，在饮食上应将少量营养价值高的食物烹饪成易消化的来食用。另外，最好采取少量多餐的进食方式，吃饭前后要躺下休息一会儿。

下面是一些适合消化不良型的女性的食谱，仅供参考。

① 芝麻馅饼

材料：炒过的芝麻 250 克，面粉 200 克，花生奶油、葡萄干、水、白糖、蛋黄、猪油各适量。

做法：将少许面粉用不加油的锅炒香变色后，把炒过的芝麻、花生奶油、葡萄干、水全放在容器内，混合搅拌做成芝麻馅。

把面粉和白糖混合，按 4∶6 分成两份，在比例占 4 的部分加适量的猪油混合搅拌。在比例占 6 的部分加适量的水混合搅拌，然后各做成皮。

把两种皮各叠起，折成 4~6 层，再压成圆形。在两片皮之间包已经调好的芝麻馅，周围压花边，涂上蛋黄，用烤箱烤约 20 分钟，或油炸至熟即可。

② 酒姜煎饼

材料：吐司面包 4 片，鸡蛋 2 个，奶油 80 克，料酒、白糖、姜汁、季节性水果各适量。

做法：把面包边缘的皮切掉，一片切成 6 小片。

将鸡蛋打入碗内，加入料酒、姜汁、白糖充分混合，放进面包片。锅加热后放入奶油溶化，用中火把面包的两面煎至浅黄色。

煎好的面包放在容器内，再配合季节性水果食用即可。

③ 糯米香菇饭

材料：糯米 400 克，猪里脊肉 100 克，干香菇 10 克，虾米 20 克，姜、料酒、盐、香油、酱油和水各适量。

做法：将糯米洗净泡一夜，在第二天上笼蒸前先沥干水分，蒸 40 分钟。把猪里脊肉切成丝，香菇去柄切丝，虾米洗净放在少量的水中泡软。

生姜洗净后，用菜刀敲扁切成末。锅内下香油加热，先放姜炒，然后加入猪里脊肉，充分炒至变色为止。再把虾米、香菇放进锅内，继续炒香。

将料酒、酱油、盐放入锅内煮开后，再放入蒸熟的糯米，搅拌均匀后，盛入容器内即可。

④ 炒猪肝

材料：猪肝 250 克，料酒、生粉、盐、葱、大蒜、姜、酱油、香

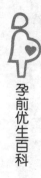

油、白糖、高汤各适量。

做法：把猪肝泡在水中去血，用布压出水分，切成薄片，淋上料酒、生粉和盐调味。

将葱、大蒜、姜均切成末，与酱油、香油、料酒、白糖、高汤混合备用。

猪肝沥干水分，蘸淀粉，用热油炸，炸完后趁热蘸已经调好的料，使味道充分渗入。盘子铺上生菜，放入猪肝，再淋上高汤即可。

⑤ 鸡翅栗子

材料：鸡翅500克，去壳栗子200克，料酒、酱油各适量。

做法：锅内放水烧开后，将鸡翅放入充分沸腾的热水中，浸一分钟后取出。把残留在上面的毛拔掉，从关节部分切成两半，放入锅内。

锅中加水，但水要没过鸡翅，用大火煮开后去掉浮渣，再转成中火煮20分钟。

待鸡翅变软后，加入去壳的栗子、料酒、酱油，再用文火煮到栗子熟即可。

⑥ 红烧鸡腿

材料：鸡腿500克，马铃薯300克，红萝卜200克，咖喱粉、色拉油、料酒、奶油、水、盐各适量。

做法：把洗净的鸡腿用料酒、盐和咖喱粉擦均匀，马铃薯洗净切成薄片。锅内放入色拉油、奶油加热，再放入鸡腿，用中火煎至变色，再翻过来煎另一面。然后减弱火候，盖上锅盖把鸡腿煎熟。

将马铃薯薄片炸过，铺在盘子上，把鸡腿摆在上面，再将奶油、水、盐煮至有光泽。最后将切成枕形的红萝卜摆到旁边即可。

⑦ 肉酱淋川烫菜

材料：马铃薯250克，红萝卜250克，花椰菜200克，猪绞肉200克，洋葱1个，鸡精、大蒜、植物油、料酒、水、炒过的芝麻、红辣椒粉各适量。

做法：将马铃薯削皮洗净，切成小块，红萝卜切成小块，花椰菜掰成小穗。

锅内放水煮开，依次放入红萝卜、马铃薯同煮8分钟。放入花椰菜，再煮3分钟（煮汤要留下）。

将煮过的蔬菜放在容器上，淋上肉酱即可（肉酱制法：用油炒洋葱、红萝卜和猪绞肉，另用蔬菜煮的汤和料酒、芝麻、红辣椒粉，调配成酱）。

（5）不易受孕型

不易受孕型的女性是指夫妻同居较长的时间，既有正常的性生活，又没有采取任何避孕措施，但仍不能怀孕。还有的夫妻受孕后3个月便流产了，且反复多次。属于这类体质的女性在怀孕前注意调整饮食是非常重要的。在饮食上可吃有益于受孕的食物，应避免吃辛辣、生冷的食物。

① 枸杞子粥

材料：枸杞子20克，大米100克，蜜糖适量。

做法：将大米淘洗干净，放入锅内加清水烧开。

把洗净的枸杞子放入米锅内，同煮成粥，加入蜜糖调匀即可。

② 青虾炒韭菜

材料：青虾250克，韭菜100克，盐、味精、食用油各适量。

做法：将韭菜择去杂质洗净，切成段备用。

把青虾剪去头足，挤出虾仁，用清水洗净沥干备用。

将炒锅置于火上，放油烧热后，倒入虾仁，用旺火炒熟，再倒入韭菜和盐，快速翻炒，之后加少量味精调味即可。

③ 益母当归煲蛋

材料：鲜益母草60克，当归15克，鸡蛋2个。

做法：将当归洗净，益母草去杂后，用清水3碗煎至1碗，用纱布滤渣备用。

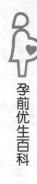
将鸡蛋煮熟，剥去外壳，用牙签扎小孔数个，加入备用药汁，煮半个小时即可。

④ 童子鸡露

材料：童子鸡 300 克，料酒、生姜片、盐、白糖各适量。

做法：将鸡剖洗干净，切成块，沥干水分备用。生姜洗净去外皮，切成片，备用。

将鸡放入大碗内，加入适量的料酒、生姜片、盐、白糖，入蒸锅内清蒸 4 小时即可。

⑤ 鹿鞭炖嫩鸡

材料：鹿鞭 100 克，当归 25 克，枸杞子、黄芪各 15 克，生姜 6 片，嫩鸡 350 克，阿胶 20 克，料酒、盐各适量。

做法：将处理好的鸡洗干净，备用。把鹿鞭、当归、枸杞子、黄芪、阿胶放入清水中浸泡 5 分钟后捞出，备用。

将锅置于火上，将全部用料及鸡放入锅内，加入适量的清水、料酒、生姜片，盖好锅盖，用旺火煮沸后，再转成文火炖 3 小时。之后再放入阿胶，待阿胶溶化后，加入盐调味即可。

⑥ 菟丝子炖鹌鹑

材料：鹌鹑 3 只，菟丝子 15 克，川芎 10 克，艾叶 30 克。

做法：将宰好的鹌鹑洗净，备用。菟丝子、川芎、艾叶均洗净，用清水 3 碗煎至 1 碗，再用干净的纱布滤渣，备用。

将鹌鹑及煎好的药汁放入砂锅内，置于火上，加入适量清水炖烂即可。

⑦ 鸡肝菟丝子汤

材料：鸡肝 3 个，菟丝子 15 克。

做法：将鸡肝放入清水中洗净，切成小块，备用。

把菟丝子略洗一下，装入纱布袋内，扎紧袋口备用。将砂锅置于火上，把鸡肝、药袋放入砂锅内，加入适量清水，先用旺火煮沸，再用文火熬 40 分钟，捞出药袋即可。

（6）素食型

如果你是一个素食者，甚至连任何奶类制品都不喝或不吃，那么在日常饮食中，就必须确保能吸收充足而均衡的营养素，以供母体及胎儿发育所需。

如果你在饮食上力求变化，相互搭配，就可以得到全部所需的氨基酸。如在吃有壳的食物时（米、麦、玉米），应兼吃脱水豆类或一些硬壳果的果仁；煮食新鲜蔬菜时，可加入少许芝麻、果仁或蘑菇来补充欠缺的氨基酸。

如果素食女性不喝牛奶和不吃鸡蛋，那么在补充钙质、铁质、维生素 D 及核黄素方面尤其要注意，应多吃海藻类食物、花生、核桃及各种新鲜蔬果，以补充钙及各种维生素。维生素 D 可从阳光中大量获得，但维生素 B_{12} 的吸收却难以满足。因为它只存在于动物性食品中，虽然身体需要量极小，但是一旦缺乏便容易导致贫血。

下面是一些适合素食女性的食谱，仅供参考。

① 素炒三鲜

材料：竹笋 250 克，芥菜 100 克，香菇 50 克，香油、盐、味精各适量。

做法：将竹笋切成丝，放入沸水里烫一下，再入凉水中洗净，沥干水分，备用。

香菇洗净切成丝，备用；芥菜洗净，择去杂质，切成末，备用。

炒锅洗净置于旺火上，加入油烧热，放入笋丝、香菇丝，煸炒数下，再加入少许清水，用大火煮开后，转为文火焖煮 5 分钟。之后放入芥菜末，炒 15 分钟，淋上香油调味即可。

② 酥炸甜核桃

材料：核桃肉 400 克，盐、白芝麻、柠檬汁、麦芽糖、白糖、植物油各适量。

做法：将核桃肉放入开水中煮 3 分钟盛出，用清水冲净沥干。白芝麻洗净，沥干水分，用锅炒香。

锅内烧开水后，加入白糖、盐，再放入核桃肉煮 3 分钟盛起，沥干水分。将麦芽糖、白糖同煮至胶状，加入柠檬汁、核桃肉同煮 5 分钟，盛起沥干。锅内入油烧至微开后，加入核桃肉炸至微黄色起锅，撒上芝麻即可。

8. 孕前不同体质调养食谱

每一个想要做妈妈的女性，怀孕前除了在心理上和营养上应做好充分的准备以外，还要在生理上做好准备，这是成功受孕的基本条件，只有这样才能经受得起十月怀胎的历程。所以，女性在决定怀孕前最好先去医院做一次全面的身体检查，以便了解自己的身体是否有器质性病变，然后再根据身体情况进行孕前调养。下面是孕前女性 6 种体质的调养方案。

（1）阳虚体质

一般表现为体形偏胖，精神状态不好，嗜睡、畏寒、面色缺少光泽，口中乏味，不想喝水，大便偏稀，易腹泻，尿频，四肢发冷，经常感到身体疲惫，喜欢躺着。

饮食需注意：不要吃太多生冷食品，尤其在夏天盛暑时，不要贪食太多寒凉的食物。

下面是阳虚体质的调养食谱，仅供参考。

① 虫草全鸡

材料：冬虫夏草 10 克，老母鸡 1 只，姜、葱、胡椒粉、盐、黄酒、味精各适量。

做法：将老母鸡杀好，洗净；姜、葱均洗净切成段。

把鸡头劈开，放入适量的虫草扎紧。再将余下的虫草与葱、姜一同放入鸡腹中，然后将鸡放入罐内，加入适量的水、盐、胡椒粉、黄酒，上笼蒸 1.5 小时。出笼后除去姜、葱，加入味精调味即可。

功效：补肾助阳，调补冲任。

② 人参虫草鸭

材料：人参 25 克，冬虫夏草 25 克，鸭 1 只，盐适量。

做法：将鸭清洗干净，除去内脏。

将人参、冬虫夏草填入鸭腹内，再将鸭放入锅中，加入适量水炖至肉烂即可。

功效：益肾补肺，对防治习惯性感冒效果很好。

③ 温补鹌鹑汤

材料：鹌鹑 2 只，菟丝子 15 克，艾叶 30 克，川芎 15 克。

做法：将菟丝子、艾叶、川芎加入适量的清水煎好后，去渣取汁。

将煎好的药汁与鹌鹑一同入锅炖熟即可。

功效：温肾固冲，适用于宫寒、体质虚损的女性。

（2）阴虚体质

一般表现为体形消瘦，面色偏红，手足心发热，舌红，口燥咽干，头晕眼花，易心烦急躁，多梦，盗汗，大便干燥。

饮食需注意：多食绿豆汤，也可吃些西瓜、冬瓜、丝瓜等退火食物。此外，还可吃一些黑木耳、藕汁等清热、凉血止血的食物。

下面是阴虚体质的调养食谱，仅供参考。

① 海参粥

材料：海参 15 克，大米 60 克，葱及姜末、盐、水各适量。

做法：将海参用温水泡发后，洗净切成小块。大米洗净，入锅中，加入海参、葱、姜末、盐及水，熬成粥即可。

功效：滋阴养血，清泻虚火。

② 四味粥

材料：山药 100 克，糙米 250 克，人参 25 克，百合 25 克，盐适量。

做法：将山药、人参、百合洗净后切成小块。把洗净的糙米放入锅内，加入适量的水，连同切好的山药、人参和百合同煮至烂熟，加上盐

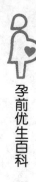

调味即可。

功效：具有补肾及滋阴养血之功效。

③ 淡菜薏仁墨鱼汤

材料：淡菜 60 克，干墨鱼 100 克，薏仁 30 克，枸杞子 15 克，猪瘦肉 100 克，盐适量。

做法：将干墨鱼浸软、洗净，连其内壳切成段。

淡菜浸软后，洗净；猪瘦肉洗净切块。把墨鱼、淡菜、薏仁和猪肉及枸杞子一同入砂锅内，加入适量清水，用大火煮沸后，再转成文火煮 3 小时，最后放入盐调味即可。

功效：滋阴补肾。

（3）血虚体质

一般表现为面色苍白或枯黄，舌淡苔白，嘴唇和指甲无血色，经血量少或闭经，时常心慌、头晕目眩、心悸失眠、手足麻木等。

饮食需注意：多吃含铁质的食物，如葡萄、樱桃、苹果、深绿色蔬菜、鱼、蛋、奶、大豆、猪肝、鸡肝等，忌吃辛辣及动物血等食物。

下面是血虚体质的调养食谱，仅供参考。

① 枸杞子肉丁

材料：猪肉 250 克，枸杞子 15 克，番茄酱 50 克，白醋、糖、盐、料酒、淀粉各适量。

做法：将肉洗净后切成小丁，用刀背拍松，加入料酒、盐、湿淀粉拌匀。锅入油烧至六七成热，炸后捞出，待油热后复炸并捞出，油沸再炸至酥而膨起。

将枸杞子磨成浆，加入番茄酱、糖、白醋调成酸甜卤汁后倒入锅中，炒浓后放入肉丁，拌匀即可。

功效：补益肾精，滋养阴血。

② 参归炖鸡

材料：母鸡 1 只，人参 25 克，当归 25 克，盐、葱、姜、料酒各适量。

做法：将母鸡清洗干净，和上面材料一同置于砂锅内，用小火慢炖至母鸡烂熟，即可盛入大碗内，分多次食用，吃肉喝汤。

功效：具有安神、补元气、补血的作用。

③ 乌贼骨炖鸡

材料：乌贼30克，当归30克，鸡肉100克，盐、味精各适量。

做法：把鸡肉洗净切成丁，当归切片，乌贼骨打碎用纱布包好，装入罐内加入适量清水、盐，上蒸笼蒸熟即可食用。

功效：有收敛、止血的作用，对月经量多的女性颇有疗效。

（4）气虚体质

一般表现为食欲不振、爱出汗、缺乏耐力、头晕目眩、面色淡白、易疲劳、嗜睡、四肢无力、易出汗等症状。

饮食需注意：三餐要正常，应多摄取一些有营养的食物，如鱼、蛋、肉、奶、蔬菜和水果等，也可食用一些补中益气的药膳，如红枣、桂园、羊肉等。

下面是气虚体质的调养食谱，仅供参考。

① 人参莲子汤

材料：人参15克，莲子15个，冰糖50克。

做法：将人参、莲子和冰糖一同置于碗内，隔水蒸1小时后，温服即可。

功效：可补脾止泻，益肾养心安神，对心烦、心悸、体质虚弱或久病初愈引起的心慌不安、失眠均有改善的功效。

② 枸杞莲子汤

材料：莲子150克，枸杞子25克，白糖适量。

做法：将莲子用开水泡软后剥去外皮，去莲心，再用热水洗两遍。枸杞子用冷水洗干净备用。

锅内加入适量清水，放入莲子、白糖一同煮沸10分钟后，放入枸

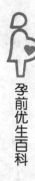

杞子再煮 10 分钟即可。

功效：补中益气，补肾固精，养心安神。

③ 益脾饼

材料：白术 20 克，鸡内金 10 克，干姜 4 克，无核红枣 175 克，面粉 350 克，盐、食用油各适量。

做法：将白术、干姜用纱布包起扎紧，放入砂锅内，放入红枣，加入适量水，先用旺火烧沸，再转文火熬 1 小时左右，药汁留用。

将红枣捣成泥，与面粉、研成细粉的鸡内金、盐、药汁和成软面团，然后分成小面团，擀成薄饼，用文火烙煎即可，做三餐主食用。

功效：健脾、益气、开胃；可用于脾弱气虚，脘腹胀满，倦怠无力等症。

（5）肝郁体质

一般表现为情绪不稳定，经前有两乳胀痛、月经不调、痛经或闭经、舌红苔白、小腹胀痛、胸闷、抑郁或易怒等症。

饮食需注意：忌食油腻及不易消化的食物。

下面是肝郁体质的调养食谱，仅供参考。

① 郁芍兔肉汤

材料：兔肉 100 克，白芍 15 克，郁金 12 克，陈皮 5 克，盐适量。

做法：将兔肉洗净切块，与白芍、郁金、陈皮一起入锅，用文火煮两小时，再加入食盐调味即可。

功效：理气解郁。

② 玫瑰花茶

材料：干玫瑰花 6~10 克。

做法：将干玫瑰花放入茶杯内，冲入沸水，盖上盖约 30 分钟后即可，当茶饮用。

③ 佛手姜茶

材料：佛手 10 克，生姜 6 克，白糖适量。

做法：将佛手、生姜同煮，去渣，加入白糖溶化后即可服用。

功效：可健胃止呕、疏肝解郁，长期服用效果佳。

④ 茉莉花糖茶

材料：茉莉花 5 克，白糖 10 克。

做法：将茉莉花、白糖入杯，用沸水冲泡 15~30 分钟即可。

功效：理气解郁。

（6）湿热下注体质

一般表现为白带量多而色黄，气味腥臭，大便稀软。

饮食需注意：勿喝太多的饮料，如可乐、汽水等，也不要太疲劳。

下面是湿热下注体质的调养食谱，仅供参考。

① 四神汤

材料：芡实 5 钱，茯苓 5 钱，薏仁 5 钱，党参 5 钱，大米适量。

做法：将芡实、茯苓、薏仁、党参洗净入锅中，加入白米煮成粥食用，每星期适量服用 1~2 次。

功效：补脾止泻，利水渗湿。

② 龙须芡实茶

材料：龙眼肉、玉米须、车前子各 3 钱，芡实 4 钱。

做法：将上述材料一同置于砂锅中，加适量水煮沸后，用小火再煮约 30 分钟，取汁当茶喝。每日一剂，连服两周为一个疗程。

功效：养血安神，利水健脾，除湿清热。

 ## 三、孕前营养建议

现在很多家庭都只要一个孩子，因此优生优育显得非常重要。正因为如此，使备孕的夫妻特别紧张，他们错误地认为优生优育就是孕前要吃好。那么，该怎样补充营养才能实现优生优育呢？

1. 营养补充，孕前早行动

怀孕前的营养状况，与新生儿的健康有着非常密切的关系。孕前营养状况好，新生儿健康活泼，很少生病，甚至对孩子的智力都会产生良好的影响。

胎儿在准妈妈的子宫内生活前后大约 40 周。由一个受精卵分化开始，最后生长发育成为五官端正、脏腑齐全的"个体"。

孕期是宝宝一生中生长、发育最快的时期，当然也需要很多的营养物质，而这些养分都来自准妈妈。为了确保胎儿健康成长，准妈妈必须提供子宫、胎盘、羊水及乳腺等方面的营养需要。因此，女性从准备怀孕开始，就需要补充额外的营养。如果自身营养摄入不足，胎儿就不能从其日常饮食中摄取到足够的营养。

如果你想怀孕，就要根据个人的体质在孕前及时做好饮食调理。如果等到怀孕后再调理，那就是"亡羊补牢"了。

不同体质的女性，由于个体之间的差异，孕前营养补充可因人而异。体质与营养状况一般的女性，在孕前 3 个月至半年，就要开始饮食调理，每天要摄入足量的优质蛋白、维生素、矿物质、微量元素和适量脂肪，这些营养素是胎儿生长发育的物质基础。

优质蛋白是指容易消化吸收的蛋白，如鸡、鸭、鱼、瘦肉、虾、鸡蛋、豆腐、豆制品等都含有优质的蛋白质。维生素以维生素 A、D、C、B 为主，新鲜蔬菜和水果都含有丰富的维生素、矿物质及微量元素，其中以钙、铁、磷、锌、碘最为重要。适量摄入脂肪可帮助脂溶性维生素吸收和利用。

身体瘦弱与营养状况较差的女性，孕前饮食调理更为重要，最好在怀孕前 1 年左右就应进行饮食调理。除上述的营养物质要足够外，还应注意营养要全面，不偏食、不挑食，搭配要合理，讲究烹饪技术，还要多注意调换口味，要循序渐进，不可急于求成，只要营养达到较佳状态即可。

身体肥胖与营养状况较好的女性，一般来说，不需要过多地增加营养。但优质蛋白、维生素、矿物质、微量元素的摄入仍不可少，只是应少进食含脂肪及糖类较高的食物。

2. 孕前进补，饮食均衡就足够

孕前女性并非一定要进食名贵食品才算进补。其实，日常营养均衡就已经补得足够了。如果不能保持日常营养均衡，而追求进补，显然是舍本逐末的做法。如有的女性大吃特吃，把老火鸡汤这类高蛋白菜肴当家常便饭，补过头没控制好体重，反而容易给日后怀孕、分娩带来负担。这样，孕妇就容易产生妊高症，而因营养过剩而发育的"巨婴"会造成生育困难。

只要跟正常人一样什么都吃，别挑食，注意菜肴品种多样，保持饮食均衡。多吃新鲜水果蔬菜及高蛋白的肉类、蛋类、奶类，但不能过量。应以高蛋白类食物为辅，新鲜蔬果为主。要在主食中加入五谷杂粮。只要你遵守这个原则就能满足孕期的营养需求。此外，还要保持正常的生活规律，不要玩乐无度、饮食不节。

3. 孕前营养搭配四大原则

如果母体中储存的营养不够，就会影响胚胎的发育。而且，精子的生存也需要优质的蛋白质、钙、锌、精氨酸和多种维生素等。如果夫妻双方忽视了孕前营养，就可能会给胎儿的发育带来消极的影响。

（1）实现标准体重

孕前女性若体重过低，营养状况欠佳，易生低体重儿；体重过重则易导致自身发生某些妊娠并发症，如先兆子痫等妊娠期高血压疾病、妊娠期糖尿病等，且能导致超常体重儿的出生。

（2）合理安排饮食

孕前女性体重过重者应在膳食营养素平衡的基础上减少每日摄入

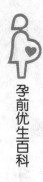

的总热量。原则是以摄入低热量、低脂肪及优质蛋白，如鱼、鸡蛋、豆制品、瘦肉、牛奶等食物为主，减少脂肪的摄入。孕前女性体重过轻者应纠正厌食、挑食、偏食的习惯，减少吃零食，要保证每天膳食营养素的摄取，以增加碳水化合物、优质蛋白、新鲜蔬菜水果等的摄入，脂肪按需要量摄入，戒烟酒及成瘾药物。

（3）纠正营养失衡

准妈妈营养失衡会使胎儿发育所需的某些营养素不足或过多，对优生不利。所以，女性在怀孕前应当对自己的营养状况有个全面了解，必要时也可向营养师咨询，有目的地调整饮食，积极储存平时体内含量偏低的营养素。如果机体缺铁，可适量增加牛肉、动物肝脏、绿色蔬菜、葡萄干等食物的摄取；缺钙可适量增加虾皮、乳制品和豆制品的摄取。

（4）健康的饮食行为

每餐不要吃得过饱，七八分饱即可。不可暴饮暴食，应细嚼慢咽，延长进食的时间，按进食计划把每餐食品计划好。

总之，孕前男女树立优生优育的观念是好事，但优生优育不是"进补"。相反，只有达到最基本的饮食均衡、生活规律、心情舒畅，做好孕前检查就已经足够了。

4. 孕前补充营养需注意的事项

（1）合理使用避孕药物

夫妻双方准备怀孕前 3 个月，应注意合理使用避孕药。因为这些避孕药容易引起体内水溶性维生素，如叶酸、B 族维生素及锌、铁等微量元素的缺乏。

（2）增加精子和卵子的活力

夫妻双方因精子或卵子活力不强而导致怀孕失败的例子较为多见。若多吃瘦肉、蛋类、鱼虾、肝脏、豆类及豆制品、海产品、新鲜蔬菜和时令水果等，可以改善精子和卵子的某些缺陷，提高受孕几率。

（3）生活中一定要注意补水

身体有了充足的水分，就可以帮助清除体内的各种代谢毒物，增强免疫功能和抗病能力，特别是在夏季，可为胎儿提供一个良好的生长发育内环境。但要注意多喝烧开后自然冷却的白开水，这样的水具有独特的生物活性，少喝含咖啡因、色素、香精等人工制作的饮料或果汁。

（4）饮食要回归自然

俗话说"三天不吃青，两眼冒金星"，就是说人的健康离不开自然界土生土长的绿色蔬菜。因此，夫妻双方准备怀孕及怀孕后，都应注意食用新鲜且无污染的蔬菜、瓜果及野菜。避免食用含添加剂、色素、防腐剂的食物。

（5）饮食上要多样化

不同的食物所含的营养素不同，营养含量也不等。有的含这几种，有的含那几种；某些营养素含量高，某些营养素含量低。因此，食物要吃得杂一些，不要偏食或忌口，最好什么都吃，特别是五谷杂粮。

（6）注意在体内储存钙和铁

女性怀孕到了中后期，容易发生缺铁性贫血和缺钙，如果在受孕后再去补充为时已晚，特别是原本营养较差的女性。因此，在孕前女性应多食用鱼类、牛奶、奶酪、海藻、牛肉、猪肉、鸡蛋、豆类及绿色蔬菜等食物，在体内储存丰富的铁和钙，以免怀孕后缺乏。

5. 孕前女性患有贫血该如何进补

生一个健康的宝宝是每对夫妻的愿望，而孕前合理地补充营养，是优生优育的一项很重要的内容。那么孕前女性患有贫血该如何进补呢？

女性在妊娠后，由于胎儿生长发育的需要，使母体内发生了一系列适应性的生理变化，从而加重了各系统的负担。健康女性一般能较好地度过妊娠期。但是，原来就有疾病的女性，需要考虑是否能够承担妊娠的负担，包括能不能妊娠，或者需要等疾病痊愈后多久才能妊娠。而贫血是妊娠中常见的并发症，部分原有的贫血情况因妊娠而加重，部分在妊娠后发生。贫血对母婴都会造成影响，其中轻度贫血妊娠后对母婴影响较少；重度贫血可增加母体妊娠期并发症，如妊高症、感染，甚至贫血性心力衰竭，对胎儿影响较大，如早产、胎儿发育不良、胎儿宫内窘迫等发病率都会增加。

所以，女性在怀孕前有贫血，应积极地进行咨询、治疗，查清贫血的原因和程度，做出评估和处理，免得妊娠后贫血加重，危及母婴安全。

其中，缺铁性贫血是较常见的贫血类型。如果女性孕前就有缺铁性贫血，除了应积极祛除病因外，注意营养卫生，还应多食含铁丰富的动物蛋白，如瘦肉、鱼、肝脏等食物。此外，应在医生指导下补充铁剂。同时，补钙及维生素 C，有助于铁吸收。如果贫血的女性在口服铁剂两周后血红蛋白上升开始明显，一个月后贫血可逐渐纠正，此后仍需服用一段时间，以补充体内铁的储存量。注意：口服铁剂忌饮茶，也不宜与牛奶同服。

6. 饮食使你"精益求精"

对于准备怀孕的夫妻来说，精子的质量是所有的夫妻都关心的问题。如何获得高质量的精子，使孩子在"先天"占有较大的优势，是准备怀孕的夫妻努力要达到的目的。

如果想用饮食来调补精子，就要先了解精子中的有关营养成分。精子中的主要成分有优质蛋白质、精氨酸、维生素、微量元素等。所以，调补精子要依次进补。

下面就是关于通过饮食来调补精子的常识。

（1）进食含优质蛋白质与精氨酸的食物

优质蛋白质是形成精子的主要原材料，含有丰富优质蛋白质的食物，如瘦肉、猪脊髓、狗肉、牛羊肉、鸡鸭肉、蛋类、鱼虾、豆制品等。精氨酸是产生精子的必要成分，缺乏会发生少精症。含丰富精氨酸的食物有鳝鱼、黑鱼、海参、蹄筋、豆制品、瘦肉等。

（2）补充各种维生素

维生素有为精子提供原料、促进精子生成、保持性器官不受侵害等作用。其中维生素E与生殖系统关系最为密切，具有防止性器官老化，使空虚的输精小管再生，以及增强精子活力等多种作用。维生素E多在食品加工过程中被破坏，故可服其制剂，如维生素E胶囊等。其他维生素富含于很多蔬菜中。

（3）增加各种矿物质，特别是微量元素的摄入量

男人的睾丸、前列腺、精子本身都含有很高浓度的锌，如果锌长期摄入不足，将会造成精子稀少和睾丸萎缩。含有丰富锌的食物以贝壳类为主，如牡蛎含锌量最高，可以多吃。

（4）适当增加一些富含性激素的食物

可增加羊肾、猪肾、狗睾丸、牛鞭、鸡肝的摄入量，以促进精原细胞分裂和成熟，对生精很有益处。

7. 孕前有利于身体排毒的食物

夫妻双方在计划怀孕前至少半年的时间必须要戒烟、戒酒、远离各种烟尘及有害物质。同时，对于体内已存在的各种毒素应排出，为健康受孕做好准备。

（1）七个小毛病暗示你孕前需要排毒

孕前排毒已成为很多女性备孕的一项重要任务，因为在生活中积聚的毒素会引起诸如便秘、黄褐斑等小毛病，进而影响怀孕。所以当你发现自己身上出现下列小毛病时，则暗示你需要排毒。

① 便秘：如果排便间隔时间多于3天或3天以上，很可能是患上了便秘。按照症状不同，便秘可分为习惯性便秘和偶发性便秘两种类型。大肠形成粪便，并控制排便，是人体向外排出毒素的主要通道之

一。如果毒素存于体内，就会影响脾胃运行，造成大肠传导失常，导致肠道不通而发生便秘。长期便秘，粪便不能及时排出，会产生大量毒素堆积体内。这些毒素被人体吸收就会继发肠胃不适、口臭、色斑等其他症状，导致人体器官功能减弱，抵抗力下降。

② 肥胖：如果体重超过标准体重20%，或体重指数[体重（千克）/体表面积（平方米）]大于24，就属于肥胖。肥胖是一种营养过剩的疾病，如果长期过量食用高脂肪、高热量的食物，体内就会产生毒素，造成机体失衡，引发肥胖。患者除体弱无力、行动不便，运动时气喘、心悸、怕热、多汗或腰痛、下肢关节疼痛等症状外，大多数人都还有糖、脂肪、水等物质代谢和内分泌方面的异常。

③ 黄褐斑：内分泌发生变化、长期口服避孕药、肝脏疾患、肿瘤、慢性酒精中毒、日光照射等都是黄褐斑发生的原因。每个人都希望自己有娇好的容颜，可是不知从什么时候开始，脸上就出现了黄褐色或淡黑色斑点，使肌肤失去了原有的水嫩光泽。

④ 痤疮：痤疮是一种毛囊与皮脂腺的慢性炎症性皮肤病。各种毒素在细菌的作用下产生大量有毒物质，随着血液循环危及全身；当排出受阻时，又会通过皮肤向外渗溢，使皮肤变得粗糙，出现痤疮。此外，缺乏微量元素，精神紧张，高脂肪或高碳水化合物饮食都是出现痤疮的诱因。

⑤ 口臭：口臭是指口内出气臭秽的一种症状，多由肺、脾、胃积热或食积不化所致，如果长期淤积在体内排不出去就变成了毒素。贪食辛辣食物或暴饮暴食，疲劳过度，感邪热，虚火郁结，或某些口腔疾病，如口腔溃疡、龋齿以及消化系统疾病都可以引起口气不清爽。

⑥ 皮肤瘙痒：皮肤是人体最大的排毒器官，皮肤上的汗腺和皮脂腺能够通过出汗等方式排出其他器官无法解决的毒素。如果外界的刺激、生活不规律、精神紧张以及内分泌出现障碍等使皮肤的这种功能减弱就会引发搔痒。

⑦ 慢性胃炎：是由饮食没有节制，脾胃虚弱，劳逸过度所引起的各种慢性胃黏膜炎性病变。

⑧ 湿疹：多是由消化系统疾病、肠胃功能紊乱、精神紧张，或是环境中的各种物理、化学物质刺激所引起的皮肤炎症性反应性疾病，也是新陈代谢过程中产生过多的废物不能及时排出体内造成的。

（2）有助于孕前排毒的食物

有些食物可以帮助人们排出体内的毒素。夫妻双方应在计划怀孕前至少6个月的时间，从日常饮食中注意摄取以下食物：

① 畜禽血：猪、鸭、鸡、鹅等动物血液中的血蛋白被胃液分解后，可与侵入人体的烟尘发生反应，以促进巨淋巴细胞的吞噬功能。猪血中富含氨基酸、铁、铜、锌、铬、钴、钙、磷、钾、硅等人体必需的营养素，尤其适宜体弱及贫血者食用。每周应吃1~2次畜禽血。

② 韭菜：富含挥发油、硫化物、蛋白质、纤维素等营养素。韭菜温中益脾、壮阳固精。其粗纤维可助吸烟、饮酒者排泄体内的毒物，但孕妇应慎食韭菜。

③ 海鱼：含多种不饱和酸，能阻断人体对香烟的反应，增强身体的免疫力。海鱼另有"脑黄金"之称。

④ 豆芽：无论是黄豆还是绿豆，发芽时产生的多种维生素都能够消除体内的致畸物质，促进性激素生成。

8. 孕前缺铁易损胎儿智力

专家指出，孕前补充足够的铁元素是成功妊娠的必要条件。孕前女性缺铁易导致早产、孕期母体体重增加不足及新生儿出生低体重，故孕前女性应储备足够的铁元素。如果孕期缺铁或贫血将影响妊娠和母子双方的健康。孕妇缺铁也会影响铁（血红素）酶的合成，进而影响脑内多巴胺D2受体的产生，对胎儿及新生儿智力发育产生不可逆的影响。

建议孕前女性适当多摄入含铁丰富的食物，如动物血、肝脏、瘦肉等，以及黑木耳、红枣等食物。缺铁或贫血女性也可适量摄入铁强化食物或在医生指导下补充小剂量的铁剂。同时，注意多摄入富含维生素C的蔬菜、水果等，或在补充铁剂的同时补充维生素C，以促进铁的吸收和利用。

9. 多吃海产品可预防出生缺陷

孕前和孕早期应该补充碘。如果孕前和孕早期缺乏碘均可增加新生儿将来发生克汀病的危险性。碘是人体必需的微量元素之一。碘缺乏会引起甲状腺素合成减少及甲状腺功能减退，并因此影响母体和胎儿新陈代谢，尤其是蛋白质的合成。研究证明，当孕前和孕早期碘摄入量低于 25 微克，新生儿可出现以智力低下、聋哑、性发育滞后、运动技能障碍、语言能力下降，以及其他生长发育障碍为特征的克汀病等。专家建议，由于孕前和孕早期对碘的需要相对较多，除摄入碘盐外，还建议至少每周摄入一次富含碘的海产品，如海带、紫菜、鱼、虾等。

10. 生男生女与饮食的关系

在自然情况下受孕，生男生女的几率占 50%。有的夫妻特别喜欢男孩，有的夫妻特别喜欢女孩，虽然生男生女主要是由男性的性染色体决定的，但是与父母在孕前的饮食习惯也存在一定的关系，就是由食物的酸碱性改变体内的酸碱度，以达到生男生女的目的。女性的阴道呈酸性，若在高潮时分泌碱性物质，则较适合 Y 精子生存。所以，男性多吃酸性食物，女性多吃碱性食物可以帮助生男孩；而男性多吃碱性食物，女性多吃酸性食物，则对生女孩有利。

酸性食物有鱼、肉类、蛋白、内脏和酸味水果（番茄、橘子、草莓、葡萄、苹果、凤梨等）。

碱性食物有豆腐和豆制品、牛奶、麦类制品、胡萝卜、南瓜、洋菇、淮山、马铃薯、黄瓜、白菜、甜食、莲藕、海带、海苔、菠菜、芝麻、茄子、豌豆、大豆、红豆、黑豆、芦笋、竹笋、花菜、牛蒡、木耳，以及香蕉、核桃、橄榄、杏仁、西瓜、香瓜、枣子等果类。

11. 导致不孕的十大"杀手食物"

下面是容易导致不孕的"杀手食物"，想要当妈妈的女性可要谨慎！

（1）素食

近年来，吃素的饮食风尚渐为流行，尤其是体形丰满的女性，甚至把吃素当成了习惯，希望借此达到减肥的目的。不可否认，食素的确对减肥有帮助。不过，最近医学界对素食的研究证实，女性经常食素会对体内激素分泌造成影响，严重的甚至还会导致不育。

（2）高脂肪食物

研究证明，高脂肪含量的食物会损害卵巢中的卵子，并阻碍卵子成为健康的胚胎。

（3）胡萝卜

胡萝卜含有丰富的胡萝卜素、多种维生素及对人体有益的营养成分。美国新泽西州罗特吉斯医学院的妇科专家研究发现，女性过多吃胡萝卜后，摄入的大量胡萝卜素会引起闭经和抑制卵巢正常的排卵功能。因此，欲生育的女性不宜多吃胡萝卜。

（4）咖啡

咖啡中含有大量咖啡因，女性过多摄入可致雌激素分泌减少。而体内雌激素水平下降，有可能会对卵巢的排卵功能构成不利影响，使受孕几率降低。

美国的人群调查结果显示，平均每天喝咖啡超过3杯的年轻女性，其受孕几率要比从不喝咖啡的女性降低27%；每天喝2杯咖啡的年轻女性的受孕几率比不喝的女性低10%左右。因此，专家指出，婚后未育的年轻女性，最好不要经常喝咖啡，特别是不要大量喝咖啡，每日以不超过 2 杯为宜。此外，茶叶中也含有少量的咖啡因，未育女性也不宜大量喝茶水，每日不宜超过 5 杯，且要避免喝浓茶。

（5）葵花籽

葵花籽中的蛋白质部分含有抑制睾丸的成分，能引起睾丸萎缩，影响正常的生育功能，故育龄男性不宜多食。

（6）酒

科学研究证明，酒的主要成分是乙醇，乙醇能使身体里的儿茶酚胺浓度增高，血管痉挛，睾丸发育不全，甚至使睾丸萎缩，生精功能发生结构改变，而睾丸酮等雄性激素分泌不足，会出现声音变细，乳房增大等女性化表现，能引起男性不育。即使生育，下一代发生畸形的可能性也较大。女性可导致月经不调、闭经、卵子生成变异、无性欲或停止排卵等。

（7）大蒜

多食大蒜不仅会损伤脾胃正气，而且有明显的杀灭精子的作用，育龄男性如食用过多，对生育有不利的影响，故不宜多食。

（8）烤牛羊肉

有些爱吃烤羊肉的女性生下的孩子患有弱智、瘫痪或畸形。经过调查和现代医学研究，这些女性和所生的畸形儿都是弓形虫感染的受害者。当人们接触感染弓形虫病的畜禽并吃了这些畜禽未熟的肉时常可被感染。

如果你宰杀畜禽后未把手洗干净就去抓东西吃，拌好饺子馅后尝咸淡的人，手抓生肉后又去抓熟食，菜板生熟不分，刀具生熟混用，从冷库取生肉、卖肉或烤肉者等都随时可被弓形虫感染。至于爱吃烤肉的女性只是容易感染弓形虫病的一个环节。被感染弓形虫病后的女性可能没有自觉症状。当其妊娠时，感染的弓形虫可通过子宫感染给胎儿，引发胎儿畸形。弓形虫感染是胎儿发生畸形的主要因素。因此，婚前或孕前进行弓形虫抗体检查实属必要。

（9）棉籽油

长期食用棉籽油，可使人患日晒病，表现症状为晒后发作，全身无力或少汗、皮肤灼热、潮红、心慌气短、头昏眼花、四肢麻木、食欲减退。更严重的影响是对生殖系统的损害。实验研究证明，大鼠食用含棉籽油的饲料4个月左右，睾丸明显缩小，精细胞显著减少甚至消失，子宫缩小，内膜及腺体萎缩，卵巢轻度萎缩，肾细胞有轻度浮肿。成年男子食用棉籽油的提取物棉酚40天，每天60~70毫克，短期内精子全部被杀死，并逐渐从精液中消失；女性则可导致闭经或子宫萎缩。故育龄男女不宜长期食用。

（10）苦瓜

苦瓜中的维生素C含量居瓜类蔬菜之首，且糖和脂肪的含量都非常低，比较适合肥胖者食用。但是，仅靠大量生吃苦瓜来减肥的方法不仅是不科学的，而且还有一定的健康隐患。据科学家研究发现，苦瓜确实有抗生育的作用，苦瓜蛋白在孕早期和孕中期能抑制子宫内膜分化、干扰胚胎着床。

科学家们用小白鼠做实验，发现在怀孕早期和中期，苦瓜蛋白能通过一系列反应抑制怀孕小白鼠子宫内膜化，以及子宫内膜、基层细胞增殖，主要反应是：阻断受精卵继续孵化，降低胚泡附着，减少滋养层细胞向外生长等。但是在怀孕前吃苦瓜，苦瓜蛋白不会影响卵泡的募集和成熟。

所以，苦瓜对正处在孕早期和孕中期的女性有影响，吃多了可能会导致流产。对于男性来说，科学家们认为苦瓜蛋白会影响精子的正常发育和活性。但是，这种影响是可逆的，也就是说生育能力会随着停止进食苦瓜而恢复正常。

12. 有助于提高生育能力的食物

（1）富含锌的食物

植物性食物中含锌量比较高的有豆类、花生、小米、萝卜、大白菜等；在动物性食物中，以牡蛎含锌量最为丰富。此外，牛肉、鸡肝、蛋类、羊排、猪肉等含锌量也较多。

（2）动物内脏

这类食品中含有较多的胆固醇，其中约 10% 是肾上腺皮质激素和性激素，男性适当食用这类食物，对增强性功能有一定作用。富含蛋白质、维生素的食品有瘦肉、鸡蛋、新鲜蔬菜和水果等。

（3）富含精氨酸的食物

据研究证实，精氨酸是精子形成的必需成分，并且能够增强精子的活动能力，对男子生殖系统正常功能的维持有重要作用。富含精氨酸的食物有鳝鱼、海参、墨鱼、章鱼、木松鱼、芝麻、花生仁、核桃等。

13. 补充维生素不是越多越好

事实上，大剂量的维生素和矿物质有可能会危害到人体的健康。脂溶性维生素，如维生素 A、D、E、K 都会在你的体内储存，如果服用过多，就会产生毒性。过量的维生素 A 会导致新生儿出生缺陷和头痛、腹泻，以及肝脏和骨骼损伤。而水溶性维生素如维生素 B、C，虽然不会在体内储存，但如果大剂量服用，也会产生一些问题。所以，要严格遵循每一种维生素和矿物质的每日推荐量。另外，需要注意的是，如果没有服用大量的维生素，你也有可能会摄入过量维生素或矿物质。另外，矿物质水、健康饮品，以及能量棒中都含有维生素和矿物质。在食用前要认真看清标签，了解这些产品所含有的维生素剂量。如果有条件，你可以咨询医院的营养师，请其为你制订一个个人营养指南。

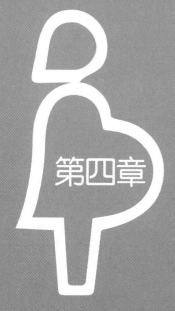

第四章 孕前要运动

　　生命在于运动，这在准备怀孕的过程中显得尤为重要。人们认同怀孕期间要适度运动并保持健康的生活习惯，从而忽略孕前运动。其实，孕妇做运动要从怀孕前开始。孕前身体素质的调养方式，夫妻双方都要坚持进行健美活动，包括健美运动和有益于健美的艺术活动。要禁止沉湎于自我封闭式的新婚生活及无节制的纵欲。

一、孕前如何运动

怀孕前适当锻炼，可以增强母体体质，同时也能促进肌体代谢，具有协调和完善全身各系统功能的作用。

提高性机能：为受精卵提供优质的精子和卵子。在运动过程中，由于神经系统和垂体功能的调节，各类性激素（如促卵泡激素、黄体生成素、雌激素、孕激素及生乳素等）分泌增加，使得卵巢、子宫、乳房等性器官的功能发生一系列变化，为胚胎组织的生长和生育提供良好基础。

改善心肺功能：有助于为胎儿发育输送所需的各种营养素。

增强肌肉系统功能：可防止如胎位不正、难产等并发症，减少对新生儿可能造成的危害。

增强母体抗病能力：可减少怀孕期间各种病原微生物及药物可能对胎儿的侵袭。

对于那些计划要宝宝的夫妻来说，适量的孕前运动不仅能降低怀孕早期的流产几率，而且可以促进胎儿的发育和出生后宝宝身体的灵活程度，更可以减轻孕妇分娩时的难度和痛苦，有利于优生优育。那么，孕前女性如何运动健身呢？

女性孕前应制订一个科学的健身计划，以提高其身体的耐久性、力量和柔韧性，至少应在怀孕之前 3 个月开始健身，孕前锻炼的时间每天应不少于 15~30 分钟，这样可以使身体更加强壮，达到怀孕的要求，更加轻松地度过孕期生活。

1. 多做有氧运动

有氧运动是指人体在氧气充分供应的情况下进行的体育锻炼。也就是说，在运动过程中，人体吸入的氧气与需求相等，达到生理上的平衡状态。简单来说，是指任何富韵律性的运动，其运动时间较长，运动强度在中等或中上等的程度。是不是"有氧运动"，衡量的标准是心率。心率保持在 150 次 / 分钟的运动量为有氧运动，因为此时血液可以供给心肌足够的氧气。

有氧运动包括步行（散步、快走）、慢跑、打球、游泳、爬山、骑自行车、健身操、太极拳等。同举重、赛跑、跳高、跳远、投掷等具有爆发性的非有氧运动相比较，有氧运动是一种恒常运动，是持续 5 分钟以上还有余力的运动。多进行有氧运动对身体有很大的好处。

散步是健身最好的方式之一，散步时四肢自然而协调的动作，可使全身关节筋骨得到适度的运动，加之轻松自如的情绪，可以使人气血流通，经络畅达，利关节而养筋骨，畅神志而益五脏。散步，不但可以健身，而且能够防治疾病，是一种简单易行、行之有效的运动养生方法。

早晨、饭后、睡前均宜散步。早晨太阳升起后是散步的好时间，在庭院之中，或是在林荫道上均可。不要在车辆、行人拥挤的交通要道上散步，也不要在杂乱的噪声及机动车排放尾气的马路旁散步，这对心情和呼吸道都不利。最好是在树木较多的地方，空气清新，可调气而爽神。散步时要注意天气变化，适当增减衣服。

2. 加强身体各部位的锻炼

计划怀孕的女性，在怀孕前半年到一年，根据自己的身体状况和专业人员的指导，可以尝试下面的运动计划。它包括 4 个训练部分：

（1）胸部锻炼

胸部肌肉力量的增强，能更好地促进产后身材的恢复，提高肺活量，增强心脏摄氧能力，使身体保持最好的姿态。

主要针对的部位：胸部下垂、外展、胸肌外侧赘肉。

主要动作：胸部伸展、上斜推胸、俯卧撑。

（2）腹部锻炼

腹部肌肉健壮对腰椎能起到保护作用。可增强弹性，能对怀孕时日渐加重的腹部起到支撑的作用。腹肌锻炼能使骨盆一直在适合的位置，确保胎儿安全。盆腔内小肌肉力量及控制能力的提高，有助于分娩，以及生宝宝后性功能的恢复。

主要针对的部位：腹部多余的脂肪、妊娠纹。

主要动作：提肛训练、静立蹲、上固定式卷腹、下固定式卷腹、侧卷腹。

（3）背部锻炼

坚强的背部肌肉，能使躯干和脊柱保持中立的状态，减少对内脏器官的压迫，促进循环系统运作，提升整体状态。

主要针对的部位：脊柱侧弯、腰椎间盘突出。

主要动作：划船、跪姿俯身飞鸟、坐姿肩胛后收、肩胛内旋外旋。

（4）腿部锻炼

加强腿部肌肉力量，提高肌肉的弹性，能更好地支撑身体，保证孕期体重不断增加后的正常生活。腿部训练能增强肌肉的柔韧性，提升血液回流的能力，减缓下肢水肿的症状，从而提高身体的整体技能。大腿后侧肌肉弹性差，韧带过于紧张，会使臀部下垂。而膝关节超伸能使骨盆前倾及下肢稳定性变差，增加受伤几率。所以，增加腿部负重已成为必不可少的一项孕期任务。

主要针对的部位：臀部下垂、膝关节受伤、小腿和脚踝水肿。

主要动作：宽距分腿下蹲、健身球下蹲、箭步蹲。

（5）骨盆底肌锻炼

准妈妈要做腹肌和骨盆底肌的锻炼。女性生殖器官位于骨盆内，子宫居于盆腔中央。女性腹压的方向几乎和骨盆出口平面垂直，所以骨盆底肌承受着较大的腹压。如骨盆底肌不够有力，会导致子宫位置不正，影响正常分娩。

主要针对的部位：骨盆底肌肉

主要动作：仰卧起坐、提肛锻炼。

3. 坐办公室的女性午休时间的运动

坐办公室的女性，如果久坐不动将会影响输卵管通畅。如果平时确实很难抽出更多的时间来进行体育锻炼，你不妨趁着午休时间来做点运动。这样既不会影响下班之后的社交活动，又可以整天充满活力。

（1）在办公桌旁松口气

如果实在太忙走不开，那么脱掉鞋子，做几个瑜伽动作，注意力会更集中，情绪也会缓和不少。做法：双腿盘坐，将双手往外伸直，和肩膀一样高，手心向上，再迅速往上举，手心对手心，同时以鼻子吸气，迅速将手臂放回原位，同时呼气，反复做约1分钟之后休息，再重复做。

（2）趁机消耗脂肪

如果你想趁午休时消耗一点卡路里，以下运动就很适合，在慢跑机上做满30分钟的有氧运动，效果很显著。做法：先热身两分钟，然后轮流做3分钟快速健步走和1分钟的缓冲时间。快速健步走时，每一次将健步机的坡度慢慢拉高，休息时坡度回到零，反复做5次。接下来，做5分钟的腹部和背部运动，5分钟的伏地挺身，最后，以5分钟的伸展运动缓和体力。

（3）跳绳平衡肌力

想要保持美好的身材，最好的方法，就是持续做有氧运动和举重运动，让肌肉更有平衡感。做法：轮流两分钟的快速跳绳，配合一分钟的举重健身器材运动，要不断活动，保持高心跳率，消耗的卡路里也会比较多。每一次使用不同的举重器材，以确保能运动到不同的身体部位。这样轮流做 10 次，最后利用腹部运动来松口气，再淋浴一下，肯定全身轻松。

（4）改善身体姿势

虽然运动可以解除体内的压力和疲劳，平常的不良姿势却可能是造成肌肉酸痛的主要原因，长此以往，身心和健康都受到影响。如果有可能，可以请推拿专家观察一下你的坐姿或站姿，想办法除去酸痛的根源。

此外，男性久坐办公室缺乏经常性体育运动，会使气血流通受阻，容易造成男性阴部充血，引发前列腺肿胀、发炎，导致性功能障碍和不育症。

4. 孕前运动要循序渐进

虽然不少人明白孕前运动的重要性，但是难以改变一时习惯而进行运动。专家认为，孕前运动要循序渐进地进行，针对女性不同的身体状况制订不同的运动方案。

在孕前的 1~2 个月，女性要做好腰腹运动，如仰卧起坐等。在夏天，可以进行游泳，以增强腰部功能。也可以适当地进行慢跑，增强心肺功能。

一般来说，孕前的运动强度，心跳每分钟不要超过 170 次，每次持续 30 分钟以上，不要超过 90 分钟。在运动期间，女性可以通过运动饮料来补充糖分，以预防低血糖的发生。

除了运动之外，计划怀孕的女性还要注意饮食。在孕前和孕后，都要调整好饮食结构，不要偏食，多吃富含维生素 C 的蔬果，多吃含优质蛋白的食物。

如果你有在健身房锻炼的习惯，那样很好；如果你没有太多时间消耗在健身房，而运动方式也并不仅限于健身房，室外随时随地的有氧运动更有助于你孕力的保持和提高。

快走、慢跑、游泳、瑜伽是最佳运动，能提高身体柔韧度，增强身体平衡感，且对身体内部器官有按摩的作用。坚持运动，会让你看起来更年轻有活力，更重要的是增强免疫力，让你的孕力保持在良好状态。

总之，运动是细水长流的功课，女性在选择运动强度和方式时要适度，不要平时不动，一动就把自己累得半死。对于准备怀孕的女性而言，更是如此。

5. 备孕女性如何在生活中健身

对于准备怀孕的女性而言，像健美操、游泳、慢跑、郊游等这些都是对体力要求较低的运动，而且这类运动也可以很好地维持女性体形特有的曲线美。健美操、游泳、慢跑、郊游等运动都属于全身性的运动，运动强度也很大，能消耗体内多余的脂肪，可保持体形美和促进肌肉生长。

不管孕前女性选择哪种锻炼方法，最重要的是坚持，不要今天心情好就运动一会儿，明天心情不好就不运动了，只有循序渐进，坚持不懈，才能达到预想的效果。由于机体的变化是缓慢的，只有不断地坚持锻炼，身体素质才能得到提高。建议身体素质较弱的女性在孕前准备时间要充足，一定要使身体素质达到怀孕的要求方可受孕。

（1）早晨锻炼的要求

早晨，可到户外做一些健身操，打羽毛球，和丈夫到公园或树林里散步、慢跑，呼吸一些新鲜空气，提高身体新陈代谢水平，缓解压力，有一个好的心情，一天的工作和学习都会变得很轻松。

如果工作单位不是很远，最好是步行上班；如果工作单位确实比较远，骑自行车也是不错的选择。如果是乘公交车上班，可以提前一站下车，步行十几分钟，给自己多增加一次锻炼的机会。经常开车上班的女性，要把车停在一个稍远一些的停车场，从停车场步行到单位，也是一个好的健身机会，这样既省时又省力。

如果住的楼层不是很高，上下楼时最好不要乘电梯，因为爬楼梯也是一项很好的运动，不但可以瘦身减肥，对心、肺、肌肉、关节也有一定的辅助锻炼作用。

（2）晚上锻炼的要求

女性在备孕期间，吃完晚饭后不要长时间地坐在电视机前看电视，应适当安排一些简单易行的运动。如准备一个瑜伽垫，练一练瑜伽；靠在沙发上，伸伸腿，伸伸胳膊，吃晚饭时间不要太晚，吃得也不要太饱，这才有利于身体健康。

散步是晚上锻炼一个很好的方式。吃完饭休息一下或看完新闻联播，换好衣服和鞋子，到户外去散散步，慢走或快走20~30分钟，以身体感到微微发热、稍微出汗为准。另外，晚上散步要选好场地，最好到公园和小树林里散步，那里道路平坦宽敞，空气清新。

散完步回到家以后，有一些晚上必须要做的事情，如洗脸、按摩、烫脚，都可以消除疲劳，调节神经，有利于睡眠。睡眠时，也可以做几节简单的床上体操，最好挑选强度小，不会太累的运动，这样能有一个好的睡眠。

6. 孕前静坐亦可健身

准备怀孕了，不少女性在孕前一个首要准备就是调理身体，其中中药调理成为首选。但是，专家指出，求子心切的女性最好不要乱吃补药。可通过静坐等方式修身养性，调整身体状态，以达到调理的目的。

另外，准备怀孕的女性，要避免剧烈运动，可适当练习静坐、坐式八段锦等。睡前练静坐不仅可以很好地帮助睡眠，而且还可达到静心安神、益气行血的目的，一觉醒来会感到精神抖擞。

静坐方法是：

把两腿自然交叉盘坐在一起，脊梁直竖，两手心向上，把右手背平放在左手心上，两个大拇指轻轻相触。

左右两肩稍微张开，使其平整适度为止，前胸内收，但不是低头，稍微压住颈部左右两条大动脉管即可。

双目微张，目光随意确定在座前两三米处，或者微闭，舌头轻微舔抵上腭。

此外，静坐时注意力要集中，可以集中想一件事，这件事情可以是一个很美的自然场景，如海边、草地、花丛等，用五官充分地去感受，找身临其境的感觉。也可以专注于呼吸，去聆听均匀呼吸所产生的韵律。或者凝视一点烛光，当持续专注于一件事情时便实现了静坐。

每天睡前只需花 10 分钟就能完成这套静坐功课。

二、孕前运动的好处

传统的观念告诉我们，女性怀孕时大都尽量减少体育活动或运动。而随着科学与医学的进步，越来越多的证据表明，夫妻双方在计划怀孕前的一段时间内，若能进行适宜而有规律的体育锻炼与运动，不仅可以促进女性体内激素的合理调配，确保受孕时女性体内激素的平衡与精子顺利着床，避免怀孕早期发生流产，促进胎儿发育和日后宝宝身体的灵活程度，更可以减轻孕妇分娩时的难度和痛苦。

同时，适当的体育锻炼还可以帮助丈夫提高身体素质，确保精子的质量。因此，对于任何一对计划怀孕的夫妻而言，都应进行一定时期

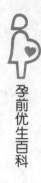

的有规律的运动后再怀孕。如夫妻双方计划怀孕前的 3 个月，共同进行适宜与合理的运动或相关的体育锻炼，如慢跑、柔软体操、游泳、太极拳等，以提高各自的身体素质，为怀孕打下坚实的基础。

1. 孕前运动能提高"孕力"

下面 5 种提高孕力的方法，可以选择其中的一种开始锻炼，但是要循序渐进。

（1）走路

这个方法的特点是简单有效，身体健康的人都可以做到。大部分人由于工作忙碌，出门往往要乘各种代步工具，其实走路是一个锻炼身体的好机会，而且是最简单的运动方式，又可以很好地提高孕力。

你可以随身携带一个小型的计步器，保持每天的步数超过 5000 步，如果达到 10000 步，那么对你的心脏也会有好处。这个简单的运动方式，不仅是在上班，还是在平时的生活中，都可以进行，如饭后、买菜、做家务等，因为走路是很平和的运动，造成受伤的机会也非常小，特别适合计划怀孕的女性。

（2）慢跑

对于平时不爱参加各种体育锻炼的女性来说，最好不要突然进行强度太大的运动，如快跑。这对身体没什么好处。对于女人来说，要想提高孕力，必须要持久地运动，最好选择容易坚持但不是很累的运动方式，这样才是最佳的选择。

慢跑和走路的功效都是一样的，只是慢跑的强度要大过走路，对腿部肌肉的耐受力要求也高一些。需要注意的是，最好选择专门跑步的鞋（并非时装运动鞋），因为专门跑步的鞋在设计上有很好的减震功能，可以降低腿关节在跑步中所受的压力。

（3）游泳

这是一个特别好的运动方法，也是很多女性都喜欢的运动方式。

由于水中特有的浮力作用，不但人的关节很放松，而且整个人的情绪也都非常放松，不会僵硬，做运动时受伤的几率会非常小。在游泳时，由于水温低于人的体温，所以人就需要花更多的热量去维持人体本身的体温，这就表明，在相同时间强度的运动中，游泳会消耗更多的热量。

同时，游泳是一种全身协调性的运动，身体的各个部位都能锻炼到，尤其是四肢。其特有的运动方式决定了它是一个对人的协调性要求比较高的运动。而女性在十月怀胎和分娩过程中，也需要协调身体肌肉的能力，做运动有利于分娩。所以，坚持游泳并持之以恒，能最大限度地增加身体的协调性。

（4）瑜伽

瑜伽有助于人体平衡，进行瑜伽练习，首先可以消除女性特殊时期浮躁紧张的情绪。其次，练习瑜伽和游泳一样，也可以增强肌肉的力量，增强身体平衡感，提高身体各个部位肌肉组织的灵活度和柔韧度。刺激分泌荷尔蒙的腺体，促进血液循环。瑜伽还能很好地控制呼吸，在练习瑜伽的过程中，也就是对人体内部器官的按摩，对女性提高孕力非常有益，而且可使女性保持年轻、乐观的好情绪。下面是几个简单的瑜伽动作：

① 躺在椅子上，深呼吸。

② 双腿微开高置于椅座，双手自然地摆放在身体两旁。

③ 心理放松，停留十几秒左右。慢慢地呼气、吸气。

（5）普拉提

普拉提是适合任何年龄段、任何时期女性进行的运动方式，特别是那些长期缺少运动、长时间坐在电脑前的上班族。普拉提可以很好地锻炼腰肌，而塑造结实有力的腰腹肌肉组群对女性日后的怀孕和生产过程都是非常有益的。在怀孕前练习普拉提的女性，大多数都能自然分娩。因为常做这项运动的女性的腰腹肌肉比其他女性结实有力。下面介绍几个动作：

① 跪坐，慢慢做深呼吸。

② 左脚往后伸直，脚跟放在会阴下。再做深呼吸，身体找到平衡后，两只手向身体两边伸直。

③ 上身往后仰，尽全力；脸正面朝上，保持 10 秒钟左右。还原，调息，最后换另外一只脚做。

（6）享受性爱快乐能提高孕力

性爱是一种很好的运动。专家指出，活跃的性行为就像做一场健身锻炼。

一个体重 120 磅的女性，在做爱时，每分钟消耗 42 卡热量，而网球双打则每分钟只能消耗 40 卡的热量。当做爱时，心跳和脉搏增快，性高潮到来之后，身体松弛，回到正常的活动水平。经常有规律地进行性交活动，可使身体的耐力增加，就像在健身房所做的各项锻炼一样。

调查发现，保持规律性爱的女性身体年龄比没有性爱的女性身体年龄要年轻 2.5 岁。规律的性生活不仅能够使男女双方更浓情蜜意，而且能够增加女性阴道和子宫颈的分泌物。这些分泌物可以充当精子的护驾者和开路先锋，为精子存活创造更好的条件，这正是受孕的最理想条件。

更重要的是，在性高潮时出现的子宫痉挛对子宫有良性刺激，它相当于一次针对子宫的按摩。健康年轻的子宫环境，对女性孕力的保护大有裨益。因此，专家建议，白领女性要学会充分地享受性爱快乐，不但要同房，还要有质量地同房。同房要规律，高潮不可缺。

2. 孕前运动可把母体机能调到最佳状态

实施一个完善的孕前运动计划，不仅可以使产后身材的恢复事半功倍，而且可帮助孕妇提高肌肉力量和关节的稳定性，保护孕妇及胎儿安全，从而更好地保证孕妇健康，减少和避免妊娠高血压及糖尿病的发病几率。而且，呼吸控制的练习，还能减少生产时的痛苦，帮助产妇顺利分娩，使宝宝的健康得到更好的保障。

相比孕中与产后运动，孕前锻炼没有孕中运动的潜在危险和产后运动肌体被动性及低效性，能把母体的各项机能调整到最佳状态，为宝宝提供一个良好的胚胎生活环境。

3. 孕前运动可改善孕期血液循环

女性需要知道怀孕后身体会有哪些改变，并有针对性地在孕前做好准备工作。专家指出，女性怀孕后身体会有三大改变，这也是母体适应怀孕而发生的变化。胎儿逐渐地发育会使孕妇的身体重心前移，对腰部肌肉群造成牵拉；胎儿的骨骼对钙质的需求量增加；母体怀孕后血浆总量增加 50%，而红细胞只增加 30%，这些因素可造成血液的相对稀释，从而引起孕期贫血，同时也加重了心脏的负担。

怀孕出现的贫血并非全都是缺铁造成的，准妈妈只吃补铁保健品或者高铁食物并没有针对性。专家指出，从生理上看，有的孕妇由于长期伏案工作，容易压迫盆腔而使血液在腹腔瘀滞，导致血液循环状况不好。另外，由于缺乏运动，心脏功能较弱，血液循环差，更容易导致供养不足。所以，孕前女性要积极运动，使身体保持在最佳状态。

4. 孕前男性运动可提高精子的质量

很多人因生活习惯不良而出现不育症。专家指出，精子生长只有 4 个月的时间，只要马上改变不良的生活习惯，就能立竿见影提高精子的质量和数量。

研究证明，男性身体过度肥胖，会导致腹股沟处的温度升高，损害精子生长，从而导致不育。因此，男性的体重控制在标准范围内可以提高精子的质量。但是，锻炼强度要适中，剧烈运动，如马拉松和长距离的骑车等都会使睾丸的温度升高，破坏精子生长所需的凉爽环境。骑车还会使脆弱的睾丸外囊血管处于危险之中。因此，建议男性长途骑车时要穿有护垫的短裤，并选择减震功能良好的自行车。

同时，每天运动以 30~45 分钟为宜。需要注意的是，运动应以不引起疲劳为宜，运动时应穿宽松的衣服，有利于散热。

5. 孕前运动可预防妊娠糖尿病

预防妊娠糖尿病的发生，大多数人都认为只要在孕期加强运动、避免营养过剩就可以。专家指出，在孕前 4~6 个月经常参加体育活动，比孕期加强运动、避免营养过剩更有助于预防妊娠糖尿病的发生。

（1）可降低妊娠糖尿病的发生

与孕前很少活动的女性相比，在孕前 4~6 个月积极参加体育活动的女性发生妊娠糖尿病的危险性要低 26%，这是哈佛大学公共卫生学院的一项研究成果。

（2）运动强度不同，对预防妊娠糖尿病的作用也不一样

与缓慢散步的女性相比，正常和快速散步的女性发生妊娠糖尿病的相对危险性又降低 70% 以上。如果你不怎么参加剧烈活动，那么通过快速走路和多爬楼梯也能有效地降低发病危险。

为什么孕前运动有如此明显的作用呢？因为女性受孕后激素分泌发生变化，可能产生抵抗胰岛素的作用。而孕前 4~6 个月适当锻炼就能够稳定体内激素的分泌，减少胰岛素的抵抗，进而降低患妊娠糖尿病的危险性。另外，随着孕周的增加，在怀孕 24~28 周时，这种激素的分泌会达到高峰。这个时候对孕妇进行有关糖尿病的筛查非常重要。妊娠糖尿病的发病率在 3%~5%，而且近年来还有明显的上升趋势。除了运动减少外，营养过剩也是增加妊娠糖尿病几率的重要原因，所以，随时监测体重很有必要。一般孕妇在怀孕头 3 个月，体重增加不太明显。3 个月之后，每天的体重大概增加 0.4~0.5 公斤最合适。如果体重增加过快，孕妇一定要注意控制饮食。

6. 孕前运动可使产后恢复事半功倍

孕前运动可把母体机能调到最佳状态，使产后身材恢复更快。

减肥瑜伽，塑形普拉提，针对女性产后体形恢复的项目层出不穷，可这已经是亡羊补牢的行为。专家指出，她们都忽略了孕前运动。传统的概念认为，产后运动才最重要，能快速恢复身体。

其实，实施一个完善的孕前运动计划，不仅可以使产后身材的恢复事半功倍，而且可帮助产妇提高肌肉质量和关节的稳定能力，保护孕妇及胎儿的生命安全，更好地保证孕妇的健康，减少和避免妊娠高血压及糖尿病的发病几率。而呼吸控制的练习，还能减少生产时的痛苦，帮助产妇顺利分娩，使宝宝的健康得到更好的保障。

三、孕前运动注意事项

现在的年轻夫妻，为了生下健康聪明的宝宝，从孕前就做足了准备，使身体达到最佳的状态。如果运动过量会损害身体。下面是孕前运动的注意事项。

1. 剧烈运动会导致精子质量下降

剧烈运动时，由于能量消耗巨大，呼吸加深加快无法满足机体对氧的需求时，葡萄糖会在缺氧的状态下发生无氧酵解，同时产生大量乳酸等酸性代谢产物。这些酸性代谢产物随血液循环进入睾丸后，会导致氧化应激的发生，使精液中产生大量活性氧成分。正常情况下，精液具有一定的抗氧化能力，但当精液中的活性氧超出了精液自身的抗氧化能力后，会对精子产生不良影响。研究证明，活性氧可降低精子活力及精子的反应能力，使生精细胞死亡数增加，降低精子密度。当精子质量受到影响后，会使受孕几率降低，严重者可表现为不育。

2. 受孕前6个月男性最好避免剧烈运动

目前，很多准备要宝宝的青年男性，在怀孕前有意识地加强了体育锻炼，认为这样可以改善精子的质量。专家指出，怀孕前 3~6 个月最好避免经常从事篮球、足球、登山、长跑等剧烈活动。但可以适量运动，以运动后不感觉腿酸、疲劳为宜，并注意休息好。

3. 女性运动过量会损害生育能力

许多女性喜欢去健身房运动，让体态更漂亮，但一项新的研究显示，女性如果花太多时间去健身房进行运动，就会损害生育能力，不孕的几率要比适度运动者高 3 倍。

专家认为，适度运动对健康具有明显的益处，但运动过量也会损耗身体成功怀孕所需的能量。挪威科技大学的研究人员对 3000 名女性进行调查，时间从 1984 年到 1986 年，让这些女性填写问卷，了解她们运动的次数，每次运动的时间及激烈程度。10 年后，研究人员询问了这些参与者的受孕情况。

研究人员发现，在这些女性当中，有两种人是容易发生不孕。一种是几乎每天都进行运动的人，另一种是在运动时总喜欢耗尽所有体力，把自己逼得疲惫不堪的人。若一个人同时拥有上述两种运动习惯，不孕几率最高。即使把年龄、体重、婚姻状况及是否吸烟等因素都考虑在内，研究资料显示，那些在健身房苦练的女性出现生育问题的几率是那些适量运动女性的 3 倍。

此外，年轻女性似乎较易出现这种风险。在未满 30 岁但运动过量的女性当中，有 1/4 在第一年尝试中未能成功怀孕，这数字远高于全挪威平均约 7% 的不育比率。

研究人员指出，女性不必完全避免运动，因为目前没有证据显示，适量运动会损害生育能力，但对那些想生儿育女的女性来说，她们仍可维持健身的习惯，但要放松，避免走向极端。

4. 孕前运动不当容易引发妇科病

有很多不经常运动的女性，在备孕期进行一段时间的锻炼之后，总感到一些部位疼痛，如下腹部、关节、脊背等，并且怀疑自己是不是得了什么疾病。

运动医学专家指出，虽然经常运动健身能使身体更健康，但由于女性特有的生理结构和生理周期，如果运动方法不当，也会导致多种妇科疾病。

（1）月经异常

研究证明，如果女性经常从事剧烈的运动，有很大一部分人会月经不调，其症状为月经初潮延迟、周期不规则、继发性闭经等，甚至会影响少女的初潮年龄。这主要是由于剧烈运动会抑制下丘脑功能，使内分泌系统功能异常，干扰体内性激素的正常水平，从而对正常月经的形成和周期造成影响。

（2）子宫下垂

女性如果从事负重类运动可使腹压增加，使子宫暂时性下降，但不会出现子宫脱垂。若长期做这种举重类的运动，就会发生子宫脱垂。有人试验，子宫位置正常的女性负重 20 公斤时，宫颈位置的变化不大；负重 40 公斤时，宫颈就会明显向下移位。

（3）卵巢破裂

女性从事剧烈活动、抓举重物、腹部挤压、碰撞等都会导致卵巢破裂，从而出现小肚子疼痛，有时整个腹部都会疼。卵巢破裂一般发生在月经周期的第 10~18 天，其中有 80% 的黄体或黄体囊肿破裂，会有流血现象。

（4）子宫内膜异位症

女性剧烈运动之后，经血从子宫腔逆流入盆腔，而随经血内流的子宫内膜碎屑有可能会暂时残留在卵巢上，形成囊肿。患子宫内膜异位症后，女性会经常出现类似阵痛的痛经现象，甚至不孕。

（5）外阴创伤

如果由于运动中不小心，如外阴部与自行车的坐垫、横档或其他硬物相撞，就会发生外阴部血肿，严重者还会伤及尿道和阴道，甚至整个盆腔。外阴部的大阴唇皮下组织疏松，静脉丛丰富且表浅，受外力碰撞后很容易导致血管破裂而出血，引发出血过多的现象。

5. 女性经期运动不当可能会导致不孕

专家指出，很多女性都爱好运动，特别是年轻女性更是热衷于各种体育锻炼。然而，女性机体的生理特点决定她们不能像男子那样过度运动。特别是一些少女，性器官尚在发育，生殖机能亦在完善之中，若锻炼不当就会患成年女性所常见的妇科病。特别是女性在经期剧烈运动有可能会使经血从子宫腔逆流入盆腔，随经血内流的子宫内膜碎屑有可能会种植在卵巢上，形成内含咖啡色液体的囊肿，俗称"卵巢巧克力囊肿"。

女性患卵巢巧克力囊肿以后，常会出现渐进性加剧的痛经，还会引起不孕。所以，月经期间女性不能从事大运动量的各种身体锻炼。

如果患了卵巢巧克力囊肿，要尽快到医院进行治疗，以免疾病带来更多的伤害。

很多女性在经期前后或者经期都会有下腹痛、坠胀、腰酸等不适，所以大部分女性都会选择在经期停止运动。经期结束后却发现一直维持的运动习惯渐渐地减退，要重新调整才可以再次进入状态。那么女性在月经期能够进行运动吗？

其实，身体健康的、具有一定运动习惯的女性，在经期适当运动不会有副作用，相反还有利于健康。女性经期做运动要注意控制运动量，月经期间并不是绝对禁止运动，但是高强度、大运动量的运动，如长跑、跳跃、仰卧起坐等，还是应该在月经初期尽可能避免或减少，以免加重痛经或增加出血量。月经期间适当地运动有助于神经系统平衡，有利于血液循环，帮助腹肌、骨盆肌收缩及放松，有利于经血排出，也能起到一定的缓解痛经的作用。

月经期间，许多女性都会出现身体不适的情况。因此，在经期到来前3天，可以根据自己的情况决定运动形式，以较为轻柔、舒缓、放松、拉伸的运动为主，如冥想型瑜伽、初级的形体操或只是在家做一些简单的伸展动作。通过这些轻运动可帮助身体血液流通，缓解压力。女性在运动期间，一定要避免对腹腔施压，要将腿抬得过高。如果感到疲劳或发现出血量突然增加或骤减的情况，需立即停止运动。

女性月经期间运动应该注意以下几点：

（1）减少运动量。宜参加一些平时经常做的运动项目，如慢跑、体操、打拳、乒乓球、投篮等运动。

（2）应缩短锻炼的时间，放慢速度，以减少运动量，达到放松肌肉的作用。

（3）避免参加剧烈和震动过大的运动。月经期间不宜参加如跳高、跳远、百米赛跑和踢足球等运动，也不宜进行俯卧撑、哑铃等增加腹压的力量性锻炼，以免经期流血过多或子宫位置改变。

（4）避免参加各种水中运动。不宜参加跳水、游泳和水球等运动；也不宜洗冷水澡及用冷水洗脚，以免造成感染和月经失调。

（5）避免进行竞争激烈的比赛。月经期间参加竞争激烈的比赛运动，容易因高度精神紧张而导致内分泌功能紊乱，从而出现月经失调。

（6）其他注意事项

① 运动前要热身：锻炼前，最好做肢体伸展运动，如做体操、活动腰身等，为有氧代谢运动做准备。

② 孕前运动的时间：每次运动时间最好为30~60分钟。国外研究揭示，昼夜间人体机能状态是变化的。每天8~12点、14~17点是速度、

力量和耐力处于相对最佳状态的时段，若在此时进行健身运动将会收到较好的效果。而每天 3~5 点、12~14 点则是人体机能相对低速状态，如果在此段时间里从事体育运动，易出现疲劳，甚至发生运动性损伤。

③ 运动前不要吃得过饱：运动前 1~2 小时吃饭较为适合。食物被吃进胃里需要停留相当时间才能被消化吸收，如果运动前吃得过饱，胃肠膨胀，膈肌运动受阻，腹式呼吸不畅，就会影响健康。

运动前应少食易产生气体的食物，如豆类、薯类、萝卜、鱼肉等，因肠胃运动缓慢，气体不易排出，而造成气体淤积，运动时易产生腹痛。

④ 运动时不宜急停：运动突然急"刹车"，全身血液不能及时回流心脏，而心脏给全身器官组织的供血也会突然减少，由此就会产生头晕、恶心、呕吐，甚至出现休克症状。所以运动后应继续做放松运动。

⑤ 运动后不要大量喝水：夏天运动出汗多，易渴，如果这时大量喝水，就会给消化和血液循环系统及心脏增加沉重负担。大量喝水还会引起体内盐分大量流失，从而出现抽筋、痉挛等现象。正确的做法是，运动后稍事休息再适量喝点淡盐水。

⑥ 运动后不要马上吃冷饮：人体正常体温约 37℃，运动后体温升至 39℃或更高，如果马上吃冷饮容易造成肠胃功能紊乱，出现痉挛，引起胃肠绞痛。

⑦ 运动后不要立即吃饭：运动时，胃肠供血少，运动后立即吃饭，会影响胃肠消化功能，长期这样会引发疾病。特别是冬季运动后，不要吃过烫的食物，热刺激食管、胃肠后，容易引发便血等症状。

⑧ 运动后不要立即洗澡：运动时，血液多在四肢及皮肤，运动后血液尚未回流调整好，马上洗澡，会导致血液进一步集中到四肢及皮肤，易造成大脑、心脏供血不足，产生不适症状。

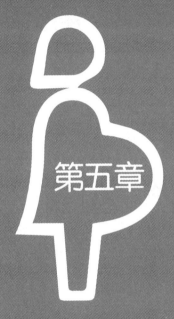

第五章 做好心理和生理准备

在心理方面，女性最适合怀孕的时机因人而异，应根据每个女性心理成熟度来决定。有些女性即使在最适当的年龄怀孕，如果其心理状况尚未准备好，也不是怀孕的最佳时机。

一、女性孕前的心理准备

怀孕生子是人生中的一件大事。不仅使夫妻由二人世界变成一个三口之家，而且还会给夫妻双方的身体和日常生活带来很大的影响，有时甚至难以承受。因此，怀孕前先做好周全的考虑，除了应做好各种物质、生活方面的准备外，在心理上也应做好相应的准备，而且这种准备是非常重要的。

心理准备是最容易被忽视的一个重要的孕前准备。所谓的心理准备就是精神准备，要求夫妻双方在心理状态良好的情况下受孕。如果双方或一方受到较强的精神刺激或者情绪抵制，都会影响精子或卵子的质量。即使受孕后也会因情绪波动而影响母体的激素分泌，使胎儿躁动不安，影响其生长发育，甚至流产。因此，当夫妻双方或一方情绪不佳，或夫妻之间闹矛盾时都不宜受孕，应该等到双方心情愉快时再受孕。这样就做到了优生的第一步。

专家指出，仅靠良好的素质和充分的心理准备，还难以保证优生。因为优生还受许多外界因素的影响，所以婚后准备怀孕的夫妻，必须注意在怀孕的前半年做好孕前生理准备。因为，夫妻双方的生理健康是优生的关键。从准备怀孕开始，夫妻就要为达到身体健康这一目标而努力，提前治愈身体疾病，改掉不良的饮食习惯和生活习惯。

现在，大多数的女性都是独生女，没有结婚之前，衣食无忧。在家里，受到父母百般的疼爱；在社会上，也没有经受过什么较大的挫折，所以不管是在心理上，还是在生理上，承受能力都比较脆弱。由于怀孕是一个女人一生中非常艰辛的过程，无论是身体上还是心理上都会产生较大的变化，所以，为了能够很好地适应这个变化，女性在怀孕前就更应该做好必要的心理准备。

1. 想做一个完整的女人

人们常说："生过孩子的女人才是完整的女人。"作为一个女人，一生中不仅有许多事情要做，而且还要扮演很多的角色，但最能体现女人的价值和完整性、彰显女人魅力的就是成为一名母亲。对于女人来说，由女孩变为一个妻子是人生的重大转变，而成为一名母亲则是更大的角色转变，这不但意味着生理上的变化，大自然赋予的能力的实现，更意味着一种责任。当一个鲜活的小生命出现在你的眼前，当可爱的他(她)第一次叫你"妈妈"时，这是怎样的感觉。

每一个女人在决定要孩子之前都应反复地问自己："你准备好接受一个小生命了吗？你准备好做母亲并愿意承担母亲的责任了吗？你准备好做一个完整的女人了吗？"仔细思考这些问题后，如果答案是肯定的，那么，恭喜你，去为做母亲准备吧。

2. 能够承担起做母亲的责任

在孕育生命之前，当你认识到做母亲的责任并愿意勇敢承担责任时，你再决定做母亲。

生育后代并不是完成了简单的动物学意义上的繁衍后代，作为人类，造物主和人类社会赋予母亲更深的意义和更多的责任。作为一个妻子必须懂得，从知道自己怀孕的那一刻开始就意味着责任随之而来。在孕期，母亲的责任主要是保护好胎儿，为他（她）提供生长发育的营养，让他（她）安全诞生。当孩子出生之时，女人才从真正意义上成为一名母亲。从那一刻开始，作为一名母亲便肩负起了更重、更多的家庭责任和社会责任。

（1）保护孩子

作为母亲，当你决定让一个生命来到这个世界的时候，就应该有足够的思想准备，无论遇到多大的困难和挫折，都要尽自己最大的努力保护孩子。2008年，汶川大地震有着感人的一幕：强烈地震，楼房倒塌，人们从废墟中救出一个婴儿，而在婴儿身体上面，一具僵硬的尸体，像弓一样佝偻着身子，拦挡支撑着将要砸向婴儿的砖瓦，保护着婴儿，那就是孩子的母亲，她在生命的最后一刻，在手机上留下一条短信"孩子，记住妈妈爱你"。这种用生命保护孩子的母爱让人热泪盈眶。

（2）给孩子爱

母亲，是一个美好而神圣的字眼，母亲，意味着爱。孩子是从母亲身上掉下的一块肉，与母亲有着千丝万缕的联系。母爱对于孩子来说是最温暖的支持，伴随着他（她）一天天长大，独立面对世界。

（3）教育孩子

从孩子出生的第一天起，母亲就负有教育的责任，而且这种责任比父亲更重要。把一个孩子从肚子里领到这个世界上来，母亲就有责任让孩子接受良好的教育，让他（她）了解世界，了解人生，让他（她）懂得人世间的真善美，教育他（她），让他（她）具备较强的生存能力，成为一个对社会有价值的人。我国古代"孟母教子"、"陶母责子"的故事千古流传，歌颂了母亲对孩子教育的重视，培养有社会责任感的人才的劳苦功高。拿破仑说："一个孩子的行为举止的好坏完全取决于他（她）的母亲。"教育不只是传授知识，更是言传身教，母亲的品行和修养，在日常生活中会潜移默化地感染子女。

3. 对做母亲有信心

从怀孕起，很多准妈妈就开始担忧，考虑到宝宝的出生就感觉心里没底。担心自己不会养孩子；担心自己哺乳不好，宝宝会营养不好；担心宝宝生病；往更远的说，担心自己不会教育孩子，孩子会学坏等。

于是，准妈妈向各方面寻求帮助，恨不得从所有的人那里寻找答案。尽管身边的人都会真心地向你提建议，但你千万不要那样做。在很多情况下，同样的一个问题，说法却各异。如有人告诉你应该让宝宝一个人睡小床，而又有人告诉你孩子应该和妈妈睡在一起；有人说小孩吮吸手指没什么，但有人说这是有危害的；有人说小孩要一直补钙、铁、锌，否则会发育不良，而有人说补一段时间就可以，否则会打乱微量元素的平衡；有人说养小孩很容易，有人却说养个孩子就没法睡觉了。甚至不同的专家给出的建议都不同。出现这种情况是因为这些人的文化素质、职业、习惯等千差万别，因此他们的意见往往不同。

虽然养育孩子是一件很辛苦的事情，但也是快乐的。因为孩子带来的快乐，是天下所有做了母亲的女人用语言无法表达的。只要你在育儿的过程中，用心、用情，细细体味，不断探索，总能发现养育孩子的规律，或者到书店有针对性地买几本自己认为比较好的育儿图书，遇到棘手的问题时，可以到书上找一些答案，解决难题。

爸爸妈妈不要费力地像"小马过河"一样去向各种各样的人请教，人云亦云，相信自己吧！淌过这条河就知道自己能行。

4. 提前安排好工作与生活

现代社会对女性的要求越来越高，大部分的女性经济很独立，有自己的工作，或者说有自己的事业。职业女性的工作和生活的压力之大不亚于男人。她们在职场担当着社会责任，实现着自我价值，而回到家

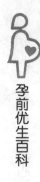

里，又做起了温柔的妻子、母亲，既能上得了厅堂，又能下得了厨房。但是，过度的劳累会带给女性身心的损伤，由此还会导致内分泌紊乱，引发各种妇科疾病，甚至造成不孕的后果。为了避免出现这些情况，那些准备要孩子的女人，应该提前学会减负，妥善地调整和安排自己的工作、生活，在准备受孕的前半年，保证充足的睡眠和休息。

5. 能接受孕期的各种变化

怀孕会使女人在身体、情绪、饮食、生活习惯、工作等诸多方面发生变化。最为明显的变化是身体的变化，如体形变得臃肿而失去女性娇美，分娩后需要很长的时间才能恢复，且有的很难恢复到孕前的苗条身材。这对大部分爱美的女性来说，是一件无法接受的事实，尤其是从事特殊职业的女性，如主持人、艺人等。其实，有这样的担忧是没有必要的。因为事实证明，如果你在产前注意科学合理的饮食，多做运动，如孕妇健美操等，产后调理好饮食，少吃含脂肪高的食物，常做产褥操，这样坚持下去，无论是你的身体素质还是体形都能恢复得很好，重拾孕前的苗条身材是没有问题的。甚至有些人因为做了母亲，还会变得更加丰满而有魅力。

对于怀孕后，还可能会出现的妊娠纹、皮肤粗糙、黄褐斑、贫血、尿频、腰腿痛、呼吸短促等症状，就更不要担心，因为这些现象都是正常的妊娠反应，其大部分在分娩后一段时间就会自行消失。虽然妊娠纹不会完全消失，但如果在孕期和产后采用一些方法还是可以减轻的。

人们都说怀孕的女人是美丽的，也是幸福的。为了这个女人一生中最精彩的部分，所有想当妈妈的女人都应放下包袱，以平和的心态接受孕期的各种变化，愉快地迎接怀孕和分娩的到来。

6. 消除对分娩的恐惧

有许多结了婚的女人，身体的各个方面都没有问题，也不是要立志做"丁克家族"，但却迟迟不想要孩子，追问其缘由，竟然回答是害怕生孩子。

其实，这种恐惧是没有必要的。分娩的确会出现疼痛，尤其是自然分娩，而且个别的还有可能会出现危险。但随着医疗水平的发展和医学研究的深入，现在医学上已经极大地降低了分娩的危险性，并且有了很多方法减轻女性分娩时所产生的疼痛。分娩是道关，疼痛也只是很短暂的一阵儿，绝大多数的准妈妈都能承受并顺利分娩，所以，女性应该相信自己也能行。在孕期多了解孕产知识，了解怀孕和分娩是很自然的事情，分娩时只要能够很好地按照医生的要求去做，同医生密切配合，就能减少痛苦，平安分娩。在分娩过程中可以采用呼吸法、用力法、注意力转移法、心理暗示法，这些方法都可以有效地减轻产痛，实现顺产。分娩方式可以选择无痛分娩、水中分娩、主动活动式分娩等自然分娩方式，也可以选择速成的剖腹产。

怀孕的过程是艰辛的，分娩时的疼痛是不言而喻的。但为了做一个完整的女人，成为一个母亲，拥有一个完整的家庭，就应该勇敢地战胜暂时的苦痛，迎接即将到来的幸福体验。当你经过一番疼痛和努力后，突然传来一声婴儿的啼哭时，所有的疼痛顷刻间都一扫而光。尽管你会很疲惫，但感觉更多的是轻松、自豪和幸福。

7. 有计划地消费

怀孕、养育宝宝不仅辛苦，而且还需要一定的物质基础。因此从准备要孩子的那一刻起，就要开始在消费上制订计划，有心理准备，以后家里会多一名成员，不要再像二人世界时那样无所顾忌、铺张浪费。应学会有计划地消费，在计划怀孕时就预算好从孕前到产后所需的费用，包括孕前保健、产前检查、孕期营养、准妈妈和婴儿的日用品、医院分娩及服务、坐月子等各种费用，为怀孕和宝宝出生准备足够的积蓄，以免在很需要钱的时候捉襟见肘。

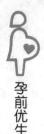

 二、男性孕前的心理准备

要一个宝宝和建立一个家庭一样，都是同等重要的大事情，经常让夫妻俩烦恼不已，导致他们情绪恶化，发生很多问题和争执。尤其是丈夫，总在不停地问自己，我已经准备好做父亲了吗？我会是一个合格的父亲吗？宝宝会给生活带来什么变化？我可以为宝宝提供良好的生活吗？我已经准备好去迎接宝宝的到来了吗等一系列的问题。面对这些问题，男性要有意识地学习怎样做个好丈夫、好父亲，树立起应有的责任感与自豪感，做好吃苦受累的心理准备。

1. 能够承担起做父亲的责任

父亲是一个神圣的称号，具有一种神圣的责任。一方面为人类的繁衍生息做出了贡献，另一方面将孩子养育成人、教育成才的重任落在了你和妻子的肩上。虽然做父亲不像母亲那样，喜欢在生活细节的琐事上操心，但父亲在妻子怀孕及养育儿女方面却起着举足轻重的作用。从夫妻二人计划要孩子到妻子怀孕的那一刻起，作为丈夫就要进入父亲的角色，承担起当父亲的责任，不论是在家里，还是在工作中都时刻要为宝宝的平安和健康着想，这不仅需要丈夫付出体力，而且要付出爱心，为妻子营造出一个健康愉悦的环境。只要妻子的身心愉悦，宝宝就一定会健康。

当宝宝呱呱落地后，父亲工作的重心就要有所转移，开始为宝宝的健康成长做出努力。一般观念，父亲在家中的地位是顶梁柱，主要负担着宝宝出生后增加的抚养、护理和教育等费用，这种地位注定父亲与母亲的角色不同，责任不同，在孩子心中的形象也不同。母亲更需要做的是家庭中的琐碎之事，给予孩子母爱，关心孩子的细节，而父亲更重的责任则是家庭的安全与经济补给。在孩子问题上更注重的是孩子意志和性格上的培养、知识的指引、社会责任和家庭责任的示范、人生目标的引导等，这无疑对孩子的将来有更为重要和深刻的影响。

作为准爸爸要想得更深远，一方面把孕育当作一种幸福的体验，另一方面要为家庭、为社会担当起神圣的责任。

2. 做好受累的准备

夫妻从准备孕育新生命的那一刻开始，丈夫不仅要做好心理准备，而且还要做好受累的准备。扮演好丈夫和父亲的双重角色，树立起应有的责任感与自豪感，给予妻子更多的关爱。

（1）让妻子心情舒畅

丈夫应经常陪妻子到外面散步；在家庭琐事上不要和妻子争吵；遇到事情要多与妻子沟通，从细节上给她关爱；平时可为妻子买她喜欢的物品或者吃的食品；家里的居室最好按照妻子的意愿布置得温馨、舒适；也可以陪同妻子一起去书店，帮助她挑选一些有关孕育方面的图书；经常播放一些轻松的乐曲；即使是平常工作压力很大，也不要将压力和不愉快的情绪带回家中。

（2）安排好饮食、起居、生活和工作，多分担些家务

对于一般的家庭，家务活如买菜、做饭、洗衣服、收拾屋子等活主要是由妻子做，丈夫只做一些辅助性的工作。但如果妻子怀孕，这样的模式就应该改变，丈夫应主动承担家务活，让妻子做些辅助性的工作。尤其是有些丈夫大男子主义思想很重，在家不仅什么活都不干，而且还强悍，对于这样的男人，我们在这里有必要提醒：在妻子怀孕后，一定要主动承担家里所有的劳动，不要让妻子提重物或剧烈活动，保证妻子有充足的休息时间。

（3）帮助妻子克服妊娠反应

妻子在孕早期会出现怀孕反应，如恶心、呕吐、厌食、倦怠、全身乏力和嗜睡等症状，丈夫可帮助妻子一同克服。在饮食上安排妻子少

食多餐,看到妻子有孕吐反应时不要嫌弃,应主动帮助她。

(4)丈夫实施的各种胎教都非常重要

从孕中期开始,丈夫可把手指或手掌放在妻子的腹部,经常跟腹中的宝宝说话,协助胎儿做体操等都是非常重要的胎教。

(5)陪同妻子做产前检查

怀孕期间定期到医院检查,不论是对准妈妈还是胎儿都非常重要。丈夫应多陪妻子到围产保健医院定期复查,特别是有妊娠高血压综合征、贫血、心脏病、双胎、前置胎盘等产科合并症或并发症的,应遵照医嘱增加检查次数。

(6)为妻子做按摩

到了怀孕晚期或分娩时,妻子的腹部会越来越大,大腿、腰骶部和肩部常会出现酸痛不适,这时,丈夫每天应该帮助妻子按摩大腿、腰部、背部和肩部等部位,以缓解其疼痛。

3. 抛开生男生女的顾虑

如果你准备要孩子,就应该抛开生男生女的顾虑,无论是老人还是丈夫,都不要给妻子施加任何压力。

我国自古就有"重男轻女"、"不孝有三,无后为大"的封建传统思想,尤其是对于在家中是独子的男人来说,重男轻女的观念更为严重。这种观念不是没有缘由,因为我国古代及解放前生产力低下,而传统习俗上生女不负担家庭,所以"养儿防老"的观念才会经久流传。另外,因为"血脉香火"的旧观念根深蒂固,所以造成"重男轻女"的现象。

这种现象在我国解放后才得以改变,尤其是实行计划生育政策后,更为改观了。新社会、新时期,国家一直在大力提倡"生儿生女一个样,女儿也是传后人"。男孩和女孩步入社会都能平等的获得工作,她们经济独立,赡养老人。而且中国的社会福利正逐步健全,城镇人口普遍拥有养老和医疗保险，农村医疗保险正在逐步展开。所以，丈夫应赶快改变旧观念，抛开顾虑，不管是男是女，关键是要生一个健健康康的宝宝。

4. 树立教育好孩子的信心

孩子的教育问题是继健康、平安之后的第二大重要问题。作为父亲，在孩子的教育上有着不同于母亲的角色。如果说母亲对子女的教育注重的是品行、修养的感染，是功课上的细微监督，那么父亲则更注重的是大方向：培养孩子的意志；身体力行地做孩子的榜样；培养孩子的社会责任感；引导孩子的兴趣；指引孩子的人生目标等，这些都是更深远、更重要的责任。

有些准爸爸会担心自己做不好，教育不好子女，担心自己的文化水平不高而无法教育孩子。其实，你尽管抛开这些顾虑，看看那些伟人、名家的父母也都不是才高八斗、学富五车，甚至有的是目不识丁，但他们重视教育，重视孩子的言行修养，给予孩子极大的关爱和肯定，结果他们是成功的。

准爸爸应鼓起勇气，从现在开始，树立起教育好孩子的信心，如果你立志能做到，那么你就能做到。

5. 给予妻子更多的呵护与爱

在夫妻二人甜蜜的世界里，妻子的温情和爱抚时时刻刻都在蔓延，作为丈夫，你感到特别的幸福。但在大多数妻子的眼里，丈夫简直就是一个时刻需要呵护的大男孩。而这种夫妻角色在他们决定要一个小生命的那时起就改变了，尤其是怀孕期间，女人不由自主地渴望被呵护，变得依赖丈夫，这是正常现象。所以，从这时起，丈夫就要意识到自己必须承担的责任和实际问题，学会照顾妻子，呵护和帮助妻子。有些妻子怀孕的时候反应很大，特别是在怀孕前 3 个月最厉害，在生理上和心理

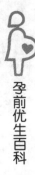
上都会产生很多变化，如情绪变化无常、易烦躁、唠唠叨叨，甚至蛮不讲理。对于妻子的这些变化，准爸爸一定要理解和体谅，要想方设法让妻子开心和满意，即使受点委屈也不要在意。

6. 理解妻子的情爱转移

自从妻子怀孕后，夫妻二人的甜蜜生活会因小宝宝的出生而改变。不仅是妻子的身体发生了变化，家庭生活也发生了变化，其中比较明显的还有妻子不再关心丈夫，把以前对丈夫的爱和注意力都转向宝宝了。过去一向温柔体贴的妻子似乎对丈夫有些冷漠，过去经常说的温柔甜蜜的话语没有了，甚至对夫妻性生活也不感兴趣。

对于妻子的这种情爱转移，准爸爸要有充分的心理准备，多理解妻子，充分认识到妻子不是故意冷漠你，要用宽容豁达的心态对待这种转变。虽然妻子这样做，但她依然会将自己所有的爱奉献给家庭，她仍然爱你，只不过是将这种爱一分为二而已。因为孩子太弱小，需要更多的爱。所以，妻子将更多的注意力和爱都给了宝宝，这不仅是正常的，也是完全可以理解的。

7. 接受未来家庭心理空间的变化

小生命的诞生将会使家庭空间重新分配，一方面使夫妻双方的二人生活格局变为三人生活格局；另一方面将父母的心理空间进行分配，父亲、母亲的心理不再只有对方，而是都分成了两半，一半是对方，一半是孩子。这种心理空间的变化，年轻的夫妻往往需要一段时间才能接受。

三、女性孕前的生理准备

孕前女性的生理准备是非常重要的一个环节，在饮食方面，要多吃些新鲜蔬果、五谷杂粮及适量的含动物蛋白质较多的猪肝、瘦肉等食物，给身体补充足够的营养。在计划怀孕前3个月服药应当慎重，要咨询医生，了解哪些药物会对胎儿产生不良影响。孕前6个月最好停服避孕药，至少应在怀孕前3个月停止服用。如果是采用宫内节育器来避孕，在计划怀孕前只需请医生代为摘除宫内节育器即可，假如你在放置了宫内节育器后发现意外怀孕，而又想保住胎儿，应尽快到医院就诊。因为宫内节育器留在受孕的子宫内可能会导致流产或婴儿先天不足。另外，受孕前，妻子应下决心先调整好身体，以便在孕期和哺乳期使身体一直保持在最佳状态。下面是准妈妈生理准备的具体要求。

1.保证身体健康

女性在怀孕前的3个月，必须要保证身体健康，尤其是生殖系统健康，如患有结核病、肝炎、肾炎，特别是患有心脏病、糖尿病、甲亢、哮喘、癫痫、性病、肿瘤等都不宜怀孕。即使上述病情得到治愈，也要在病愈3个月后再怀孕。最安全可靠的方法是在准备怀孕前，应到妇产医院进行全面检查。当所有的项目都检查完以后，若发现患有疾病，应听从医生的指导，尽快治疗。

2.戒烟酒

假如你已计划好准备要生孩子，就应尽量在怀孕前戒烟戒酒。

酒精是常见的胎儿致畸因素，孕前和孕期女性饮酒都会严重影响胎儿，酒精成分会造成胎儿身体畸形或发育不健全。

如今，很多女性都有吸烟的习惯，如果想生一个健康的宝宝，那么在怀孕之前一定要戒烟，因为烟中所含有的焦油和尼古丁对人体健康不利。吸烟与不孕症有极大的关系，而孕后吸烟还有可能会导致胎儿畸形。戒烟需要时间和恒心，为了宝宝的健康，女性怀孕前必须要戒烟。此外，吸二手烟的危害也不亚于主动吸烟，准妈妈和吸烟人在一起，她便会吸入大量飘浮在空气中的焦油和尼古丁。所以，准妈妈应远离吸烟

的环境。

3. 慎用药物与化妆品

药物对胎儿的影响非常大，可大部分女性都是在怀孕一个月后才能够发现。因此，女性准备怀孕时应该从孕前3个月就开始慎重使用药物，特别是抗生素或感冒药。如果因身体不适需要服用类似这些药物时，应在医生开处方前就说明自己的怀孕打算，包括丈夫在内，因为很多药物会使精子受到损伤。另外，最重要的是孕前服用药物，千万不要自作主张，而应采取科学、慎重的态度，因为有些药物在体内停留和发生作用的时间比较长，可能会对胎儿产生不良的影响。

在准备受孕前，女人应慎用化妆品，不要再浓妆艳抹，更不要使用质量低劣的化妆品，像口红、眉笔、胭脂、指甲油等含有很多化学成分和重金属，若使用不慎容易进入女性体内，影响生育质量。

受孕前3个月，准妈妈不要去染发、烫发，因为染烫发产品都是化学制剂，不但会伤害头发、皮肤，还可能会渗入血液，进而影响卵子的质量，这将对怀孕构成很大的危险。所以，时尚的准妈妈在染烫发上就要做出割舍。

4. 体重要得当

女性在怀孕前体重要得当。这是因为大量的科学研究证实，育龄妇女若体重过低，说明营养欠佳，易生低体重儿；若过于肥胖则易产生妊娠并发症，如高血压、糖尿病等，易生超常体重儿。

一般来说，女性体重低于标准体重的15%属于偏瘦，而大于标准体重的20%属于肥胖。

如果你的体重超重，那么就需要控制饮食，进而控制一下体重，这样既提高了受孕机会，也能减轻怀孕后期身体的负担。但如果怕肥胖而不吃或少吃，甚至吃一些减肥药来减轻体重，同样会对生殖系统产生不利的影响。因为当身体缺乏营养，脂肪含量小于 17% 时，月经就会紊乱，造成月经周期延长甚至闭经，卵巢就不会正常排卵，因而就不会正常怀孕。科学控制体重行之有效的办法是：饮食均衡，不暴饮暴食，不刻意少吃，多进行各项有益于身心的运动和锻炼，养成良好的生活习惯。如果你坚持这样做了，相信你的体重会维持在正常水平线上，怀孕也就指日可待了。

如果你的体重低于正常标准，尤其是那些偏瘦的女人，如果没有一定的脂肪，生育能力可能就要大打折扣，而且低体重的准妈妈有分娩低体重儿的倾向。通常来说女性身体应该含有 22%~25% 的脂肪。当这个指标降至 19% 以下，女性制造卵子的功能就可能会出现问题。大多数情况下，由于身体脂肪含量过少而不孕的女性，只要增重，她们通常都能顺利地怀上孩子。所以，身体偏瘦的女性一定要先去增肥再受孕，注意增加优质蛋白质的摄取量，如鸡、鸭、鱼、肉类、蛋类及大豆制品，并多吃主食。

5. 停止避孕

如果你计划怀孕，那么在孕前 6 个月最好停止避孕。若采用的是口服避孕药避孕，至少要在怀孕前 3 个月停止服用。因避孕药中的荷尔蒙不够安全，可能会影响胚胎的早期发育。而避孕药中的雌激素和孕激素也会对胎儿性器官产生一定的影响。这期间可以采用其他的避孕方法，如男用避孕套等。这样，生育机能就有足够的时间逐渐地恢复过来。如果你是采用宫内节育器避孕的，在计划怀孕前到医院摘除就可以。

如果用口服避孕药避孕失败而意外怀孕，或怀孕后又服用了避孕药，应尽早流产，以保证生一个健康、聪明的宝宝。

6. 加强身体锻炼

为了准备受孕，女性应在注重营养的前提下，加强锻炼，调整好

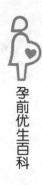

身体，以便拥有良好的身体素质，让自己的身体在怀孕期和哺乳期一直都处在最佳状态，为怀孕及分娩时体力的消耗做准备，承担保护胎儿、教育胎儿的重任。你可在怀孕前通过游泳、攀岩、做体操、长跑、打网球、练健美操、跳舞等方法健身。每天只需 20 分钟，坚持 2 个月就可以达到增强身体素质的目的。

7. 创造和谐的性生活

良好的夫妻情感和心态能够释放出有益于身心的活性因子，使身体呈现和达到最佳状态。有许多夫妻恩爱的女性都有这种体验，在夜深人静、充满温馨的卧室里，夫妻恩爱缠绵，做爱时阴道就会分泌出许多黏液，润泽滑爽，使情绪更加亢奋，性爱很快就能达到高潮，此时正是最好的受孕时机。事实证明，只要夫妻二人的精神状态达到最佳，即思想、语言、行为、感情等方面都达到高度协调一致的时刻同房受孕，生出的宝宝就会在身体、容貌、智慧等方面都集中双亲的优点，甚至青出于蓝而胜于蓝。

8. 远离有害的环境

众所周知，环境因素与人类健康密切相关。尤其是现代科学技术的飞速发展，环境被化学物质污染的程度越来越严重，对人类后代的繁衍和发育也产生了不良影响。因此，对于想怀孕的女性，在工作和日常生活中都要有意识地远离有害的环境，消除各种环境污染可能会导致胎儿致畸的隐患。对人体有伤害的环境因素主要包括化学污染、大气污染、噪音污染等。

（1）远离有害的工作环境

研究表明，某些工农业生产及日常生活中接触的化学物质，如铝、铅、汞、尼古丁、酒精、咖啡因等均是优生的大敌，而且是造成胎儿大脑及神经系统缺陷的祸首。有些毒害物质在体内残留时间可长达一年以上。因此，女性应在离开上述工作环境一年以后再受孕比较好。

① 经常接触铅、镉、汞等金属的工种：长期从事接触这些金属工作的女性，怀孕后会增加流产和死胎的可能性，其中甲基汞可致畸胎；铅可引起婴儿智力低下；二硫化碳、二甲苯、汽油等有机物，可使流产率增高；氯乙烯可使女性所生的婴儿先天痴呆率增高。

② 从事高温、振动作业的工种：经研究证实，工作环境温度过高或振动剧烈，或噪音过大，均可对胎儿的生长发育造成不良的影响。

③ 经常接触电离辐射的工种：电离辐射对胎儿来说是看不见的凶手，可严重损害胎儿的健康，甚至会造成畸胎和死胎。

④ 医务工作者，尤其是科室的临床医生、护士：因为这些人员在传染病流行期间，他们经常与患各种病毒感染的患者密切接触，而病人携带的病毒会对胎儿造成严重的危害。

⑤ 经常密切接触化学农药的工种：农业生产离不开农药，大量的研究已经证实许多农药可危害女性及胎儿的健康，会引起流产、早产、胎儿畸形等。因此，农村妇女应从准备受孕起就要远离农药。

⑥ 噪音过大的工种：无论是工作环境还是生活环境，如果声音达到一定分贝就构成噪音，而噪音对人体的伤害不容小视，对于想怀孕或者已怀孕的女性都应该注意，主动远离噪音。

⑦ 经常上夜班或常加班熬夜的工种：这类人员因作息时间不定，身体经常感到疲惫不堪，所以，不论是男性还是女性，其精子或卵子的质量都会受到影响。

（2）建立健康的生活环境

如果家里居住的房子是刚装修完的不要立即怀孕，因为室内空气污染主要是甲醛、苯、氡、氨等有害气体和石材放射性污染。除非在装修时选择的材料是有环保标识的产品，但是还要保证室内通风。

（3）减少在繁华的马路边散步

繁华的都市，由于汽车尾气、生活燃气、人群拥挤等原因，空气中充满了人体肉眼所看不到的各种污染物质，如铅、汞、磷、有机氯、二氧化硫、一氧化碳、氮氧化物、碳氢化合物、重金属及各种病毒，所以，要注意减少在马路边步行的时间，尽量不要去人多拥挤的地方。

9. 远离辐射源

如今，越来越多的家庭都进入了电器化时代，现代化的电器在带给我们方便的同时，也给人类带来一些不可估量的灾害。如辐射对准妈妈和儿童的危害会很大。准备怀孕的女性应该远离辐射源。因为辐射源会产生电磁波，它可以穿透人体组织，使人体内的组织细胞产生变化，对人体具有一定的伤害。除了引发头痛、记忆力减退、脱发等不良反应外，还会引起性功能减退、生殖细胞变异等症状。

常见的辐射源有 X 射线、微波炉、手机、电视机、电脑、吹风机、电热毯、复印机等，它们的辐射程度各不相同，有轻有重，其中最强的是 X 射线。所以在怀孕前的一段时间里，女性不要接受 X 光照射。虽然医学 X 射线照射量很少，但它却能够杀伤人体内的生殖细胞。对于准备怀孕的女性来说，即使是微量也可使卵细胞发生基因突变。所以，一般来说，接受过 X 射线透视的女性，尤其是腹部透视者，不要立即怀孕，过 4 周后怀孕较安全。对于微波炉、手机、电脑、电视等家电，在日常生活中尽量减少接触，与它们保持一定的距离，或采取措施，以减少辐射量。

10. 流产后不宜立即受孕

如果你刚刚经历过一次不成功的怀孕，造成了早产或流产，那么至少要等 6 个月后再怀孕。如果立即受孕，就容易造成再度流产而形成习惯性流产。

如果是人工流产，最好要等一年后再怀孕。因为子宫、卵巢等生殖器官，以及机体都有一个恢复的过程，要恢复到正常状态需一段时间的调养。如有特殊情况，至少也要等到半年后再怀孕，因为各种人工流产都要进行吸宫或刮宫，以便将宫腔内的胚胎组织清除干净。在手术过程中，子宫内膜会受到不同程度的损伤，术后需要有一个恢复过程，如过早地再次怀孕，容易引起流产。除此之外，剖腹产后的女性至少要在两年以后再怀孕。

11. 穿着要舒适得体

（1）怀孕前要注意保暖

专家指出，在女性不孕的诸多因素中，寒凉和睡觉太晚导致的排卵问题常会被忽视。现代女性常穿的露脐装、露腰装、吊带衫等，可干扰女性的内分泌系统，导致妇科中的月经病、带下病和不孕症高发。女性有自己的生殖节律，经常熬夜可干扰生殖节律和月经周期，也会影响到受孕。专家指出，寒冰之地草木不生，身体内环境如冬天，种子就不会发芽。很多年轻女性小腹一直都是冰凉的，中医认为，阳气不足者卵子质量不佳，影响胚胎受精。由于宫寒，受精后着床也不是很好，胎儿生长就不好，有流产的危险。

由于工作压力大、环境以及生活方式的改变，现在女性不孕症发病率已高达 10%~20%。不少女性只要风度不要温度，即使天气转凉仍舍不得换掉露脐装。而肚脐是人体最薄弱的部位，风寒极易入侵，部分女性可能会因此造成月经失调、痛经等妇科病，不利于怀孕。

（2）少穿紧身内衣

研究证明，年轻女性穿紧身衣服会对生殖系统造成压力，迫使子宫内膜细胞离开子宫，在身体的其他部位生长。紧身衣裤在子宫及输卵管的四周会产生极大压力，当脱去紧身衣服时，对输卵管的压力就会减弱，不过压力仍会在厚壁的子宫内遗留一段时间，使得子宫内膜细胞离开子宫进入卵巢。

长久以来，妇科专家一直希望找到子宫内膜异位的起因。尤其是子宫内膜细胞究竟是如何从子宫转移到卵巢等身体其他部位生长的。根据英国官方统计，目前英国约有 10%~15% 的育龄妇女罹患子宫内膜异位，其中 1/3 是重度患者。这种疾病会造成月经来潮时腹部疼痛，甚至无法生育。

相关调查显示，十九世纪英国上流社会女性流行穿紧身服饰，结果有许多女性罹患腹痛的毛病，显示女性在月经来潮期间穿的衣服对身体健康有很大影响。而习惯穿宽松传统沙龙服装的印度女性，罹患子宫内膜异位的比例也就相对减低。妇科专家指出，子宫内膜异位在西方发达国家是相当普遍的疾病，然而在发展中国家却少有病例。

虽然长期穿紧身衣服不太可能是造成子宫内膜异位的唯一原因，但是妇科专家认为，仍需要对子宫内膜异位的起因做更详尽地研究。不过，年轻女性在月经来潮期间尽量避免穿紧身衣裤。

（3）穿 T 字形内裤时尚，不会给你好"孕"气

生育能力虽然是与生俱来的，但也需要小心保护。一些不良的生活和穿衣习惯会影响、甚至会破坏女性的生育能力，如穿 T 字形内裤。

虽然很多喜欢穿低腰裤的女性总是喜欢搭配 T 字形内裤来展示自己的性感和美丽，但 T 字形内裤狭窄的裤身经常会摩擦阴部，如果绷得过紧，容易导致发炎、瘙痒、分泌物增多，而且这种内裤的布料通常会选择人造布料，如不透气的尼龙质地、合成纤维等，如果外界的空气潮湿，就更容易导致细菌滋生，诱发过敏、霉菌感染等症。

过紧的 T 字形内裤还会增加痔疮的几率，而痔疮会给受孕增加很多麻烦，还会伴随你一生，使你苦恼不堪。因此，妇科专家建议，T 字形内裤至少不要天天穿。选择 T 字形内裤时要尽量选择舒适、透气的面料，而且一定不要选择太紧绷的内裤。

（4）高跟鞋对生育的影响

高跟鞋最受爱美女性的青睐，因为穿上它，就会昂首、挺胸、收腹，尽显女性曲线风采。很多女性都拥有很多风格款式各异的高跟鞋，一年四季都能摇曳出万种风情。所以，高跟鞋能衬托出女性挺拔秀丽的

身材，并且女性穿高跟鞋会显得更加性感，尤其是跟高而细的那种。

然而，医学专家指出，穿高跟鞋不仅会影响青春女性生长发育，而且还会影响将来的生育，并且有人认为高跟鞋会影响女性的性欲。

因为穿上高跟鞋人体重心前移，全身重量都会过多地集中压在前脚掌上，趾骨会因此负担过重而变粗。这不仅会影响关节的灵活性，而且有可能会造成趾骨骨折。穿高跟鞋时间长了，还有可能会患平足症或痉挛性足痛，甚至连路都走不成。

而且，穿高跟鞋会影响生育。因为穿高跟鞋时身体必然前倾，这样对骨盆的压力就加重了，骨盆两侧被迫内缩，必然会造成骨盆入口狭窄。如果女性长期穿高跟鞋，婚后生育就有可能会出现分娩困难，不得不采取剖腹产，这会给产妇带来更多的痛苦和麻烦。

长期穿高跟鞋将使腿部、会阴和下腹部的肌肉处于紧张状态，影响盆腔的血液循环，使盆腔性器官的正常生理功能受到不良影响。特别是长期穿后跟特别细长的高跟鞋，可使女性的性兴趣下降，也是造成女性性冷淡的一个不容忽视的因素。

从身体健康的角度来讲，穿高跟鞋的弊是远远大于利的。妇科疾病、难产、性欲减退等，所有这些困扰都是隐藏在高跟鞋美丽背后的隐患。但是，并不是所有的高跟鞋都会影响女性健康，穿适宜高度的高跟鞋（5cm 以内）可使女性走路时更加小心、用力，会阴部因此会得到锻炼，甚至能帮助治疗阴道松弛，因而是有益的。另外，有下肢静脉曲张、慢性腰肌劳损、足踝部扭伤和脱臼等现象的女性绝对不宜穿。

专家指出，最好的方法是平跟鞋和高跟鞋交替穿，避免穿高跟鞋的时间过长。

此外，在旅行和登高、运动时避免穿高跟鞋，以免发生跌伤和意外。

12. 忌养小动物

喜爱宠物的女性，如果想要宝宝，提前几个月就不要再接触小动物了。

因为大多数喜爱宠物的女性，都喜欢把宠物抱在怀里，脸挨脸地与之亲昵，甚至嘴对嘴地接触。殊不知这些小动物的身上常带有细菌和传染病，对准妈妈的健康非常不利。在猫、狗等宠物的身上，有一种叫弓形虫的病菌，若家中喂养了宠物，并有喜欢吃半熟肉类食物或生食蔬菜等习惯的人很容易染上弓形虫。如果女性感染了弓形虫，又怀孕了，弓形虫就会通过母体的血液、胎盘、子宫、羊水、阴道等多种途径传染给胎儿，由此会引起很多不良后果。怀孕早期有可能会引起流产或死胎；怀孕中期多会引起死胎、早产，或严重的脑、眼等部位疾患；到了怀孕晚期，由于胎儿已发育成熟，90% 为隐性感染，即宝宝出生时也看不出有什么异常，但有可能会在出生数月或数年后，出现心脏畸形、智力低下、耳聋等症。所以，如果女性准备怀孕，最好提前 3 个月把家中的宠物送走。

四、男性孕前的生理准备

婴儿是否健康绝不仅仅与女性的整个孕期状况有关，同样与男性也有着直接重要的关系。也就是说男性孕前保健与女性孕期保健、围产期保健一样，值得每一位准备做父亲的男性高度重视。因为精子的数量和质量，对能否孕育一个健康聪明的宝宝至关重要，而精子的成熟需要两个多月的时间，所以，男性的准备也至少要在 3 个月之前开始。下面是准爸爸需要注意的几个事项。

1. 保证生殖系统健康

要想孕育一个健康的宝宝，男性要做到优生优育，保证生殖系统健康。男性生殖系统主要由睾丸、附睾、输精管、精索动脉、精索静脉、前列腺液构成。如果其中某一个器官出现问题，就会影响精子的质量，包括性病在内也会影响精子的生成、发育和活动能力。因此，男性如果发现身体有异常时，应抓紧时间进行治疗。要想了解自己的生殖系统是否健康，一定要做孕前检查。因为健康的宝宝首先必须是健康的精子和卵子的结合。男性孕前检查最重要的就是精液检查。不少男性过于自信，总认为自己的身体很棒，没有任何不适症状，不愿意到医院检查。殊不知，如无精子症等疾病，本人并不一定有不适感觉。另外，随着社会的发展和工业化进程的加快，工作压力、环境污染及各种男性疾病等因素，导致男性生育能力呈逐年下降的趋势。

对于患有性病的男性，也不要有什么顾虑。如果准备要宝宝，一定要先治愈疾病。大多数男性性病患者，只要及时就诊，性病是可以治愈的，而且一般不会影响男子的生育功能。但若不及时治疗，以致反复感染，就会引起前列腺炎、附睾炎、输精管炎和精囊炎等疾病，这些炎症都会影响精子的贮存、存活及输出，最终造成男子不育。

2. 排除不良情绪

在现实生活中，如果人们长期生活在不良情绪下，人体的各种器官功能就会受到影响，表现最突出的是免疫系统、循环系统、内分泌系统等。其中，在生殖方面与情绪波动也有一定的关系。不良情绪常常会影响女性正常的排卵期。但对于男性，人们就缺少足够的认识，认为精液不可能受精神因素与不良情绪的影响。事实上，男性的生殖功能也与情绪有关。临床资料证实，男性长期处于不良情绪之中，非常不利于精子存活，会大大降低受孕成功的几率。不仅如此，严重者还会因不良情绪造成早泄、阳痿，甚至不射精。据有关资料统计，由于不良情绪引起的不育约占全部不育人数的5%，这足以说明情绪对生殖器官的重要影响。我们可以看到，在生活中，如果男性的情绪长时间低迷，或者夫妻感情不和，或者精神压力过大，就会反映到性生活的质量上。同样，也会反映到男性生殖能力上，常常会引发生育功

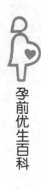

能障碍。所以，男性要想准备当爸爸，一定要排除不良的情绪。生活中不如意的事有很多，在悲伤、生气、压抑时，尽量调控情绪，往乐观的方面想，保持每天豁达、舒畅，使自己的情绪始终处于最佳状态，然后再迎接小生命的到来。

3. 戒烟酒

为孕育一个健康的宝宝，丈夫应在妻子怀孕前戒除烟酒，最好在受孕前 3 个月就停止喝酒和吸烟。因为吸烟和饮酒不但会影响优生优育，而且吸烟与不育症有极大的关系。据调查，吸烟、嗜酒的男性患不育症的几率是其他男性的 5 倍以上。而且精子比卵子更容易受损害。研究证明，吸烟能破坏吸烟者身体细胞中的染色体。在我国自古就有酒后不入室的说法，饮酒能危及生殖系统功能，导致内分泌功能紊乱，使生殖细胞染色体的结构和数量发生变化。酒精还会影响精子的质量，长期饮酒者的精液中，精子数量减少，活动力减弱，而酒后受孕很容易导致胎儿畸形、智力低下。所以，男性应在妻子受孕前戒烟酒。

4. 谨慎服药

对于一个家庭来说，夫妻二人如果计划要宝宝，那么在孕前 3 个月就要尽量避免用药。尽管药物能治病，但也能致命，而且会对精子发生诱变，一种染色体致畸剂很可能就是胎儿的杀手。另外，含有药物的精液会在性生活时排入阴道，经阴道黏膜吸收后进入女性的血液循环，对受精卵造成损害，致使低体重儿和畸形儿的几率增大。

如果男性经常使用镇静药、抗肿瘤药，其化学药物中的马利兰、呋喃类药、激素类药，可引起精子生长障碍，导致精子染色体损害和断裂。有些人认为中药性温，补身无害，随意服用。其实不然，是药三分毒，中药也不例外。由于中药对生殖细胞的影响不容易察觉，所以，处于生育期的男性尽量不要随意滥用药物。下面是对精子有很大损害作用的药物。

（1）化疗药物

绝大多数的化疗药物都有导致男性不育的副作用。

（2）麻醉剂

能明显地抑制性功能，抑制精子的生成。如吗啡和海洛因等。

（3）镇静剂

长期使用可出现性欲下降、阳痿等现象。

（4）抗高血压药物

如甲基多巴、呱乙啶等，有降低男性性欲、导致射精困难，甚至不射精等副作用。

（5）雄激素和雌激素

长期过量地使用雄雌激素后，将会抑制下丘脑、垂体、睾丸轴，使精子生成减少而导致不育。亦可使男性性欲迅速消退，最终出现阳痿而影响生育。

（6）抗胃酸药

经常使用的有甲氰咪胍、雷尼替丁等药物，均对男性生育有影响。

（7）壮阳药

在改善男性性生活质量的同时，对精子的质量也有损害。

5. 性生活不宜过频

如果夫妻性生活频率过低，就会减少受孕的机会。但如果夫妻的性生活频率过高，也会影响受孕，甚至还会引起女方免疫性不孕。当有些夫妻想要宝宝时，就有意识地增加性生活的次数，认为这样可以尽快怀孕，但结果往往适得其反。这是因为夫妻性生活过于频繁，不仅会降低精子的质量，影响受孕，还会在血液中形成一些抗体，成为受孕障碍，所以，夫妻在准备怀孕时，性生活最好暂停一段时间，以提高精子的质量。性生活以每周1~2次为宜，在女性排卵期前后可以适当地增加。有规律的性生活，不仅对身体有益，而且还有助于生一个聪明、健康的宝宝。

6. 避免接触有害物质

科学研究证明，如果男性经常接触电磁辐射、农药、杀虫剂、二氧化硫、铜、镉、汞、锌、镍等有害物质，就会损害男性生殖健康，使妻子自然流产及胎儿畸形的几率增高。而且这些有害物质会在男性体内残留，残留的时间一般在停止接触后6个月至1年以上才基本消除，故此期间不宜受孕。下面是男性孕前在工作和生活中应注意避免接触的有害物质。

（1）化学物质粉尘、农药、杀虫剂和化学溶剂、重金属。

（2）辐射危害，如 X 辐射、微波炉、移动电话、电脑、电视、复印机、电热毯等发出的电磁波。

（3）塑料、泡沫和橡胶材料制品，聚集在通风差的房间所引起的静电。

（4）宠物身上的病菌。

（5）大气污染，如汽车尾气等。

（6）装修污染，如甲醛等物质。

（7）制鞋、箱包、油漆和制药工厂中的有害物质。

（8）远离高温环境

长时间的温热效应会导致生精作用障碍不可逆性变化。长期热水浴、蒸汽浴或高温作业、高温生存、大气温室效应等均可发生精子生成障碍。每天给睾丸局部加温30分钟，15~20天后即可对生精过程产生不利影响。如果将睾丸移植于腹腔一段时间，则精子生成就会停止。

（9）少穿紧身裤

青年男性喜欢长期穿着紧身裤或牛仔裤。紧绷绷的裤子往往将阴囊和睾丸牢牢地贴在一起，使阴囊皮肤的散热功能得不到发挥，进而增加睾丸局部的温度，有碍精子产生。此外，裤子过紧还会限制和妨碍阴囊部位的血液循环，易形成睾丸瘀血，导致不育。

（10）不宜长时间骑赛车

骑赛车是很多男性都喜欢的运动。而赛车的车把要比车座稍低，男性在骑行时重心前倾，腰弯曲度增加，会使睾丸、前列腺紧贴在座垫上。这两个部位在受到长时间挤压后，易出现缺血、水肿、发炎的现象，从而影响精液的正常分泌及精子生成，容易导致不育。

所以，骑赛车每天不应连续超过 1 小时；骑行时应套上"海绵垫"，防止睾丸和前列腺受到挤压。

（11）爱美的男性精子质量差

英国伦敦大学帝国学院的一项研究发现，成年男性如果长期使用美发产品，对其生育能力也有巨大伤害。所以，男性朋友们爱美也要有限度。

研究证明，发现长期使用发胶的人，其精子活力、数量明显低于其他人。这可能是因为发胶中含有化学物质磷苯二甲酸盐，它会破坏男性激素水平。如防腐剂、塑料袋、美容美发用品等含有雌激素作用的物质，它们会影响男性性腺发育，破坏内分泌轴的调控作用，导致激素水平异常。对于男婴来说，可能会发生性腺发育不全综合征，包括尿道下裂、隐睾；对于成年男性而言，则可能诱发弱精子症和睾丸癌等。

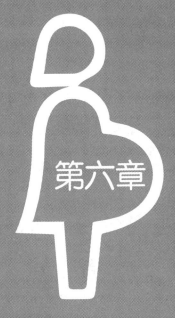

第六章 了解胎儿的性别

　　怀孕是胎儿在母体子宫内生长发育的过程。怀孕从卵子受精开始，胎儿及胎盘等附属物的排出是整个孕期结束的标志。怀孕是一个复杂的生理过程，在孕前把握这个生理过程，才能处理好怀孕及分娩，做到优生优育。

一、生男生女主要取决于谁

怀孕到底是怎么回事呢？

在男性的精子射入女性的阴道后，由于宫颈管黏液呈碱性，非常有利于精子的游动，精子很快就会游向宫颈管。女性排卵后，由于卵巢雌激素的作用，宫颈口松弛，宫颈黏液稀薄，使精子易于穿透而抵达宫腔。精子释放蛋白溶解酶溶解宫颈黏液；由性交引起的子宫收缩及输卵管蠕动都会大大加快精子的运行；输卵管肌层的蠕动，黏膜纤毛的摆动，以及黏液细胞分泌的输卵管液的流动，同样也会使精子由宫腔向输卵管壶腹部运行。精子在子宫、输卵管内运行时，经过形态、生理、生化的改变，获得了受精的能力，这个过程医学上称为精子获能。

卵巢排卵后，卵泡液携带卵子缓慢流出，当到达腹腔内输卵管伞端附近时，借助于输卵管的"拾卵"作用（伞端纤毛的大量摆动），卵子被吸入输卵管。在输卵管峡部—壶腹部连接点的肾上腺素可以使肌肉括约收缩，卵细胞会在此处停留；由于壶腹部输卵管液流速慢，卵子在此处遇到精子时就会受精。卵子从卵巢排出后最多可存活3天。排出后24小时内均可受精，但在15~18小时之内受精是最好的。

获能后的精子遇到卵细胞后，释放出多种水解酶，然后进入卵细胞外围的透明带内，进一步进入卵细胞内。同时这个过程会抑制其他精子穿入，形成一个新的细胞受精卵。通过细胞核的融合，使男性、女性各 23 条染色体结合成为 46 条（23 对）染色体而形成一个新的受精卵，又称孕卵，这就是一个新生命的开始，这一过程称为受精。受精卵的染色体为 46XX 则为女性，46XY 则为男性。

受精卵在受精后 24 小时会马上进行细胞分裂。在进行细胞分裂的同时，受精卵通过输卵管的蠕动被送往子宫腔，72 小时后分裂成为 12~16 个细胞组成的实心细胞团，又称桑塔胚。桑塔胚进入宫腔后会继续进行细胞分裂，体积变大。出现腔隙及细胞液，这个时候的受精卵可以叫作囊胚或胚泡。以后胚泡的透明带消失而进入子宫内膜，即孕卵植入或着床，其过程大约需要 4~5 天。孕卵着床位首先在子宫腔上部的后壁，其次为前壁，在侧壁的几率最小。

胚泡着床后，细胞继续进行分化，形成 3 个胚层：内胚层、中胚层及外胚层，并且在不同的孕周发育成为胎儿身体的各个组织及器官。外胚层主要分化成神经系统、皮肤表皮及毛发等；内胚层主要分化成消化、呼吸系统的上皮组织及有关腺体等，中胚层主要分化成肌肉、骨骼、血液系统、循环系统及泌尿生殖系统的大部分。

胎盘等胎儿的附属物，其中有一部分源于胚泡细胞的分化，另一部分源于母体细胞的分化。

有的夫妻特别想生男孩，有的夫妻特别想生女孩，然而生男生女并不是那么好控制的。那么，胎儿性别是由精子决定的还是由卵子决定的呢？

对于生男生女，其实很多家庭还是很在意的，尤其是独生子女的家庭，他们为了传宗接代，所以很想要一个男孩，可是生男生女主要取决于谁？怎么样才可以生男孩呢？这是很多男人想要了解的问题。

生育的时候是需要精子和卵子结合的，缺一不可。有的人认为这是女人的事情，是女人不争气才生不出男孩。其实，并不是这样的。对于生男生女并不是那么好控制的，到底取决于谁，和男、女都是有关系的，并不是单一的一方能决定的。

1. 生男生女由男性染色体决定

生男生女历来是人们最关心的问题之一，许多人都希望能按照自己的心愿选择生男孩或生女孩。但是生男生女并非是由女性决定的，这主要由男方的性染色体决定的。性染色体，顾名思义是决定性别的染色体。人类的生殖细胞中，有 23 对即 46 条染色体，其中 22 对为常染色体，1 对为性染色体。女性的性染色体为 XX，基因型为 46，XX。男性的性染色体为 XY，基因型为 46，XY。

生殖细胞要经过两次减数分裂，23 对染色体变成 23 条，卵子所含性染色体只有 X 一种，而精子可以分别含 X 或 Y 性染色体。当精子与卵子结合后，受精卵的染色体又恢复成 23 对。若含 X 染色体的精子与卵子结合，受精卵为 XX 型，就会发育成女性。

若含 Y 染色体的精子与卵子结合，受精卵为 XY 型，就会发育成男性。

所以，生男生女取决于参加受精的是 X 精子，还是 Y 精子。而精子与卵子的结合是随机的，是不以人们的意志为转移的。所以说，生男生女也不是我们可以选择的，而是由男性的 Y 性染色体决定的。

人类正是通过这种随机、自律，使地球上男女性别的比例基本保持着 1∶1 的状态，从而保证人类的繁衍与昌盛。所以，已婚男女应充分认识到，人类生男生女也在受着自然法则的制约。说得通俗些便是，生男生女由"天"定，夫妻双方不必互相埋怨或指责。

2. 胎儿性别与性生活有一定关系

胎儿性别的形成与性生活虽有一定关系，但仍然不能完全控制胎儿的性别。不过，提高选择的机会还是有可能的。

为了弄清原理，我们先从精子的特征说起。研究证明，精子 X 和精子 Y 各有特点。精子 X 的头较大，体积较大，活动比精子 Y 慢，对酸性的耐受力和对宫颈黏液的穿透力比精子 Y 强，且存活时间较长，可在子宫腔或输卵管里存活 2~3 天。

精子 Y 头小而圆，体积也较小，比精子 X 移动快，但对酸性的耐受力和宫颈黏液的穿透力较弱，且存活时间较短，在子宫腔或输卵管内仅存活 24 小时。精子少的精液中 Y 的比例低，精子多的精液中精子 Y 的比例高。根据这些特点，通过性生活的措施，可以尝试调节胎儿性别。

（1）选择性交时间

在排卵期性交易生男孩，因为精子 Y 较脆弱，不能像精子 X 那样可以长久等候，而且排卵期愈近，宫颈黏液就愈稀薄，偏碱性，对精子 Y 有利。反之，距离排卵期愈远愈易生女孩，宫颈黏液愈黏，偏酸性，对精子 Y 不利，但精子 X 能耐受。

（2）掌握性欲高潮

性交时，要注意调节性欲高潮。达到性高潮容易生男孩儿，这是有科学根据的。因为阴道内呈酸性，当女性达到高潮时，由于宫颈分泌出的黏液呈碱性。女性感觉高潮程度越高，碱性的分泌液愈多，Y 精子就更容易生存。相反，若女方未达到性高潮之前即行射精，则因精液接触阴道中酸性分泌物，使 Y 精子失去活力，就有可能会增加生女孩的机会。

（3）控制性生活的次数

正常男性每天可产生 3000 万精子，性交过频可使精子数量减少，则精子 Y 的比例低。而性交间隔时间延长，可使精子数量增多，则精子 Y 的比例高。故想生男孩，性交间隔时间要长，以提高精液的质量与浓度。想生女孩，性交间隔时间不必受限。

（4）利用饮食来调节体内的酸碱度

据国外医学调查资料证实，男子精液呈弱碱性时，妻子多生男孩，这是因为精子Y在碱性环境中活跃旺盛；如果呈弱酸性，则易生女孩，因精子X在酸性中活动增加的缘由。所以，想生男孩，应使体液维持弱碱性，可多摄入一些碱性食物，如新鲜蔬菜、水果等。想生女孩，应略微使体液呈酸性，日常多进食些酸性食品，如大米、鱼、肉、禽蛋等。

（5）要注意性交的深浅度

如果射精位置浅，则精子到达子宫的时间就比较长；相反，射精的位置深，精子即可早点到达子宫。所以，若想生男孩，性交时将精液射到阴道深部，这样有助于Y精子在宫颈附近出现，避免它长途跋涉穿越宫颈黏液的困难；若想生女孩，将精液射到阴道浅部，有意增加Y精子长距离穿越的困难，使X精子遥遥领先，抢先和卵子结合。

以上几点并不是绝对的，只是机会多少的问题，生男生女还是应该顺其自然。对于夫妻一方有病需要选择胎儿性别的人来说，可作为参考，以增加特定性别胎儿的机会。

3. 气候能影响生男生女

众所周知，孩子的性别、智力和父母有着密不可分的关系，但是有研究证明，生孩子不仅要看父母，还要看气候。德国明斯特大学两位科学家通过对全球200个国家和地区的10亿份婴儿出生记录分析后发现，气候会影响孩子的出生日期、性别及智力。

（1）10℃~22℃最容易受孕

科学家认为，一年当中最易受孕的时间是每天太阳照射12个小时、一天的气温保持在10℃~22℃的日子。这样的气候，有助于刺激排卵或产生大量的精子。而当气温超过25℃时，会抑制受孕。

专家解答，虽然夏天人类的性生活更多一些，但女性怀孕的可能性却比冬天小。一方面，夏天男性的精子数量有所减少；另一方面，女性的卵子在冬天更容易受精。同时，在12月和1月怀孕的女性，生育双胞胎和三胞胎的概率最高。

（2）气候影响生男生女

特殊的天气对胎儿的性别也有一定的影响。如 1977 年 8 月在英国的许多地方，出生婴儿的性别比例令人惊诧：男孩比女孩多 5%。究其原因，科学家认为这与 1975~1976 年英国发生的干旱有关。1976 年 9 月中旬的一场大雨，使土壤长期积累的微量元素以相当高的浓度渗入到地下水和其他水源里，然后通过饮食被人体摄取，造成性染色体的配对有利于孕育男孩。相反，在 1952 年 12 月伦敦出现特大雾，320 天后当地出生的女孩则比男孩多。此外，在 4、5 月怀孕的女性，生育男孩的可能性较大，而在 11、12 月怀孕的女性，生女孩的可能性更大。

（3）春天怀孕有利于优生

科学家发现，在 1 万多名世界名人及获得诺贝尔奖的科学家中，3、4 月出生的占多数。而且这段时间出生的孩子，身高也高于其他月份出生的孩子，尤其是与 10~12 月出生的孩子相比，差距可达 4 厘米。这是因为，这些孩子正是在前一年的 5、6 月受孕的。春天男女双方都精神饱满、生气勃勃，这时候精子和卵细胞的发育较好。

4. 专家解读生男生女的秘密

对于生男生女的问题，一直说法颇多。有人说，生男还是生女可以从准妈妈的身上找到答案，这是真的吗？专家指出，准妈妈肚子里怀的胎儿性别不同时，其身上会体现出不同的特征。那么，哪些特征表明准妈妈肚子里怀的是男孩呢？

（1）记性好的女性更容易生男孩

加拿大研究人员的最新研究发现：怀上男孩的比那些怀女孩的准妈妈更不容易健忘。

这一结论是加拿大西蒙弗雷泽大学（Simon Fraser University）心理学教授尼尔·沃森和他的研究小组提出来的。

他们表示，他们在调查怀孕对女性认知力的影响时，发现了证据，证明在听觉、计算和视觉记忆力三项指标的检测方面，怀男孩的准妈妈都比怀女孩的准妈妈表现好。

据悉，沃森的研究队伍对一批准妈妈进行了长达 18 个月的跟踪调查和研究，从准妈妈们刚怀孕一直到她们生完孩子之后的几个月，这期间，研究人员分别给她们进行了 8 次记忆力等相关测验。

测试结果发现，那些怀上男宝宝的准妈妈们，各项成绩都明显比怀女孩的准妈妈好，她们生下孩子之后也一样。

专家解答：这个结果初步显示，男性和女性胚胎对母体的认知力有影响，准妈妈认知能力的差异与胚胎性别之间，存在着有关的"重要的未知因素"。

（2）孕前准备时间越长越容易生男孩

荷兰马斯特里赫特大学的流行病学家吕克·史密茨带领研究人员对 5283 名已生育的女性进行了调查，发现其中 498 名女性，花了一年多时间才受孕，她们生男孩的比例为 58%；而那些不到一年就受孕的女性，生男孩的几率为 51%。

研究人员认为，从全球范围来看，男婴的出生率一直多于女婴。这是由于带 Y 染色体的精子体积更小、更灵活，因此更容易穿过宫颈黏液与卵子结合。而此前的研究曾经发现，女性宫颈黏液的黏度因人而异，黏度越高的人越不容易怀孕。

专家解答：宫颈黏液黏度较高的女性虽然受孕困难，但在较长一段时间里，带 Y 染色体的精子穿过宫颈与卵子结合的概率更高，所以生育男孩的几率更大。

（3）丈夫在身边，更容易生男孩

最新的科学研究证明，有丈夫在身边陪伴的准妈妈更容易生男孩。

美国国家经济研究局的医学专家卡伦·诺伯格博士通过对 86436 位孕妇的研究发现，如果在孩子出生前，父母一直生活在一起，那么母亲生男孩的几率比独居母亲高 14%。

诺伯格博士的研究表明，婴儿的性别与父母的意愿无关，也不受父母的年龄、教育程度、收入及种族等因素的影响，且与生育年份也无关。

早在 1874 年，查尔斯·达尔文就已经发现非婚生婴儿中男性比例较低；近代，肯尼亚的研究也证明，在一夫多妻制婚姻中，妻子生男孩的比例较低。不但如此，近 30 年来，美国、加拿大和英国等发达国家都出现了难以解释的男婴比例骤降现象，值得注意的是，同一时期也是单身母亲出现的高峰期。科学界对这些现象一直迷惑不解，现在诺伯格博士的研究为这些问题提供了一些科学的解释。

专家解答：这个研究结果初步证明了一个长期存在的观点，生活方式会影响后代的性别。

（4）孕前多吃谷类食物的女人更易生男孩

英国埃克塞特大学和牛津大学的科学家们对 740 名女性的饮食方式进行跟踪调查，要求她们提供怀孕前后每周的详细饮食情况，包括食物数量和营养成分，如钾、维生素 C 和 E 等。

研究发现，早餐以麦片和玉米片等谷物为主的女性，生男孩的比例远大于生女孩的比例。怀孕期间以高能早餐为主的女性中，59% 的人会生男孩。而以非谷类早餐为主的女性，生男孩的比例只有 43%。

专家解答：这个研究结果进一步证实了饮食与胎儿性别存在着关系。所以，如果想影响生男生女，就要注意孕前饮食。

（5）有进取心的女人易生男孩

研究人员发现，刚强自信、有进取心的女性比温顺的女人更有可能生男孩。科学家已经确定，雌性哺乳动物卵子里的睾丸酮含量有差异，睾丸酮含量较高的卵子更可能孕育出雄性胚胎。而女性体内的睾丸酮含量与性格强弱有很大关系。

哺乳动物世界竟然也有"蜂王"决定后代性别的综合征，这一发现确实是挑战"生男生女看几率"传统观点的最新研究。新西兰奥克兰

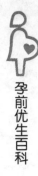

大学的行为科学讲师瓦列莉娅·格兰特是这项成果的研究者。她认为后代性别的确定未必仅限于精卵结合时是男性的 Y 染色体占上风还是女性的 X 染色体占上风。

专家解答：雌性哺乳动物卵子内的睾丸酮水平决定其接受主"雄性"的精子的程度。可能是卵子外层已经预先设定了是接受 X 精子还是 Y 精子的程序。

（6）从事男性化职业的女人更易生男孩

新研究证明，从事如工程师或会计之类的男性化职业的女性，将大大增加生产男孩的几率。

伦敦经济学院通过对不同行业的 3000 人进行调查，得到了这一结论，并刊登在《理论生物杂志》上。这项研究的带头人、新西兰坎特伯雷大学的心理学家萨托西·卡纳扎瓦发现，在从事工程师等男性化职业的人群中，生男生女的比例为 140∶100。

专家解答：从事男性化职业的女性在受精过程中，其子宫内的睾丸激素含量较高，因此增加了胎儿是男性的可能性。

（7）富裕的女人更易生儿子

美国科学家最近的一项研究证明，家境宽裕、文化水平高的已婚女性，生育男孩的可能性更大；而家境贫穷、身体状况欠佳的女性则更容易生女儿。

数据显示，健康程度和受教育程度低下的美国黑人女性比白人女性生儿子的几率少了许多。

简单地说，出现这种情况的原因是女性的适应能力和忍耐力比男性强。在贫困的家庭中，女孩比男孩更容易养活，这一点从出生婴儿的死亡情况上就能够看出。因而，根据进化论，贫困家庭中的女性会生育存活率更高的女孩。这个观点在诸如昆虫、鸟类、羊、猪、狗、貂、鹿等一些其他物种中也同样成立。

美国哥伦比亚大学的科学家说："我们发现年轻而且家境富裕的已

婚女性，更有能力养育男孩。

专家解答：健康强壮的女性更趋向于生儿子，这样就能够保证他们的基因和家族能够代代相传。这些强壮的男孩相比其他瘦弱的男孩而言，更能适应环境并延续繁殖。而体弱多病的母亲生育的儿子往往也很瘦弱，在相同的条件下，他们适应能力偏弱，在幼年时代也容易死亡。因而，为了能够延续家族生命，这些体弱的母亲往往会生育女儿，因为女孩能够活更长的时间，直到她们自己成为一个母亲。

（8）食量大的女人容易生男孩

美国和瑞典科学家研究发现，女人在怀孕期间大量进食，通常会生男婴，同时出生的男婴要比女婴重。

美国哈佛医学院著名医学专家鲁拉·塔米米（Rulla Tamimi）表示："新生的男婴比女婴重，这一普遍现象将有助于我们对女性怀孕期间胎儿性别的识别。塔米米和研究人员在美国哈佛医学院和瑞典卡罗林斯卡学院对 244 名孕妇进行了 6 个月的观察研究。通过研究表明，男婴睾丸分泌睾丸激素是怀男婴的女性进食量大的直接原因。也就是说饭量大的孕妇生男婴的几率大。

专家解答：怀有男婴的女性在怀孕期间要消耗体内 10% 以上的卡路里和 8% 以上的蛋白质。孕妇必须吸收大量的碳水化合物和动植物脂肪以补充体内的能量。

5. 人工授精能否决定生男生女

专家指出，人工授精是指用人工方法使卵子和精子在体外受精并进行早期胚胎发育，然后移植到母体子宫内发育而诞生婴儿的一种辅助生殖技术。日本某医院妇产科以不孕症患者为对象，分析了非配偶间人工授精 9000 例，与自然受孕比较，发生畸形儿的几率比较少。

不论是自然受精还是人工授精，基本上精液都要进入子宫内。人工授精有两种方式。一种是将丈夫的精液以人工的方式注入妻子的子宫

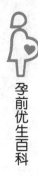

内的配偶间人工授精；另一种是将丈夫以外的男性精液注入妻子的子宫内的非配偶间人工授精。

人工授精是帮助不孕症的人群像健康人那样可以实现怀孕。那么，人工授精可以控制生男生女吗？

很多人认为，以人工授精的方式生男孩的概率比较高。但研究证明，人工授精不见得就能提高生男孩的概率。

专家指出，一般第三代试管婴儿才可以选择性别，但有一定的适应期，有染色体异常或遗传性疾病的人才可以做这种性别选择，否则是违法的。

第三代试管婴儿技术允许在国家的生殖伦理范围内，使那些性连锁遗传病患者选择生男还是生女。

所谓性连锁遗传病，在患病者中常表现为女性携带、男性患病。常见疾病有血友病、假性肥大性肌营养不良、红绿色盲等症。专家指出，像血友病这类性连锁遗传性疾病，只传男不传女，我们可以通过新技术使患者下一代生育女孩，避免遗传缺陷，但程序很严格，必须经过医院遗传科专家会诊，同时要医院生殖伦理委员会的集体讨论通过才行。

综上所述，我们知道试管婴儿可选择男女，但是专家提醒，试管婴儿仅是一种助孕手段，不得已才会采取，如果仅仅认为试管婴儿可以决定生男生女而盲目为之，是不可取的。为了女性健康，选择试管婴儿要慎重。

二、专家解读生男生女的偏方

虽说生男生女都一样，但由于受封建思想及一些其他因素的影响，还是有不少家庭仍然喜欢生男孩。

从古至今，无论国内还是国外，对于生男生女的研究似乎从未中断过，毕竟性别偏好在很多时间、很多地方都存在的。时至今日，仍有不少一心求子的人在网上苦苦搜寻"生男孩的秘诀"。

虽然现在的思想观念有所进步，但很多人对生男生女仍区别对待，尤其是老一辈人"重男轻女"的思想根深蒂固。要知道，这种生男生女的封建思想给成千上万的女性造成了巨大的心理压力。备孕男女应树立生男生女都一样的新观念，让宝宝健康成长。

俗话说："不孝有三，无后为大。"也许很多年轻人常听老一辈人这样念叨，认为只有生儿子才可以传宗接代。我国传统的"重男轻女"思想，不仅深深地影响着老辈人，对当代的年轻人也同样有影响。于是，很多怀孕的女性心理上承受着巨大的压力，担心生女儿会影响夫妻关系和家庭关系，从而长期处于焦虑和担忧的情绪中，影响宝宝的正常发育和成长，给宝宝的一生带来难以弥补的伤害。其实，这种压力实在不应该让准妈妈和小宝宝来承担。现代社会生男生女都一样，而且，是否生男孩的决定因素也不在女方，而是由男方的染色体基因所决定的。

总之，对于生男生女的问题，不仅准妈妈和准爸爸必须要有正确的认识，而且应该成为所有家庭成员的共识，特别是老一辈人要从"重男轻女"的思想桎梏中解脱出来，这样才能从根本上解除准妈妈的思想压力，有益于胎儿的健康成长。

虽然在碱性环境中，含Y性染色体的精子比较活跃，易优先受精而生男孩；反之，在酸性环境含X性染色体的精子易优先受精而生女孩，但是，想通过选择食谱来控制生男生女确实是误导。

所谓酸性食物或碱性食物，并不是指食物的味道，而是指食物经过消化吸收和代谢后产生的阳离子或阴离子占优势的食物。也就是说，某种食物如经代谢后产生的钾、钠、钙、镁等阳离子占优势的则属碱性食物；而代谢后产生磷、氯、硫等阴离子占优势的食物属酸性食物。柠檬、柑橘、杨桃等味道虽酸，但它经代谢后，有机酸变成了水和二氧化碳，后者经肺呼出体外，剩下的阳离子占优势，仍属碱性食物。同样，肉、鱼、蛋类和米面虽无酸味，但代谢后产生的阴离子较多，仍属于酸性食物。因此，不能从食物的味道上区分酸性或碱性食物。

人体内的酸碱度（pH）是相当恒定的，因血中有一些缓冲物质，如碳酸盐、磷酸盐和蛋白质3种缓冲体系可防止pH值的急剧变化，并通过肺、肾来调节，使之不易受食物的影响。如我们吃进体内的糖、脂肪、蛋白质经分解代谢后，产生水和二氧化碳。按理，后者生成碳酸而有可能会增高血液酸度，但血中的缓冲系统可使酸性减弱，又通过肺将生成的二氧化碳呼出体外，使血液中的pH值保持恒定；又如我们吃肉、鱼、蛋类等食物后，产生的阴离子较多，我们称它为产酸的食物，但经过血液中缓冲物的作用，使之生成盐，并通过肾将这些多余的盐排出体外，使血液仍保持原来的pH值。同样道理，食入碱性食物时，通过血液的缓冲作用和肺与肾的调节而使血液保持pH值恒定。因此，想用改变食谱来影响体内的pH值，是不切实际的方法。

在个别情况下，可引起血液pH值改变，如急促减肥与患糖尿病时，产生的酸性物质过多；或严重腹泻等丢失过多的碱性物质，超出了身体的代偿功能；或肺与肾调节功能有障碍，使血液中的pH值由正常的7下降到7以下，就会引起疲倦乏力、头晕、呼吸急促，甚至恶心、呕吐等酸中毒症状。而在严重呕吐、丢失过多胃酸或摄入某些药物而使血液中pH值升高到7以上时，就会发生手足抽搐、麻木和头晕等碱性中毒症状。这时身体健康严重受损，需到医院诊治。

想用食物来改变血液中的pH值是不现实的；想选择不同的食谱，使身体分泌物和生理功能调整到适于生男或生女的状态，这是既没有生物化学的理论基础，也没有临床实验依据。所以，通过选择食谱控制生男生女的传闻也是以上错误观点的延伸。

事实上，受孕和决定生男或生女都是复杂而奥妙的过程，不能单纯依靠调整食谱来控制。目前，时代不同了，生男生女都一样，实在没有必要在食谱上白下功夫。我们怎样吃，应着眼于身体的营养所需，着眼于对健康有益的方面。否则，走调的食谱，将使你误入歧途。

1. 性交前女方用醋或苏打水冲洗阴道

如果通过阴道灌洗的方法就可以保持其酸碱度，使更适合 X 染色体或 Y 染色体的精子生存，即想生女儿的将 15 毫升的白醋溶于 600 毫升的温水中，用它来灌洗阴道；想生男孩的则用 15 毫升的苏打溶于 600 毫升的温水中，然后冲洗阴道。

专家解读：这个方法是试图改变阴道的酸碱度来选择生男生女，也是不明智的行为，而且用处很小。用苏打水冲洗阴部可能还会有副作用，会破坏阴道的酸碱平衡，容易引起各种感染。

2. "酸儿辣女"真能确定胎儿的性别吗？

长期以来，关于胎儿性别和孕妇口味的变化关系有着各种说法。如准妈妈喜酸即生男孩、喜辣即生女孩的说法是家喻户晓的，不少人还真信了。那么，这个说法在医学上真的有依据吗？

怀孕后，准妈妈和准爸爸对小生命的期待，常常会根据准妈妈日常的一些生理和心理变化和民间一些源远流长的说法，想象着准妈妈肚子里的胎儿究竟是小公主还是小王子呢？

有的准妈妈希望生个像贴心小棉袄一样的小公主，发现自己在怀孕 2 个月后胃口大变，无辣不欢，为此而大喜；有的准妈妈在怀孕第 6 周开始就特别喜酸，其丈夫是几代单传，婆婆家又是个生怕"绝后"的家庭，得知媳妇喜酸，万般喜悦，对媳妇百般呵护。但是，也有很多准妈妈对这种说法抱有怀疑的态度。

那么，"喜酸生男孩，喜辣生女孩"，这个说法究竟有没有根据呢？

有些女性怀孕 6 周，就开始出现恶心、呕吐，严重者甚至会有食欲不振的早孕症状。准妈妈十分难受，常常想吃话梅、酸葡萄、杨梅等开胃的食物，以此缓解早孕症状带来的不适。有的准妈妈觉得酸味食物能增加食欲，在早孕的困扰下能美美地吃一顿，提高胃部对食物的消化和吸收功能。所以，有的准妈妈就喜欢吃带酸味的食物。

此外，准妈妈喜欢吃酸味食物还跟胎盘分泌绒毛膜促性腺激素有关。这些激素会抑制胃酸分泌，使胃酸分泌量大大减少，并降低其消化能力。恶心、呕吐、食欲不振的早孕症状就是因此而发生的。

所以说，准妈妈喜酸就像出汗多了的人想喝水一样，是怀孕过程中的一种正常的生理反应而已。

除了喜酸外，有的准妈妈特别喜辣。为什么她会喜辣呢？

准妈妈喜辣也是有原因的。一方面，准妈妈容易出现食欲和味觉方面的变化，喜辣是正常的妊娠生理反应；另一方面，准妈妈的口味可能受到地域和家庭饮食习惯的影响，如南甜北咸、川辣西酸。准妈妈们可能会觉得吃辣能增进食欲，使心情大好。

准妈妈们即使再喜欢吃辣的食物，也要适可而止。虽然辣对味觉有强烈的刺激作用，会增进食欲，但是准妈妈们最好少吃辛辣刺激食物，避免上火产生炎症，不利于胎儿健康发育。

专家解读：怀胎十月，每个准妈妈和准爸爸都希望早点知道或者更多地知道关于胎儿的一切情况。究竟是男孩还是女孩？究竟是胖的还是瘦的，这些都是他们看不见摸不着的好奇事。他们对新生命的期待和紧张，是一种对亲生宝宝的爱。

但是，决定宝宝性别的因素是很多的，基因组合一旦形成就不可改变，但宝宝后天的性格、体质、涵养等其他方面是可以靠爸爸妈妈的养育和培育方式塑造的。无论宝宝是男孩还是女孩，都是你们的亲骨肉。

所以说，"喜酸生男，喜辣生女"，只是民间的一个说法而已，没有任何科学的根据。

3. 胎心率看胎儿性别

在孕期，如果胎儿的心率低于 140 次 / 分，那么很有可能是男孩；而高于 140 次 / 分，则是女孩。这种说法到底可不可信呢？

这种说法是基于我们所谓的"常识"，就是对于成年人而言，男性的心率一般是低于女性的心率。难道在胎儿时期也是这样的吗？

其实，女孩的心率比男孩高，这只是在刚出生时是这样的。如果在胎儿期，那么男胎女胎的心率是没有差别的。

准妈妈在听胎心的时候，也会感觉到有变化。但是，心率的快慢也会随胎龄的不同而变化。一般来说，在怀孕 5 周时，胎儿的心率与准妈妈的心率接近，即 80~85 次 / 分。到怀孕 9 周这段时间内，心率逐渐加快至 170~200 次 / 分。到了孕中期，又逐渐放慢至 120~160 次 / 分。

所以，通过胎心率看胎儿性别基本是不靠谱的。不过，准妈妈还是要多注意听胎心，虽然不能看出胎儿的性别，但是能反映胎儿发育的情况。

4. 怀孕后乳头发黑就会生男孩

准妈妈乳头发黑就会生男孩，其实不然，而是另有原因的。生女孩的准妈妈，乳头也有可能会发黑，这是为什么呢？

因为，乳头颜色不是由胎儿的性别决定的，乳头颜色之所以会发生变化，是因为受到了体内激素的影响。怀孕以后，准妈妈体内的黄体酮会刺激黑色素细胞的激素水平的增加，导致体表某些原本发黑的部位更黑。但是，生完孩子后，体内的激素就会重新调整，乳头颜色也就会逐渐恢复了。

5. 肚子形状看胎儿性别

挺着大肚子的准妈妈，无论走到哪里，其肚子都是其他人眼中的焦点。肚子形状也是人们猜测生男生女的热门。如有人认为准妈妈腹部凸出过大是女孩，腹部不太凸出或下腹部突出为男孩；有人认为肚皮圆是女孩，肚皮尖、低是男孩等。

其实，这些猜测都是不科学的。以腹部是否凸出为例，我们知道，女人的身材是各种各样的，如果准妈妈上身短，胎儿发育的空间只能向外延伸，所以腹部会显得很大。反之，准妈妈上身长，可为胎儿发育提供足够的空间，腹部就无须向外凸出了。

通过肚皮尖与圆来看胎儿的性别流传较广，虽然很多人都这么说，但其实这也是忽悠人的。因为每个人的体形不同，脂肪多少有差异，骨盆形态也会不同。相对来说，比较胖的女性在怀孕时，肚皮就会比较圆。相反，如果较瘦小的准妈妈，肚皮就会呈尖状。说到底，这是跟孕妇的骨盆有关。骨盆宽大，胎头入盆时肚子就较低；骨盆入口小，胎头高浮，肚子就会高。

6. 腿上的汗毛比孕前长得快就会生男孩

有人说，如果怀孕之后，发现腿上的汗毛长得较快，那么就很可能怀了男孩。还有人说，怀孕后汗毛变黑变长，多数是怀了男孩。因为雄性激素增多，会导致毛发生长，从而推断出肚子里怀的是男孩。

其实，根据汗毛的生长情况来推断生男生女并不科学。怀孕以后，人体内的激素水平会有变化，体毛变化也是常见的。因为怀孕后雌激素分泌增多，毛发的生长率一般都会提高 20%，毛发自然也容易变得更加浓密；同时，雌激素的分泌又刺激了雄性激素的分泌，促进了体毛的生长。

可能很多准妈妈就要担心了，长此以往，还不会变成长毛怪？不用担心，既然是由激素引起的，就没关系，怀孕过程完毕，等你生下宝宝以后，激素就会回到孕前的水平，毛发也就不会长了。

7. 喝苏打水易生男孩

喝苏打水易生男孩有没有科学依据呢？专家指出，喝苏打水易生男孩的说法缺乏科学依据。因为苏打水是一种偏碱性饮料，关于其各种功效的说法主要来自人体酸碱性的概念，但由于人体酸碱度对健康影响的界定缺乏充分的科学依据，目前这个概念在专业领域没有定论，并不能作为专业依据。

其实，作为一种饮料，苏打水的主要功能是补充水分，其能解酒等功效是不成立的，也没有治疗作用，至于能生男孩的说法更是捕风捉影。人体的食道、肠道是偏碱性的环境，但是胃却是酸性环境，如果饮用大量的苏打水会起到负面作用，引起消化不良等不适。可见，消费者应用平常心态对待苏打水。

8. 呕吐厉害会生男孩

这种说法是错误的。与此相反，妊娠反应严重的孕妇反而更可能会生女孩。1999 年，研究人员分析了瑞典 8186 名因妊娠反应而住院的孕妇，发现其中只有 44.3% 产下了男婴。

丹麦专家亨里克通过研究也发现，妊娠反应严重的孕妇只有46.5% 产下男婴，而其他孕妇生男孩的比例为 51%。他还表示，婚姻状况也可以影响男女比例，相对来说，单身妈妈更容易生女儿。

9. 胃口好的会生男孩

有人说，怀男孩的准妈妈胃口一般比怀女孩的要好。但是差别并不是很大，并不足以据此精确预测宝宝的性别。怀孕以后，准妈妈口味的改变和其个体差异，如孕龄、怀孕环境、心情等都相关，但是与宝宝的性别却没有关系。

10. 胎动早晚和胎儿性别有关

有人认为，男孩胎动早，女孩胎动晚。

专家指出，胎动早晚和胎儿性别没关系。有些人感觉胎动比较早，不过，不明显；有人感觉胎动比较晚。其实，胎动的时间早晚和准妈妈的胖瘦有关系。有些人肚皮比较薄，所以感觉比较早。有些人到了五六个月才完全感觉到胎动。

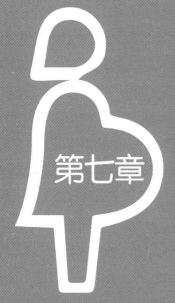

第七章 不可不知的遗传秘密

　　遗传是指由基因的传递，使后代获得亲代的特征。现实生活中，普通百姓对亲缘关系的知识往往一知半解。"长得不像爹妈，该不是别人的种吧？"似是而非的疑问堵在心里，再加上捕风捉影，于是就去医院做亲子鉴定。其实，只要多了解一些遗传学的知识，就不会闹出令人啼笑皆非的笑话。

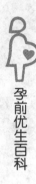
 一、只遗传给男性的疾病

很多女性在决定是否可以怀孕时，都会去医院做个产前检查，如果没问题固然是皆大欢喜，如果一旦因为某个遗传病而不能生出健康宝宝，那就十分遗憾了。其实，很多遗传病都是可以预防的。

遗传病是指由于受精卵形成前或形成过程中，遗传物质的改变造成的疾病。有的遗传病在出生时就表现出来，也有的在出生时表现正常，而在出生数日、数月，甚至数年、数十年后才逐渐表现出来。那么，有哪些遗传病可以在孕前预防呢？

每一个宝宝都是上帝赐予我们的礼物。很多妈妈都是在怀孕的过程当中才开始注重身体的保养，其实这是不对的。如果您很久以前就有计划想要一个健康又聪明的宝宝，就要养成良好的生活习惯，并持之以恒。这样，就能避免很多有可能会遗传的疾病。

随着遗传学的迅速发展，人们已发现 3000 多种遗传病，其中大约有 250 种只在男性中发病，女性中没有或很少患病。

人体细胞中有 23 对染色体，其中 1 对（2 条）是决定性别的性染色体，女性为 XX，男性为 XY。染色体上携带决定人体各种性状的基因有 5 万多个。如果基因发生变异，便可发生疾病，并能遗传给后代。如果致病基因在性染色体上，则会出现伴性遗传。致病基因在 X 染色体，即叫 X– 连锁或 X– 性连遗传病。只要一条 X 染色体携有致病基因就可发病的称为 X– 连锁显性遗传病，这种病很少，男女均可发病。只有两条 X 染色体上的同一位置都是致病基因才发病的称为 X– 连锁隐性遗传病，这种病比较常见。

由于女性很难碰到两条染色体同一位置都有致病的情况，一条 X 染色体致病基因往往可被另一条 X 染色体上的正常基因所掩盖，故表现不出症状，但是是致病基因的携带者与传递者。男性则不同，只有一条 X 染色体，若其上有致病基因，就没有相应的正常基因可掩盖，因而发病。通常若母亲是致病基因的携带者，父亲正常，则儿子中有 1/2 可能是患者，女儿中有 1/2 可能是致病基因携带者。这就是有些病只遗传给男性的原因。像这种只遗传给男性的疾病有很多，下面介绍几种常见疾病。

1. 血友病

病人血中缺乏一种重要的凝血因子——抗血友病球蛋白，如由各种原因造成创伤出血时，血液不能凝固，最终因出血过多而死亡。目前，这种蛋白质已可大量供应，从而大大减少了死亡率。

2. 进行性肌营养不良症

多数在 4 岁左右发病，一般不超过 7 岁。其症状为大腿肌肉萎缩，小腿变粗而无力，走路姿态似鸭子，几年后逐渐瘫痪。多数病人在 20 岁左右死亡。目前，此病仍然没有有效的治疗方法。

3. 蚕豆病

是因进食蚕豆而引起的一种急性溶血性贫血。因患者体内缺少葡

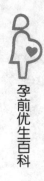
萄糖 –6– 磷酸脱氢酶，红细胞膜的稳定性差。蚕豆病可发生于任何年龄，但 9 岁以下儿童多见。一般食蚕豆后 1–2 天发病，轻者只要不再吃蚕豆，1 周内即可自愈；重者为严重贫血，皮肤变黄，肝脾肿大，尿呈酱油色；更严重者会死亡。据统计，蚕豆病患者中 90% 为男性。有的人服用伯氨喹啉、阿司匹林、磺胺等药物，会出现溶血性贫血病，是同蚕豆病一样的遗传病。

4. 红绿色盲

由于这种病不会危及生命，故夫妻双方同时带有致病基因的可能性就多一些。这样，下一代女性就有从父母各获一条带致病基因的 X 染色体的可能性，因而可表现出症状。但根据统计资料显示，男性发病率是女性的 14 倍。这种病可影响青年对职业与专业的选择。

此外，先天性无丙种球蛋白症、遗传性耳聋、遗传性视神经萎缩等，也都是 X– 连锁隐性遗传病。

总之，目前尚缺乏对这些疾病的特效治疗方法。因此只能是预防，坚决杜绝近亲结婚。凡有这类遗传病家族史或生育过患病子女的女性，如果再次怀孕一定要做产前诊断，一般只保留女胎，以防患儿出生给家庭和社会带来负担。有遗传病家族史的男性，结婚前应去遗传咨询门诊检查，患有严重遗传病的患者，不宜结婚生育，这样于国于已均有利。

二、 最易传给孩子的疾病

父母能把哮喘、肥胖等疾病的基因遗传给孩子。那么，怎样才能保证孩子的身体健康呢？

一种长期困扰父母的疾病遗传给孩子的最大的可能性有 80% 左右。虽然爸爸妈妈不能改变孩子的基因，但是至少可以把自己的病史当作一种警示，更加关注孩子与这些病史相关的身体问题，并及时带他检查，及早采取有效的预防措施，把危险系数降到最低。

1. 过敏症和哮喘

如果父母中只有一个患有哮喘或者过敏症，孩子遗传的几率是30%~50%，但如果父母都患有哮喘或者过敏症，那么遗传几率就会提高到 80%。

过敏和遗传绝对有关。如果家族中的多位成员患有过敏性疾病，宝宝是过敏体质的可能性会大大增加，发生过敏性疾病的几率比正常人群大得多。

当父母都是过敏体质时，其子女 70% 是过敏体质；单纯母亲是过敏体质，其子女有 50% 的遗传机会；单纯父亲是过敏体质，其子女有 30% 的遗传机会。具有家族史的宝宝发生过敏性疾病时症状相对较重，治疗也更困难。

家族中有过敏性体质的人，不一定出现同样症状或同样的过敏性疾病，甚至具有过敏体质的人在未接触到一定数量的过敏原时，也可以不出现任何症状，或者一辈子也不会发生过敏性疾病。

如果父母一方或双方是过敏体质，那么对宝宝要多注意观察，在生活护理方面要更加细心，减少环境因素诱发过敏性疾病的发生。

最好的预防措施：最新的研究显示，母乳喂养能够防止哮喘和过敏性皮疹的发生。

如果你们的家族有遗传过敏症，而你却没有母乳喂养宝宝，或者需要添加奶粉喂养，那么你一定要为宝宝选择过敏原很少的配方奶粉。医生还建议，妈妈在怀孕和母乳喂养期间，最好不要吃花生和花生制品，因为在引起过敏的食品当中花生的危险系数是最高的。专家认为，有过敏症家族史的孩子最好在 1 岁之前不吃奶制品，2 岁之前不吃鸡蛋清，3 岁之前不吃花生酱和海产品。另外，减少孩子与花粉和宠物的接触也能降低哮喘和鼻子过敏的几率。如果你打算在家里喂养宠物，那么

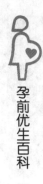

最好是选在从宝宝婴儿期的时候开始。调查发现，孩子在 1 岁之前与小狗和小猫接触导致过敏的可能性并不大，这是因为孩子的免疫系统正在发育，且与过敏原发生冲突的可能性很小。当你怀疑孩子有哮喘的迹象，比如他总是不间断地咳嗽或者喘气，就要及时带孩子去医院诊断，因为对此症及早治疗至关重要。

2. 高血压和高血脂

如果父母中的一方患有高血压或者高血脂，孩子的患病几率是50%；如果父母双方都患有高血压或者高血脂，那么患病几率将提高到75%。这种疾病的遗传性很大。即便是父母、爷爷奶奶、姥姥姥爷中只有一个人患有心脏病，或者在 55 岁之前曾被确诊为心脏病，那么孩子得病率也非常高。

最好的预防措施：给孩子做相关检查。过去我们总是认为高血压和高血脂是成年人的"专利"。但是，现在越来越多的事实提醒我们这种病也可能会发生在孩子当中，而且将来导致发生心脏病的可能性很大。所以专家建议：3 岁和 3 岁以上的孩子应该进行常规血压检查；如果爸爸妈妈的血脂指标很高（指数超过 180 毫克 / 分升或者更高），或者爸爸妈妈、爷爷奶奶和姥姥姥爷当中有一个人曾被确诊为心脏病，那么最好在孩子 5 岁的时候，带他去做一次相关检查。高血压和高血脂与饮食有关系，所以宝宝过了婴儿期后，应该确保孩子每天营养均衡，每天锻炼身体，避免过多的脂肪堆积。另外，有研究表明母乳喂养能够降低孩子患有高血脂的几率。所以我们又一次提醒你尽可能地坚持母乳喂养。

3. 肥胖症

如果父母中有一方是肥胖症，那么孩子超重的可能性是 40%；如果爸爸妈妈双方都是肥胖症，那么可能性就会提高到 70%。然而，很多事例证明，即便父母是重度肥胖，只要孩子一直坚持健康的饮食，坚持锻炼身体，那么他就能够打破继承肥胖基因的常规，长成一个体重正常的孩子。专家提醒我们，儿童时期的超重问题绝不能忽视，因为它很可能会导致糖尿病、早期心脏病、哮喘和癌症。

最好的预防措施：爸爸妈妈要以身作则，孩子就会效仿父母健康的饮食和锻炼身体的习惯。医生并不赞成让孩子只吃低脂食品的限制方法，而是认为以下做法非常重要：限制孩子喝一些含糖分的碳酸饮料；少吃甜食；多吃各种营养丰富的食品；缩短看电视的时间（一天不超过2小时）；全家人把保持身体健康放在第一位。孩子2岁以后，应该按时检查身体，由医生来判断他身体的总体指数是否正常，这样才能及早发现孩子的体重是否存在问题。

4. 糖尿病

如果爸爸患有1型糖尿病，而且一直依赖胰岛素或者是他在青少年时期就确诊为糖尿病，那么遗传几率就是1/7。但如果是孩子的妈妈患有1型糖尿病，而且生孩子的时候还不满25岁，遗传几率只是1/25。如果妈妈是满25岁以后才生的孩子，遗传几率就会降低到1/100。然而，如果父母双方都患有1型糖尿病，遗传几率将提高到1/4。

2型糖尿病是一种与体重有关联的糖尿病，具有更高的遗传性。如果爸爸妈妈中有一人患有2型糖尿病，遗传几率在1/7和1/3间；但如果父母双方都是2型糖尿病，遗传几率就提高到1/2。事实上，对于这些有2型糖尿病家族史的孩子来说，只有当他的体重也超重的时候才说明危险临近了。可如今，孩子肥胖的现象日益广泛，所以，患有2型糖尿病的孩子的数量也在日益增多。这两种类型的糖尿病都存在引发心脏病、肾病、神经问题和视力衰退的危险。

最好的防范措施：一些研究表明，一直给宝宝母乳喂养并在他6个月以后才添加辅食的，可以略微降低1型糖尿病的患病几率。对于2型糖尿病来说，要确保孩子的身体得到充分的锻炼，以免脂肪堆积，确

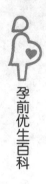

保孩子的饮食营养丰富，多吃水果、蔬菜、全麦食品，多给孩子吃蔬菜油（橄榄油等）。这些合理的预防措施将会达到更大的效果。专家们建议，最好限制孩子食用细加工的淀粉类食品，比如土豆和精白面。如果孩子超重，并且有糖尿病家族史，最好在孩子 10 岁以后通过血液检查来断定他是否患有 2 型糖尿病。

5. 近视眼

如果爸爸妈妈都是从年龄很小的时候就开始戴近视眼镜，那么孩子出现近视的几率与常人相比要高出 6 倍多。如果爸爸或者妈妈在比较小的时候就是弱视，那么孩子将来也是弱视的几率是常人的 2 倍。

近视程度越重的人，越有可能来自遗传。父母有一方是高度近视，另一方视力正常，他们的孩子中 50% 视力正常，其系 50% 为高度近视携带者；如果父母都是高度近视，孩子近视的概率很高；如果父母中有一个是高度近视，而另一个是近视基因携带者，遗传给孩子的几率也很高。如果父母都是近视基因携带者，虽然他们本人不近视，但是他们的近视基因会遗传给孩子，使孩子比其他人更有可能近视。

尽管近视可以遗传，但是也不能忽略环境因素的作用。无论父母是否近视，都要非常重视孩子的视力发育，在饮食上注意保证给孩子提供充足的营养，在生活中养成良好的用眼习惯。

最好的防范措施：确保你的孩子在婴儿时期就做常规眼科检查。对于大多数孩子来说，有儿科医生的诊断就可以了。但是，对那些有眼科疾病家族史的孩子来说，必须要由眼科医生来做检查。如果孩子是弱视，3 岁以前就开始治疗的效果是最显著的，所以尽早做出诊断尤为重要。

6. 乳腺癌

乳腺癌是一个具有明显遗传特征的疾病，如果家庭中不止一人患有乳腺癌，就应当怀疑是否为遗传性乳腺癌。该病是由特定的胚胎性突变遗传而发生的。携带这些胚胎性突变的人，在有生之年一定会发病，但她们很容易因为其他因素的刺激而变成乳腺癌。

遗传度：如果单纯患有乳腺癌，其后发生此病的风险是常人的7~8倍，发病率为10%。如果患有乳腺癌，又患有软组织内瘤，那么其后代患此病的几率在50%以上。

诱发环境：患有遗传性乳腺癌的家族史可表现为两种形式：一种为母亲患乳腺癌，女儿亦好发乳腺癌，发病年龄小，常发生在闭经前，多为双侧性；另一种为母亲未患过乳腺癌，但在一个家庭中，至少有两个姐妹患乳腺癌，这种乳腺癌多发生在闭经后，常为单侧性。

防范措施：

① 乳腺自我检查：如果在20岁以上，应每个月进行一次乳腺检查。月经来潮后第9~11天是乳腺检查的最佳时间。由于80%~90%乳腺癌能被患者自己发现，因此，若在自检中发现异常变化，应立即找医生检查，以便早期诊断和治疗。

② 减轻体重：体重越重，乳腺癌遗传倾向更容易发生，所以不要单纯埋怨妈妈为你带来患乳腺癌的危险，自己也要积极预防。

③ 适龄婚育：研究证明，大龄未婚、晚婚、未育等都是诱发乳腺癌的因素。

④ 改变生活习惯：烟酒无度、熬夜、食用洋快餐、电器辐射过度等，凡是对身体不利的生活习惯都要远离。

所以说，乳腺癌是有可能在母女之间遗传的。如果家庭中的成员有乳腺癌的病史，其他家庭成员应该更加注意，定期到专业机构接受乳腺检查，避免受到乳腺癌的危害。

7. 色盲

色盲基因位于X染色体上。因此，如果爸爸是色盲，那么他的X染色体上一定有色盲基因。如果妈妈是色盲，那么她的两个X染色体上都有色盲基因；如果妈妈不是色盲，一种可能是两个 X 染色体没有色盲基因，另一种可能是其中一个 X 染色体上有色盲基因，即色盲携带者。

如果爸爸是色盲而妈妈正常，那么后代男孩都正常；女孩不是色盲，但都是色盲基因携带者。如果妈妈是色盲基因携带者，而爸爸正常，那么后代中的男孩将有 50% 的可能是色盲；女孩都不是色盲，但其中 50% 为携带者。如果妈妈是色盲基因携带者且爸爸是色盲，后代中男孩有 50% 为色盲，50% 正常；女孩中有 50% 为色盲，50% 为不色盲，但为携带者。如果父母都是色盲，那么子女也都是色盲。

8. 心脏病

出生于有心脏病、糖尿病、中风或高血压家族史的孩子，很可能会沿袭其"传统"。除此之外，如果某人患有先天性心脏缺陷疾病，那么他的后代心脏出现先天性缺陷的可能性也会稍微偏高。

9. 酗酒

酒鬼的孩子可能天生就喜欢酒精。最近的研究显示，嗜酒有大约 50% 的原因都和遗传基因有关，而环境因素只对酒鬼施加一半的影响。

10. 秃顶

男孩更容易表现出来。中国人秃顶有 95% 以上都是遗传造成的。从母亲一方得到秃顶遗传基因的可能性比从父亲一方大。一般来说，秃顶遗传有 70% 来自母亲，30% 来自父亲。

如果父亲秃顶，女儿一般不秃顶，儿子则容易秃顶，如果母亲秃顶，儿子一般都秃顶。换句话说，男性只要有一个秃顶的基因，就会造成秃顶，而女性很少有秃顶，除非同时具有两个秃顶的基因。但是，秃顶也受到其他一些因素的影响，如雄性激素分泌量、年龄及精神因素等。

秃顶是由爸爸遗传给儿子的。如果爸爸是秃顶，外祖父也是秃顶，男孩的发生率大概是 100%；如果爸爸不是秃顶，外祖父少秃顶，男孩有 25% 的可能；如果爸爸不是秃顶，外祖父满头浓发，那么男孩秃顶的可能性几乎为 0。

秃顶在男人身上很普遍，它可能跟来自父母一方或双方的几种基因变异有关。而永久性的全秃是一种很罕见的情况，患有此病的人全身毛发都会脱落，他们体内会携带"脱毛"基因。

11. 牙齿

如果父亲牙齿排列整齐，母亲牙齿排列不整齐，那么孩子多与母亲相似。如果父亲牙齿排列不整齐，而母亲整齐，而孩子多与父亲相似。在牙齿排列上，孩子总是遗传"不好"的基因。

不能说龋齿本身是遗传的，但容易患龋齿的体质却是遗传的。父母龋齿多，子女的龋齿也不会少；反之父母龋齿发生率低。

12. 鼻炎

鼻科疾病有许多都是遗传的。最常见的是过敏性鼻炎、慢性鼻炎和慢性鼻窦炎，这 3 种鼻炎都有家族遗传倾向。

13. 乳糖不耐受

在过去的 1 万年中，基因变异导致人体对牛奶的消化能力不断改进，但是这种能力却只在那些对喝牛奶已经习以为常的人群中得到了提高。如果你不能忍受牛奶的味道，那么你的亲戚很可能也无法接受这种东西。

14. 湿疹

湿疹跟过敏一样，属于过敏反应的一种，遗传几率是 50%。常有父母说："我们都没有湿疹呀！"美国辛辛那提儿童医院医疗中心临床遗传基因主任霍华德·萨尔医学博士指出："父母遗传给孩子的是过敏基因，不是具体的过敏疾病，所以湿疹也可能是由遗传引起的。"在所有过敏性疾病中，婴儿期发病的只有湿疹。如果发现孩子的脸颊、肘关节和膝关节内侧皮肤干痒，起红斑，就要及时就医。此外，德国慕尼黑理工大学的一项研究发现，父母分居或者离异，孩子患湿疹的几率会增加3倍。

15. 偏头痛

如果父母一方有偏头痛，孩子患病几率是50%，如果父母都患有头痛病，遗传几率更高。偏头痛症状包括头前侧或者两侧刺痛、恶心、呕吐以及怕光、怕声音，偏头痛常会在8岁左右发作。

16. 肠易激综合征

澳大利亚悉尼大学的一项研究认为，患肠易激综合征的人，其直系亲属也有此类症状。美国马利兰大学医学院儿科临床助理教授丹·列维指出，其典型症状是痉挛性腹痛或者便秘和腹泻交替出现。如果医生诊断是此类疾病，就要督促孩子改变生活方式，多吃一些含益生菌的食物。

17. 情绪低沉

某些心理问题和情绪状况与家族遗传有关。如果家族中有抑郁症、躁狂症和强迫症等病史，就要注意孩子是否有烦躁、焦虑、注意力不集中以及厌食等情况，以便及早求助医生。

18. 优势手

"左撇子"也遗传。统计学上有明显的证据显示，父母如果全是右利手，他们的宝宝仅有0.23%~2.1%为左利手；如果父母一方为左利手，宝宝左利手的几率提高至17.3%；如果父母都是左利手，宝宝也是左利手的几率高达46%~50%。而且左利手者的比例在某些家族中明显高于一般家族，这都说明用手的偏爱与遗传直接相关。

用手的习惯与后天培养也有关系。有些父母认为左撇子不好，强迫宝宝改用右手吃饭、写字，尽管宝宝可以改用右手，但很多孩子还是用左手，如洗脸、用剪子、刷牙、梳头等。其实，宝宝是左利手并没有什么坏处，不必特意矫正。

19. 雀斑

女孩的脸上容易长雀斑。雀斑是与生俱来的，分显性斑和隐性斑。显性斑在 6~12 岁时开始形成，18 岁左右达到高峰；而隐性斑则大多数在女性怀孕期间出现于面部。

雀斑的遗传方式现在还不是非常清楚，但如果父母双方或一方有雀斑，其子女遗传的可能性较大。雀斑还有隔代遗传的特性，虽然父母都没有雀斑，但其中一方或双方携带的雀斑遗传基因可以传给孩子，使其长雀斑。

20. 腋臭

腋臭遗传几率较高。患者的汗腺分泌物与其他人不同，有某些细菌非常喜欢的成分，被细菌酵分解产生异味。

如果父母中任何一方有腋臭，其子女有 50% 以上会遗传；父母均有腋臭，子女 80% 会遗传；如果子女没有遗传腋臭，那么他们的后代就不会再患腋臭了。

21. 便秘

便秘并非都有遗传性。非家族性便秘患者与家族性便秘患者有很大区别。非家族性便秘者一般都知道便秘的原因，如生活不规律、饮食不当、工作压力大等；还有些人是因为全家人的饮食习惯"多肉少菜"，于是出现集体便秘。

有调查显示，功能性便秘具有家庭遗传性，而结肠慢传输型便秘是功能性便秘中的重要类型，许多患者因而开始患病。如果父母患有结肠慢性传输型便秘，其子女患病的危险性为普通人群的 16.6 倍；如果母亲患病，子女患病的危险性为普通人群的 12.1 倍。

一般的便秘可通过调整生活习惯缓解或治愈，但对结肠慢传输型便秘却不起作用，必要时需手术治疗。

三、父母会遗传给孩子的相貌特征

父母都希望自己的孩子像自己多一点，尤其是自己的优点多遗传给孩子。那么，父母的哪些特征会遗传给孩子呢？

1. 身高

研究证明，人们身高有 70% 取决于遗传，后天因素的影响只占30%。若父母都较高，孩子高的机会为 3，矮的机会为 1，偏矮则反之；如果父母中有一人较高，另一人较低，就取决于其他因素。

2. 胖瘦

如果父母中有一人肥胖，那么孩子发胖的几率是 30%。如果父母双方都肥胖，孩子发胖的几率是 30%~60%。也有人认为，母亲在孩子体形方面起到的作用较大。胖瘦大约有一半可以由人为因素决定，宝宝完全可以通过合理的饮食、充分运动，使体态匀称。

3. 肤色

肤色遗传往往不偏不倚，总遵循"相乘后再平均"的自然法则，让人别无选择。若父母皮肤较黑，绝不会有白嫩肌肤的子女；若一方白一方黑，大部分会给子女一个"中性"肤色，也有更偏向一方的情况。

人类肤色遗传是由 2 对以上的基因控制的，不同肤色的基因对后代的作用是相同的，不存在显性与隐性的区别。所以，如果父亲肤色较黑，而母亲皮肤白皙，那么孩子会得到一个"中和"的肤色。在相同人种间婚配，其后代子女肤色相差不大，如果一个白人和一个黑人通婚，那么生下的后代就是灰黑色。

4. 鼻子

　　一般来讲，鼻子大、高而鼻孔宽呈显性遗传。父母中有一人是挺直的鼻梁，遗传给孩子的可能性就很大。鼻子的遗传基因会一直持续到成年，若小时候是矮鼻子，成年后有可能会变成高鼻子。

5. 眼睛

　　形状：孩子的眼形、大小遗传自父母，大眼睛相对小眼睛是显性遗传。父母中有一人是大眼睛，生大眼睛孩子的可能性就会大一些。

　　双眼皮：双眼皮是显性遗传，单眼皮与双眼皮的人生宝宝极有可能是双眼皮。但父母都是单眼皮，一般孩子也是单眼皮。

　　眼球颜色：黑色等深色相对于浅色而言是显性遗传。黑眼球和蓝眼球的人所生的孩子不会是蓝眼球。

　　睫毛：长睫毛也是显性遗传的。父母中只要有一人是长睫毛，孩子遗传长睫毛的可能性就非常大。

6. 下颚

　　是不容"商量"的显性遗传。父母中的任何一方有突出的大下巴，子女常毫无例外地长着酷似的下巴，"像"得有些离奇。

7. 嘴唇

　　嘴唇的薄厚是比较容易遗传给孩子的。使上嘴唇变薄的是显性遗

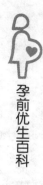

传因子，使下嘴唇鼓起的也是显性遗传因子。如果妈妈或爸爸的某一方具备了这些特征，一般来说，会以 2 人中有 1 人的比例遗传给孩子。另外，在鼻子和嘴的中间有一条浅浅的沟，而导致这个部位变长的遗传因子也是显性的。

8. 耳朵

耳朵的形状是遗传的，大耳朵相对于小耳朵是显性遗传。父母双方只要有一个人是大耳朵，那么孩子就极有可能也是一对大耳朵。

9. 声音

孩子的声音通常都会非常接近父母，儿子的声音像父亲，女儿的声音像母亲。宝宝受父母生理解剖结构遗传所影响的音质并不美，多数可以通过后天的发音训练而改变。

10. 少白头

少白头与遗传也有很大的关系。如果爸爸是少白头，那么孩子少白头的可能性会很高。

11. 青春痘

与遗传有关，父母双方若患过青春痘，子女们的患病率将比无家庭史者高出 20 倍。

12. 寿命

寿命是有遗传基础的。我们可以看到，有些家族中的成员个个长寿，但也有短命的家族存在。寿命的长短有家族聚集的倾向性。如果你的家族中有长寿的先例，那么你的孩子长寿的可能性是很大的。

不过，寿命也受环境因素的影响，如饮食习惯、生活环境、工作环境等，也在不同程度上左右着人的寿命。

13. 智力

虽然智力不完全由遗传因素所决定，但与遗传有一定的关系。人的智力取决于遗传、环境两方面的因素。一般认为，遗传发挥着很大的作用，决定60%，环境则决定了另外40%。有人长期研究过一群智商在140分以上的孩子，从中发现这些孩子长大后一直保持优秀的才智，他们的孩子的智商平均为128分，远远超过一般孩子的水平。而那些精神缺陷者，他们的孩子当中有59%的人有精神缺陷或智力迟钝。

在智力遗传中，不仅包括智商，还包括情商。所谓的情商，是指人的个性、脾气、处事能力、交际能力等方面。比如，有些孩子在处事能力、交际能力方面像爸爸，而在另一些方面，如个性、脾气则与母亲很相像。

另外，孩子的智力与环境也有很大的关系，智力的实际表现还要受后天因素的极大影响，因此我们提倡早教。从胎儿开始，脑细胞发育的第一高峰出现在10~18周，第二高峰出现在孩子出生后的3~6个月。如果期望孩子智力发育好，就要在第一高峰期即孕期注意摄取营养，在第二高峰期注意用母乳喂养，这样就会使孩子的智力很好地发育。

14. 天赋

父母在某些方面的天赋都有可能会遗传给孩子。如果适当地进行开发，就可以使孩子在这方面有更好的发展。

四、预防遗传疾病，孕前要把好关

遗传疾病固然可怕。但如果早做预防，可以相对地减少它的危害。遗传疾病早在胚胎期间乃至精子和卵子结合的时候就萌发了。在择偶或生育的时候，就要想到如何预防遗传疾病，这也是实现优生的一项重要内容。

现在，已经有越来越多的国家制订了优生法，从法律上确定了哪些疾病的患者不适合结婚和生育。我国的青年人也应按规则去择偶、婚育，以保证后代的健康、幸福。

1. 避免与患同种遗传性疾病的人结婚

避免与患同种遗传性疾病的人恋爱结婚，防止同种遗传病人相互婚配。因这类病人之间婚配，其子女患与其父母同种遗传病的机会将显著增加，如原发性高血压、动脉粥样硬化、糖尿病、先天性心脏病、重症肌无力、脊柱裂、唇裂、先天性髋关节脱位、先天性哮喘、先天性聋哑和高度近视等疾病。

2. 避免近亲结婚

避免近亲结婚，因近亲结婚所生的子女隐性遗传病的发病率也会显著高于一般人群。研究结果表明，有多种严重疾病的患者生育的后代患遗传性疾病的可能性亦会增加。正患病毒性肝炎、肺结核、性病和其他一些严重的器质性疾病的男女，也不应急于结婚。

我国婚姻法明确规定："直系血亲和三代以内的旁系血亲禁止结婚。"在我国近亲结婚主要是舅姑表兄妹、姐弟或姨表兄妹、姐弟之间的婚配。

近亲结婚对后代的危害很大。首先，子女容易发生先天畸形，如唇裂、腭裂、无脑儿、脑积水、四肢短缩、脊柱裂等；其次，子女遗传病的发病率非常高，如先天性心脏病、先天性耳聋、小头症等；最后，死亡率高。因此，近亲结婚害人害己，是我国极力禁止的行为。

为什么近亲结婚的危害性会有这么大？这是有科学依据的，因为在人体细胞核中的染色体上排列着许多基因，基因是一种遗传物质，爸爸妈妈的身体和性格特征主要是通过基因遗传给子女的，因此遗传疾病也会同时通过基因传给子女。现已知人类3000多种遗传病中，有1000多种是隐性遗传病，也就是说这些遗传病大部分都是由隐性遗传基因引起的。在近亲婚姻中，双方来自同一父母、祖父母、外祖父母，其体内含相同的基因很多，当双方都带有相同的隐性致病基因时，后代就会发病。

所以，近亲结婚带有同样隐性致病基因的几率非常高，遗传病的发病率就会很高。为了家庭的幸福，为了后代的健康，一定要自觉避免近亲结婚。

3. 哪些人不适合结婚生育

我国婚姻法上有这样的规定："患麻风病未经治疗或患其他医学上认为不应当结婚的疾病者禁止结婚。"

（1）不应该结婚的人

严重的遗传病患者和先天性畸形的人，如精神分裂症、各种类型的先天性痴呆、进行性肌营养不良、肌强直等病；有无法矫正的生殖器官畸形的人禁止结婚。

（2）不适合结婚的人

男女双方的近亲中都有人患同一种遗传性疾病的人，不宜结婚。这主要是指隐性遗传病和某些多基因遗传病，如先天性聋哑、全身性白化病、克汀病、精神分裂症。如果双方一定要结婚，最好不要生育宝宝，避免生下患遗传病的后代。这样的男性和女性，如果分别与正常且近亲中也无相同遗传病患者的人结婚，后代患病的危险性就会大大减少。

（3）应延期结婚的人

有生殖器官畸形并确定经过手术后可以进行正常性生活的人，如女性无阴道、处女膜闭锁；男性的尿道下裂、包茎等，都可以先做手术治疗和再选择别的时间结婚。凡患有传染病的人，还有处于规定隔离期内的病人或正处于活动期的慢性病病人，如肺结核人、严重心脏病

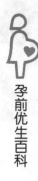

等应暂缓结婚。像一些性病患者，如梅毒、淋病等应彻底治愈后才能结婚生育。

（4）不宜生育的人

按照优生学原则，凡是男女双方患有相同的遗传性疾病都不适合生育。任何一方有下列情况之一者，因其所生的子女患遗传的风险太大，也不应生育后代；严重的常染色体显性遗传病，如长骨发育不全、视网膜母细胞瘤等；多基因遗传病并属高发家系，主要指除患者本人外，其父母兄弟姐妹中有一人或更多人患同样疾病的人，如重症先天性心脏病、躁狂抑郁性精神病，即使病情经过治疗后稳定也不宜生育；不属于上述范围内的罕见遗传，凡能致死或造成生活不能自理且子女直接发病又不能治疗的人，如马凡氏综合征等。

（5）限制性别生育的人

一些严重的连锁隐性遗传病，如血友病等，根据男方或女方患者及其家族中发病的情况，要经过医院系统的诊断做性别预测，以决定是否施行选择性流产。

4. 要选好受孕时机

夫妻双方的受孕年龄要适当。女性超过 35 岁所生的子女患先天性愚型的机会可增加 10 倍左右；男性的年龄最好不要超过 50 岁。

5. 注意受孕时男女双方身体所处的"外环境"

如果正在密切接触有毒有害物质，如正在接受放射线治疗或喷洒农药等，或正在服用某种对胚胎可造成损害的药物，都不能立即受孕，应避开有害的外环境一段时间后方可怀孕。

6. 连续发生两次以上的自然流产，应进行染色体检查

连续发生两次以上的自然流产，应进行染色体检查，确定是否与

遗传因素有关，由医生决定是否可再次受孕。

7. 上一胎是畸胎的，再次生育之前必须经过医生全面检查

上一胎是畸胎的女性，再次生育之前必须经过医生全面检查，并查清畸胎的原因，再决定是否妊娠。

8. 男性患什么疾病对后代不利

患有由病毒、细菌、螺旋体等病原体引起的某些传染病的男性，可因精子的质量差而影响胎儿的健康与发育，甚至造成胎儿畸形、智力低下、精神运动障碍。此外，还有可能先把这些疾病传染给妻子后，又经过胎盘传染给宫中的胎儿或使胎儿在阴道分娩时，受到感染。即使生下的胎儿是健康的，也可能在出生后受传染。

常见的有乙型病毒性肝炎、开放性肺结核、梅毒等性病。

男方有乙型肝炎或为无症状的乙肝病毒携带者，可为女方进行乙肝疫苗的预防注射，妊娠后发现丈夫为乙肝病毒携带者，可对胎儿进行乙肝疫苗及乙肝免疫球蛋白的预防注射。由于患病或带毒的父亲口水中也含有病毒，所以不要咀嚼食物喂小儿。

妊娠之后妻子发现被丈夫感染性病，应积极治疗，用药应不影响胎儿。其中，属于淋病或支原体、衣原体感染者，为防止胎儿娩出通过产道时感染性病，可采取剖腹产。

五、专家解读遗传秘密

在期待孩子出生的同时，许多准爸爸准妈妈都会想象宝宝的模样，满怀憧憬和好奇。宝宝会长得像谁呢？

"夏天的晚上，最美好的事情就是躺在床上，和老公一起想象我们

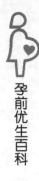

未来宝宝的模样。如果是个男孩，我们希望他有和我老公一样轮廓分明的脸庞和挺直的鼻梁。如果是个小姑娘，她会不会和我一样，有一头柔亮的黑头发？我知道，不管宝宝长得什么样，我们都会非常爱他。但现在，总是忍不住去想象，去猜测。只是这样想着，就觉得无比的幸福了。"这是准妈妈的真实想法。

科学家们把遗传因子形象地比喻为一张"人体设计图"。它通过妈妈的卵子和爸爸的精子传给孩子，孩子从而继承了双亲的各种各样的特征。当然，在双亲中没有表现出来的或不明显的特征也可能在孩子中表现出来。如B型血的妈妈和A型血的爸爸生出O型血的孩子等。另外，孩子表现出双亲都没有的特征的现象，尽管非常罕见，但也是有发生的。

1. 女孩像爸爸，男孩像妈妈

许多人都认为，女孩像爸爸，男孩像妈妈。但其实从眼睛、鼻子、嘴等面部特征到体形特征，孩子是同时从父母那里继承各种身体要素的遗传因子。由于从妈妈或爸爸那里所获得的遗传因子的影响力是相同的，异性一方影响力更大的说法是不科学的。所以，这种说法尽管广为流传，但并没有科学根据。

2. 孩子像舅舅，这是为什么呢？

孩子爸爸与他的亲生兄弟共同拥有50%相同的遗传因子，孩子妈妈也一样。孩子爸爸或妈妈又与孩子共同拥有50%相同的遗传因子。所以孩子就与舅舅或姑姑等共同拥有了25%相同的遗传因子。因此，根据遗传学分析，孩子与舅舅或姑姑等长相相似就不足为奇了。如果觉得与父母相比孩子长相更像舅舅或姑姑，可能是因为他们相似的部位特征比较明显。

3. 是双眼皮容易遗传给孩子，还是单眼皮容易遗传给孩子呢？

容易遗传给孩子的是双眼皮。因为双眼皮是显性遗传，单眼皮是隐性遗传，因此双眼皮的遗传因子更容易表现出来。如果父母双方都是单眼皮，则孩子一般也应该是单眼皮。如果父母双方都是双眼皮，一般来说，孩子也应该是双眼皮，但偶尔也有的是单眼皮。尽管父母双方都是双眼皮，但都带有单眼皮的遗传因子，当双方所带有的单眼皮遗传因子结成一对后，孩子也就成了单眼皮。

4. 既不像爹也不像妈，这个孩子像谁？

孩子长得既不像爹也不像妈，这并不等于孩子不是亲生的。人的相貌、身高、性格和智力这类特征的遗传，除受多个基因控制外，还受到非遗传环境因素的影响。

人类的遗传特征主要有两类：一类是单纯由某一对等位基因决定的遗传特征，称为单基因遗传特征，如血型、DNA 多态性等。父亲与母亲分别将自己的一个基因传给后代，组成孩子的基因型，一旦形成，就不会再改变。另一类是复杂的遗传特征，如人的身高、胖瘦、肤色、智商、性格、行为和相貌等。这些遗传特征是由多对基因和环境等条件共同作用后形成。每对基因的作用是微小的，多对基因的共同作用就决定了个体的特征。在精子、卵子成熟的减数分裂时，位于不同染色体上的基因是随机组合的，因此同胞间各自得到的基因可以不相同，相貌也就不完全相同。

另外，复杂的遗传特征受环境影响较大，如身高和体重就与生活环境、营养状况、生活习惯等后天因素直接相关；智商与受教育情况有关。

5. 父母血型都是A型，孩子的血型可以是O型吗？

人类 ABO 血型系统有 O、A、B、AB 四种血型，实际上这 4 种为表现型。其基因型有 OO 型、AO 型、AA 型、BO 型、BB 型和 AB 型 6 种，所以同是检测到的 A 型血，其基因型可为 AA 或 AO，B 型血也是同理。

如果父母双方都携带 O 型遗传因子的精卵结合时，子女就是 O 型血了。

此外，由于人类对血型尚未完全了解，发现有极少数情况会"违背"上述遗传规律。

6. 小时候是矮鼻梁，长大后有可能变成高鼻梁吗？

当然有可能，这正是鼻子遗传的有趣之处。鼻子的遗传基因会一直持续到成人阶段。当然想要拥有笔直、高挑、窄孔的鼻子，爸妈必须都是小鼻孔、窄鼻子，而且至少一方的鼻子高直。

7. 爸爸长得矮，宝宝也会矮吗？

娘矮矮一个，爹矮矮一窝。这种说法其实是没有科学根据的。身高属于多基因遗传。而且决定身高的因素 35% 来自爸爸，35% 来自妈妈，其余 30% 则与营养和运动有关。

8. 为什么有的双胞胎长得像，有的却不像？

双胞胎可分为同卵双生和异卵双生。所谓同卵双生是指只有单一的一个卵细胞受精，受精卵在第一次分裂后，形成的 2 个细胞各自发育成 2 个胚胎的双生方式。

由于 2 个胎儿来自于同一个受精卵，遗传物质是完全相同的，所以性别完全一样，其遗传特性和表现特性几乎没什么差别。因此，相貌也特别相似，这种双生也叫单卵双生。与此相反，异卵双生是指 2 个成熟的卵子分别与 2 个精子受精形成 2 个受精卵，各自发育成一个完整胚胎的双生方式，由于这种双胞胎来自 2 个不同的受精卵，所以其性别可能一样或可能不一样，而且遗传特性表现有较大差别。

9. 性格会遗传吗？

所谓"有其父必有其子"。宝宝在性格上与爸妈具有相似性、继承性。不过，也与后天的培养有关。正如巴甫洛夫所说："性格是天生与后生的合金，性格受于祖代的遗传，在现实生活中又不断改变、完善。"

10. 生育双胞胎也会遗传吗？

虽然双胞胎的出生完全是偶然的，但是同一家族中往往会一次又一次地出现双胞胎。这种女人体内会携带一种基因，使她在排卵期产生的卵细胞加倍。虽然男人携带这种基因不会生出双胞胎，但却可以把它遗传给女儿。因此，未来当上双胞胎的外公还是有可能的。

11. 绝经年龄会遗传

母女之间也许有类似或相同尺寸、形状的骨盆。研究证明，妊娠高血压和静脉曲张在家族中具有遗传性。而你的绝经年龄可能和你母亲相同。一个女人有多少个卵子，在她出生时就已经决定了，而这种决定则来自于遗传因子。

专家建议，对于静脉曲张，使之减少到最小程度的最好办法就是保持苗条，即便不苗条，也要把体重控制在正常范围内。而如果你抽烟，则能使绝经年龄提前 2 至 3 年。因此，不抽烟，不酗酒，养成良好的生活习惯，是生出健康宝宝重要的一步。

12. 骨质疏松会遗传

母亲患有骨质疏松疾病，女儿的发病率会很高，所以她们也更有可能骨折、驼背、弯腰等。妇女的骨头质量和失去的骨质，和她母亲的情况非常相似。

专家建议，女性孕前要注意提高钙和维生素 D 的摄取，可通过喝牛奶、吃钙片、加强锻炼、戒烟戒酒等方法，使骨骼保持健壮。

13. 抑郁症会遗传

一个女人有 10% 的可能性会从母亲那儿遗传患上情绪不稳定的疾病。抑郁症是一种常见的心境障碍，可由各种原因引起，以显著而持久的心境低落为主要临床特征，且心境低落与其处境不相称，严重者可出现自杀念头和行为。因此，我们要重视起来。

专家建议，准爸爸和身边的亲友，要多关心准妈妈，仔细观察，不放过任何有迹象的信号，比如她有突然的情绪波动、哭泣等症状，要立刻带她去看心理医生。

14. 如何优化自己的遗传基因

如果夫妻皮肤粗糙，平时应常吃富含维生素 A 的食物，能保护皮肤上的皮细胞，使未来宝宝的皮肤细腻有光泽。

推荐食品：动物肝脏、蛋黄、牛奶、胡萝卜、西红柿，以及绿色蔬菜、水果、干果和植物油等。

如果父母皮肤都比较黑，平时可多吃富含维生素 C 的食物。因为维生素 C 可以干扰皮肤黑色素的生成，减少黑色素沉淀，宝宝的皮肤自然会白嫩细腻。

推荐食品：西红柿、葡萄、柑橘、菜花、冬瓜、洋葱、大蒜、苹果、梨、鲜枣等蔬菜和水果。

如果夫妻双方的头发不好，头发早白或者略见枯黄、脱落，平时可多吃富含维生素 B 的食物，这样可以改善宝宝的发质。

推荐食品：瘦肉、鱼、动物肝脏、牛奶、面包、豆类、鸡蛋、紫菜、核桃、芝麻、玉米及绿色蔬菜。

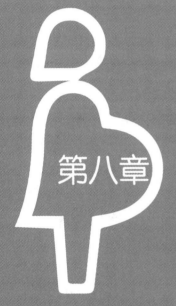

第八章 不孕不育的烦恼

　　现代男性女性不孕不育的程度已经大幅上升到了一种前所未有的地步，显然已经成为一种现代病。而且，对于男女不孕不育的原因分类有很多种，如性疾、糖尿病等疾病因素，个人心理因素；环境和工业毒物增加，都可以影响男女双方的生殖系统。此外，长期处于高强度辐射下也可造成不孕不育。一般来说，夫妻双方婚后一年不避孕而没有怀孕，应当引起注意，需及时到医院检查。

一、女性不孕不育的原因

不孕不育，分为不孕症和不育症。育龄夫妇双方同居一年以上，在有正常性生活且没有采用任何避孕措施的情况下，未能成功怀孕者称不孕症。虽能受孕但因种种原因导致流产、死胎而不能获得存活婴儿的称为不育症。因男性原因导致配偶不孕者，称为男性不孕症，习惯称为男性不育。

据世界卫生组织统计表明，不孕不育症中有40%为男方原因，50%为女方原因，也有夫妻双方同时存在原因的。而治疗不孕不育应采取"夫妻同治"的方法。这样，最有利于快速找出病因，缩短治疗的时间。

医生表示，不孕不育的原因有很多，所以治疗方案也因人而异。专家指出不要以为没能怀孕就是女性的问题，检查应该双方共同进行。而且由于生理方面的原因，男性做检查相对简单。对于女性而言，怀孕的条件是必须有正常的排卵，输卵管通畅，子宫内膜可以给受精卵着床的机会。但女性的检查由于受月经周期的限制，所以比较麻烦。而男性的精液常规检查则相对方便，一般只要4天内没有射精，取精液进行检查即可。

近年来，我国的生育能力不断下降，不孕不育的比例已与西方接近。

女性不孕的原因是多方面的，大致可分为三大类：器质病变因素、免疫因素、内分泌因素，但有时这三类或其中的两类原因可能是并存的。如何预防该病的发生，如何早期诊断、早期治疗，是非常重要的一环，当然也是人们普遍关心的话题。其实，许多女性不孕是可以有效预防的。

1. 器质病变因素

生殖器官先天性发育异常或后天性生殖器官病变。

（1）阴道因素

阴道是决定精子能否进入女性身体的主要通道，如许多女性患者先天性无阴道、石女等，在经过治疗之前，根本不能怀上属于自己的宝宝，而且阴道还是细菌进入女性身体的主要入口，如果出现感染，就会导致其他器官出现问题。

（2）宫颈因素

宫颈狭窄、息肉、肿瘤、粘连等均可影响精子通过；宫颈糜烂，其炎性渗出物有杀精作用，而宫颈也是精子孕育的必经之路，所以它是女性不孕不可忽略的病因。

（3）子宫因素

子宫是孕育的摇篮，受精卵就是在这里扎根成长。如果子宫出现问题，可直接影响受精卵的着床，也就可能会导致精子不能着床，或者出现流产等现象。

（4）输卵管因素

输卵管过长或狭窄，以及由输卵管炎症引起的管腔闭塞、积水或粘连，均会妨碍精子、卵子或受精卵的运行。输卵管疾病可占女性不孕的 25%，是造成女性不孕的重要原因。

（5）卵巢因素

卵巢发育不全、黄体功能不全、卵巢早衰、多囊性卵巢综合征、卵巢肿瘤等影响卵泡发育或卵子排出的因素都会造成不孕。生殖器官先天性发育异常或后天性生殖器官病变，可阻碍从外阴至输卵管的生殖道通畅和功能，妨碍精子与卵子相遇，从而导致不孕。

2. 免疫因素

免疫性不孕是指女性生殖道或血清中存在抗精子抗体，此抗体可引起精子互相凝集，使其丧失活力或死亡，从而导致不孕或不育。此外，部分不孕妇女的血清中存在对自身卵子透明带抗体样物质，此物质可阻碍精子穿透卵子受精，亦可引起不孕。

3. 内分泌失调

专家指出，内分泌性不孕是指女性因内分泌失调与情绪因素，使女性下丘脑–垂体–卵巢轴激素分泌过多或过少，导致新陈代谢功能紊乱，从而引发的不孕。内分泌性不孕患者常会出现排卵障碍、闭经、多毛症与男性化、卵巢功能不全、卵巢早衰、中毒等疾病表现，其中排卵障碍是导致内分泌性不孕的常见病理变化。

女性内分泌失调是导致女性不孕的一种常见症状

（1）内分泌在生殖中的作用

生孩子，对许多能正常怀孕、生育的夫妇来说，好像是很简单的事。其实，一个婴儿从精卵结合到出生是一个非常复杂的过程，而内分泌在生育中起了很大的作用。要想顺利生育，一个性成熟的女性应该具有发育正常的生殖系统，每月都应排一次成熟的卵细胞，精子和卵子结合后子宫内应有适合它着床及维持胚胎发育的环境，这一切都与内分泌有着很重要的关系。

少女进入青春期后，她的下丘脑就会分泌促性腺激素释放激素，在它的作用下，垂体产生促性腺激素，促使卵巢中的卵泡发育，并分泌女性激素，也就是雌激素和孕激素，在这两种激素的影响下，子宫内膜发生周期性的变化，产生月经。在两次月经中间，一般也就是下次月经来潮前 14 天左右，卵巢中会排出一个成熟的卵细胞。排卵后，卵泡剩余部分又会迅速形成一个新的内分泌腺体和黄体。而黄体的主要功能是分泌孕酮、雌激素和松弛素，如果没有受精，黄体则在 12~14 天后退化，这时就会月经来潮。如果卵子已受精，黄体则维持受精卵发育，一直维持到妊娠 10 周时，由胎盘功能逐渐替代黄体功能。

（2）内分泌失调性不孕的症状表现

专家介绍，内分泌失调是人体内的某一种激素分泌过多或者过少，导致激素间彼此失衡，从而造成便秘、肥胖、长痘痘、月经不调甚至不孕等症。下面就着重为大家介绍内分泌失调性不孕的症状表现：

① 子宫内膜成熟不全：这是由雌、孕激素分泌失衡所引起的。

② 子宫内膜增殖症：它所引起的出血是由于卵泡持续存在并分泌一定量的雌激素致使子宫内膜异常增殖，子宫内膜多呈腺囊性增生过长。

③ 月经前出血：这是由黄体功能不全，以及雌、孕激素分泌不足引起的，为内分泌失调性不孕的症状之一。

④ 月经后出血：这是由黄体退行缓慢、孕激素持续分泌造成的。

⑤ 排卵期出血：由于雌激素水平低落，在排卵期会有少量的阴道出血。

（3）女性内分泌失调性不孕主要包括以下疾病

内分泌失调会导致排卵不正常，甚至绝经期提前等，这些都会给想怀孕的女性带来重重障碍。

① 排卵障碍：由各种内分泌功能失调引起的排卵障碍均可直接造成不孕。

② 先天性性分化异常：主要包括雄激素过多、雄激素缺乏、雄激素功能异常等症。

③ 闭经：闭经是月经稀少的一种形式。可分为原发性闭经和继发

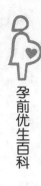

性闭经。原发性闭经是指女性 18 周岁后或第二性征发育成熟 2 年以上仍无月经来潮者；继发性闭经是指曾有规则的月经，而由于某种原因造成停经 3 个月以上者。

④ 多囊卵巢综合征：具有月经紊乱、闭经、无排卵、多毛、肥胖、不孕合并双侧卵巢增大呈多囊改变。

⑤ 多毛症与男性化：多毛症是指女性与其同族同龄女性相比，或与其本人病前相比，毛发过度生长、变粗、变黑。男性化是一种临床综合征，是指女性除表现多毛外，尚有阴蒂肥大、肌肉发达、声音低沉、面部痤疮、男性型脱发、女性第二性征减退或消失及闭经等。多毛症与男性化的发生是由于各种原因致使体内雌激素水平不同程度增高，或由于终末器官对雄激素的敏感性增高所致。

⑥ 高催乳素血症：催乳素分泌异常过高的不孕或不育包括闭经、溢乳、月经过少与稀发，黄体功能不全及排卵。

⑦ 甲状腺：甲状腺功能亢进、减退、桥本氏甲状腺炎等都会影响排卵而引起不孕。

⑧ 黄体功能不全：月经提前、淋漓不尽、宫血形成无排卵型月经等。

⑨ 其他：如糖尿病、肾上腺内分泌异常等也会影响卵巢排卵。

4. 人为因素

近年来，女性不孕的比例逐渐上升。专家指出，除了年龄和先天性生理缺陷等问题外，婚前还有许多不良行为没有引起女性的重视，从而播下不孕的隐患。所以，要学会如何保护生育能力。

（1）性经历过早者易患不孕症

大量的临床资料证实，女性过早地有性生活，不仅容易导致生殖系统感染，也会因服用避孕药（包括紧急避孕药）、人工流产或者药物流产等引起内分泌失调，使排卵受到影响。凡是因性经历较早而结婚后又发生不孕症者，应该尽快到医院做系统检查，以免病情加重，影响治疗效果。

（2）不注意经期保护者容易发生不孕症

月经来潮期间应该特别呵护，注意适当休息，不可剧烈活动，不宜进食生冷的食物，如果没有做到经期呵护，发生生殖系统感染的概率会大大增加。月经不调、子宫内膜异位症等疾病的发病率常常增多。一些不注意经期卫生者，还有可能会发生阴道炎、宫颈炎、子宫内膜炎、附件炎、盆腔炎等症，发生输卵管阻塞、通而不畅的可能性会增加。在打算怀孕而不能怀孕时，应该尽快到医院检查。

要想及时发现内分泌方面的问题，可关注月经。月经是反映女性内分泌情况的晴雨表，很多内分泌疾病常常表现在月经上，从月经周期、月经颜色、月经量等方面，可以判断内分泌的情况。如果出现月经稀发、闭经、痛经、月经不止时，就应该及时到医院就诊。

（3）经期性爱

专家指出，从女性生理健康的角度而言，不提倡经期性爱。平时，宫颈是闭合的，能防止细菌进入盆腔。但经期宫颈松弛，保护能力下降，如果这时有性生活，就很容易使细菌和血液进入盆腔，从而引发感染。更严重的是，如果逆流的经血在盆腔里残存下来，可能会造成子宫内膜异位症。而两者都是摧残生育能力的杀手。可见女性不孕，男性也要负一半的责任。

（4）减肥过度

专家指出，合理的脂肪摄入对生育机能的维持至关重要。如果为了减肥，只吃素食，使蛋白质的摄入量锐减，就会影响生殖机能，从而导致排卵停止。微量元素严重缺乏也会影响生育能力，如缺铁则难以维持正常的月经量和月经周期，缺锌易导致卵巢功能发育不全，缺碘则有可能会引起闭经。

（5）长期吸烟

女性不孕的发生与日常不良的生活习惯密切相关，尤其是吸烟，长期吸烟可导致不孕。那么，为何吸烟会导致女性不孕？其主要原因有以下几点：

① 吸烟可抑制卵子的受精能力：烟草中的有害物质在体内大量的蓄积、长期刺激，可使卵子的受精能力受到严重抑制，会大大增加女性不孕的几率。如果夫妻双方均是长期吸烟者，出现不孕不育的几率要远远高于不吸烟的夫妻。所以，预防女性不孕，夫妻最好同时戒烟。

② 吸烟引发月经不调：烟草中的尼古丁是一种有毒害的物质，对女性的正常性激素分泌量具有不良影响，进而引发月经不调等内分泌紊乱症，也是诱发女性不孕的一个常见病因。所以，保证内分泌功能正常，防止月经不调，可有效避免女性发生不孕。

③ 吸烟导致抵抗力下降：长期吸烟对女性的身体健康会造成严重的影响，也容易诱发多种疾病，如肺癌等，可大大降低机体抵抗力，严重的甚至会导致营养不良，这也是诱发女性不孕的一个因素。

（6）多次人流

专家指出，频繁人流容易造成盆腔炎、输卵管阻塞、损伤子宫内膜或形成宫颈粘连。因此，一定要做好避孕措施。

（7）压力过大

现代人因精神压力很大，致使卵巢不再分泌女性荷尔蒙及不排卵，月经也开始紊乱甚至闭经。在这种情况下，当然也就不太容易怀孕了。

（8）性开放

专家指出，女性和男性的生理结构不同，女性感染性病的概率远远高于男性。多性伴侣容易引发盆腔炎等妇科疾病，从而造成不孕。专家建议：不要经常更换性伴侣，而且要问清楚性伴侣有无疾病，同房前双方最好先把身体清洗干净。

（9）不正确睡姿可引起女性不孕

专家指出，懂得养生的人都知道，不正确的坐姿或睡姿可引发颈椎病、腰肌劳损等症，但是在医学上很少有人知道不正确的睡姿可以导致不孕。其具体原因如下：

人体睡眠通常有3种姿势，即仰卧、侧卧、俯卧。对女性而言，面向右侧的卧位是最好的睡姿，而仰卧或俯卧均是不正确的睡姿，长期如此，可能诱发女性不孕。

仰卧睡姿看似不影响身体器官，其实在女性生殖系统中，子宫的位置是前倾前屈位，如果长期仰卧睡姿，就容易造成子宫后位而难以受孕。另外，子宫后位容易倒向骶骨凹，使整个子宫体躺卧在骶骨凹内，将其堵塞并压迫骶前神经组织，牵引宫颈上翘，使其指向阴道前壁，呈现宫颈外口明显高于精液池的现象，导致精子无法顺利进入宫颈管，造成女性不孕。

俯卧是一种压迫胸部、抑制呼吸、影响胸廓和乳房发育的不良睡姿，长期如此，可能会影响女性第二性征的发育，造成女性不孕的不良后果。

（10）经常久坐憋尿

憋尿，医学上称为"强制性尿液潴留"。尿是肾脏代谢的产物，含有许多人体新陈代谢所产生的代谢废物和有毒物质。憋尿不仅会使这些有毒物质在体内停留的时间过久，而且还会不断刺激膀胱壁，时间一长容易导致泌尿系统感染，从而引起尿频、血尿、尿灼热、尿不尽感、下腹不适或疼痛等症状，严重时还会导致肾功能损害。

专家介绍，因为工作的需要和工作节奏越来越快，因憋尿而造成生育方面出现问题的这类患者越来越多。

憋尿会给女性带来很大的危害，这种危害甚至比男性更大。专家说，女性内生殖器官与膀胱"同居"于盆腔内，关系"紧密"，子宫位于膀胱后面。憋尿会使膀胱充盈，而充盈的膀胱便会压迫子宫，使子宫向后倾斜。

如果经常憋尿，子宫后倾则难以复位；当膀胱严重压迫子宫，会妨

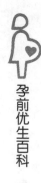

碍经血流出，出现严重的痛经症状。而受压迫的子宫体，如果"挤压"到骶骨前面的神经丛，可引起腰部疼痛、性交疼痛，严重的将会引起不孕。如果憋尿时间过久，膀胱末梢神经可由紧张转为麻痹，失去排尿感，导致膀胱颈梗阻，出现排尿困难、漏尿、尿失禁等症状，会引起更大的麻烦。

同样，长时间不排尿对男性生育方面也会造成很大的影响，主要是对睾丸和前列腺的损害。对于常年久坐办公室或一些常年面对电脑工作的男性，常常处于久坐、憋尿、接触辐射等状态中，使睾丸局部温度增高，易发生前列腺炎及睾丸生精障碍。由于坐时前列腺体处于水平位上，尿道前列腺部和前列腺腺管处于同一平面上，尿液中的病菌容易逆行进入腺管造成炎症。而发生前列腺炎时，可出现前列腺液分泌功能的改变，从而影响精液的数量及成分，干扰精子的生存和活动，这一系列的因素均会影响男性的生育能力。

（11）频繁用"套"可致不孕不育

大多数避孕套中的润滑剂为甲基硅油。甲基硅油呈弱碱性，在使用过程中与人体亲润性不强，以及不易挥发、不溶于水等性质。使用后不易清洗，会使人产生强烈的油腻感。

因此，使用此类避孕套后，甲基硅油会长期残留在女性阴道内，破坏阴道的酸碱平衡，引发女性生殖系统疾病。

对于女性来说，体内 pH 值是衡量健康的标准，而 pH 值失去平衡成为女性患病的重要原因。特别是阴道，如果酸性环境遭到破坏，妇科疾病就会有机可乘。

一般来说，正常人体具有"酸性"和"碱性"两种特质。人体血液、骨骼、肌肉、心脏、肝脏、肾脏等部分偏碱性，是机体健康的象征。

但是，人体中有几个部位，必须是酸性环境才算健康，如阴道最理想的环境是弱酸性。对于女性而言，阴道 pH 值的变化就像是生殖健康的晴雨表，却常常被大多数女性忽视。一些外界因素及不良习惯会引起 pH

值的微妙变化，引发各种妇科疾病，影响女性的生殖系统健康。

正常情况下，阴道内寄居着大量的微生物群，其中 90% 以上是乳酸杆菌，乳酸杆菌也被誉为阴道卫士。女性阴道 pH 值呈弱酸性，这种弱酸性环境可以抑制有害病菌的生长和吞噬外来细菌，在 24 小时内杀灭进入阴道的有害病菌，起到防御病原微生物入侵的作用。

反之，当这种酸性环境受到碱性介质破坏时，女性阴道的正常 pH 值就会改变，乳酸杆菌的减少大大降低了阴道的自然防御能力，致使细菌大量繁殖，引发各种妇科炎症。

专家指出，中国有近 90% 的成年女性的生殖系统处于亚健康状态。pH 值失衡，除了会埋下妇科疾病的隐患外，还将影响到生殖功能，当 pH 值在 2~9 之间时，不利于精子的"活跃"，甚至可能会引起不孕不育。

（12）女性婚前手淫可影响生育

所谓手淫就是指刺激性器官而达到性的快感和高潮。实际上，它是青年人乃至壮年人采用的一种有效的"泄欲"方法。不论男性或女性，均可发生。有手淫习惯的男性比女性多，国外医学家调查结果为 80% 左右的男子和 30% 以上的女性有过手淫。

有人认为手淫有益，手淫是性心理发育、性意识增强的表现，是青春期一种合理的解除性紧张的方式。日本人曾经把手淫称为"自慰"行为，并把它作为性心理发育的一项指标，故认为偶尔手淫并无害处。

然而，长期的频繁的手淫对人体是有害的。因为频繁的手淫可使性控制神经系统处于紧张状态，日久使其由兴奋转向抑制，故可引起阳痿。手淫虽然可以提高性器官需要性刺激的"阈值"，但是结婚以后，当夫妻生活性刺激达不到其阈值时，可出现"不射精"症状。

手淫对身心健康的影响在性别上有着显著的差异。一般来说，适度手淫对男子而言没有什么损害，对缓解性紧张还较有益处。但未婚女子手淫，即使不经常也可能会造成程度不同的危害，而频繁又强烈的手淫则会引起多种不良后果，最突出的后患就是导致不育。据有关调查表明，近年来少女手淫的发生率呈明显上升的趋势，这与一些手淫无害的宣传有一定的关系，也与社会风气趋于开放且许多媒体中性出现过多有关，结果是女性不孕症的发生率也同时增高。

生殖系统感染是不育的重要根源，也是女子手淫的苦果之一。未婚女子阴道防卫功能尚不十分健全，阴道黏膜比较脆弱，在异物的刺激下容易发生充血水肿及黏膜损伤，从而为病菌侵入大开方便之门。如果手淫工具不卫生，就更易发生感染。如有的女子喜欢用果蔬进行手淫，其上面的农药或病菌对阴道黏膜会造成严重损伤，甚至会导致农药中毒。有些女子喜欢用圆滑的玻璃制品当作手淫工具，结果玻璃破裂嵌入阴道，引起阴道外伤乃至大出血。更多的女子会用手指进行手淫，手指因接触多种物品难免带有许多病菌，尤其是指甲缝中藏垢带菌，后患无穷。

上述的各种不洁手淫，往往容易导致发生阴道炎、宫颈炎、子宫内膜炎、输卵管炎，严重者还可以导致腹膜炎、败血症等反复的炎性破坏，输卵管内膜及肌层均可导致创伤如瘢痕形成、黏膜纤毛坏死，最终会导致输卵管梗阻及蠕动功能有障碍，婚后可严重影响卵子、精子的运行及受精卵着床，导致不孕或宫外孕。

经常手淫的未婚女子，盆腔瘀血综合征、痛经等症的发生率也相当高。手淫造成的心理障碍，也可造成不育；有些女子由于频繁手淫，身体罹患疾病，加上婚后性生活难以获得理想的效果，结果思想负担重，有的人还可发生性冷淡，给生育增加了许多困难。

另外，有些女子对生殖器官的位置不清楚，手淫活动中常将尿道误认为阴道，同样能得到舒服和满足感。

据研究，尿道具有一定的"吞咽"能力，加上女性尿道比较短和直，当用较短的异物作为手淫工具时，尿道很容易将异物吸入膀胱内，如果害怕遭到他人嘲笑，不敢暴露真相，不愿去医院诊治，就很容易发生急性尿潴留及泌尿系统反复感染与生殖系统感染，它们可互相影响并可能会形成恶性循环。

5. 免疫性因素

免疫性不孕是指患者排卵及生殖道功能正常，无致病因素，配偶精液常规检查正常，但有抗生育免疫证据存在。这是由生殖系统抗原的自身免疫或同种免疫引起的。

免疫性不孕在医学上并不是特别的常见，所以说很多女性朋友都在不知不觉当中成为一个免疫性不孕的患者。那么免疫性不孕的症状都是什么呢？

专家指出，免疫性不孕的症状不是很显著，如果男女身体正常，没有不适，半年不避孕就能怀孕，但是若超过半年还不怀孕的就要检查了。这种不孕症几乎没什么外在表现，建议患者尽快到正规的不孕不育医院检查。

（1）女性免疫性不孕的原因

免疫性不孕常和经期同房、没有及时治疗疾病有密切的关系。建议女性积极预防子宫内膜炎、输卵管炎，以免因病菌导致摄入体内的精子丧失活力而引发女性不孕。

（2）如何预防女性免疫性不孕

预防女性免疫性不孕，可以从以下几个方面入手：

① 定期检查身体，及时发现疾病并进行治疗。

② 注意卫生清洁，养成良好的卫生习惯。尤其是注意生殖器官及外阴的卫生。

③ 注意预防感染，主要是要防治生殖系统的感染，积极治疗急性或慢性炎症，尤其是应该彻底杜绝滥交和不洁的性生活。

④ 注意锻炼身体，增强自身的抵抗力，避免疾病的发生。

（3）免疫性不孕女性的饮食禁忌

现在许多女性都缺乏对免疫性不孕的了解，要知道免疫性不孕占女性不孕的 20%~30%。专家指出，在患免疫性不孕后若不及时治疗会导致更大的危害。那么，在接受治疗的同时也要注意饮食禁忌，可使治疗效果事半功倍。

① 不要摄取太多或太少的脂肪：脂肪太少会干扰女性月经规律，所以女性如果为了爱美而过度减体重，可能会影响子宫的受孕能力。专家建议，女性最好将体重控制在标准体重正负 10% 的范围之内。脂肪太少了不好，太多了亦会影响受孕。高脂肪食物不但会使体重上升，也会造成女性经期紊乱，排卵不良。

② 不要摄取太多的咖啡因：摄取太多的咖啡因会降低女性的受孕几率。所以，专家建议女性朋友平时少喝咖啡和少吃巧克力。

③ 少吃胡萝卜：太多的胡萝卜素会影响卵巢的黄体素合成，使之分泌减少，有时甚至会造成无月经、不排卵、月经紊乱等。如果吃大量的胡萝卜，就会造成血中胡萝卜素偏高，出现不孕症、无月经、不排卵等异常现象。

④ 少吃含钾、钠多的偏碱性食物：免疫性不孕主要是精子不能很好地生存。通过饮食，可以改变人体内的酸碱度，创造一个适合精子的环境，所以要多吃一些酸性食物或富含钙、镁的食物。如不含盐的奶制品、牛肉、鸡蛋，以及花生、核桃、杏仁、五谷杂粮、水产品等。含钾、钠多的偏碱性食物，包括苏打饼干、不含奶油的点心、各种果汁及粮食中的根茎类，如白薯、土豆、水果、栗子等。

⑤ 少摄入含食品添加剂的食物：食物添加剂可引起不育。所以，专家建议女性朋友应少吃零食等含有食品添加剂的食品。

6. 女性染色体异常可造成遗传性不孕

染色体是遗传信息单位基因的载体，染色体异常是引起女性不孕的一个重要因素，具有多种形式，临床表现也不尽相同，但共同特征是影响卵巢发育。

正常的人体细胞染色体数目为 23 对，并有一定的形态和结构。染色体在形态结构或数量上的异常被称为染色体异常。由染色体异常引起的疾病为染色体病，染色体病在临床上常可造成流产、先天愚型、先天性多发性畸形等。

正常女性性染色体为 XX，若染色体数目或结构异常可影响性腺，而卵巢发育异常会发生遗传性不孕症。

二、男性不育的原因

人们常常将"不育症"和"不孕症"混为一谈，其实两者在医学上的定义是有区别的。根据调查，新婚夫妇婚后 1 年内怀孕者为 68.5% 左右。若育龄夫妇婚后同居，未采取任何避孕措施，性生活正常，2 年以上女方仍未受孕，则可确定为不孕。

而"不育症"则是指育龄夫妇结婚同居后女方曾妊娠，但均因自然流产、早产或死产而未能获得活婴者。由男方原因造成的不育症或不孕症叫作"男性不育症"或"男性不孕症"，老百姓一般将其统称为不育症。

不育症，世界卫生组织已明确指出，正常育龄夫妇有 12 个月以上的、没采取避孕措施且有规律性生活而仍未受孕即可诊断为不育。已婚夫妇不育症发生率约 15%，其中由男性因素引起的不育症占 50%，称为男性不育症。

男性不育有很多原因。先天性问题较多，后天性比较容易克服，只要医疗得当，还是有机会再育。

1. 精子精液异常

说到不孕不育，大部分人都认为是由女性疾病引起的。其实，现代社会，男性不育的患者也在不断增加，很多疾病都会导致男性不育，其中精子的质量和数量问题是最大的原因。

（1）无精子或精子过少：精液中精子密度低于 0.2 亿 /ml 时，女方受孕机会减少或不育。这种不育可分为永久性和暂时性。前者见于先天性睾丸发育障碍或睾丸、精子严重病变者；后者多见于性生活过频，导致生精功能一度衰竭，精子减少而不是没有精子。

（2）精子过多：男性精子过多也会导致不育。如果精子数量超出正常范围较多，可能患有前列腺炎。

（3）精子质量差：精液中无活力或死精子过多，常可造成不育。

（4）精液理化性状异常：正常精液射出后很快凝成胶冻状，在以后的 15~30 分钟内又全部液化。如果精液射出后不凝固，或液化不全，常提示精囊或前列腺有病变。细菌、病毒感染生殖道也可造成精液成分的改变，以致引起不育。精液中致病菌大于 103 个 /ml，非致病菌大于 104 个 /ml，均可引起不育。

精子是延续后代的必要条件。精子的质量决定着男性生育能力的好坏。在临床病例中，有很多因精子异常而导致男性不育。

下面是影响精子质量的因素：

① 生殖道感染：生殖道感染首先影响精子的生成和精子的运输，造成少精症而引起生殖能力下降。生殖道感染也可引起精子活力变化，生殖道感染可抑制附属性腺分泌，使精子的活力和数量严重下降而导致不育。

② 嗜烟与酗酒：男性对烟、酒中的毒素颇为敏感，尤其是生殖细胞更易受害。研究证明，烟叶中的尼古丁有降低性激素分泌和杀伤精子的作用。长期酗酒会对睾丸的生精细胞造成损害，影响精子的产生。若长期大量吸烟酗酒会造成精液质量下降。吸食大麻、海洛因也会影响男性生育力。

③ 发烧：最近 6 个月有无发烧超过 38.5℃，如果发烧超过此温度，就会抑制精子的生成达 6 个月之久，并且发烧也会破坏 DNA。

④ 阴囊温度过高：不少男性为表现出健美身材，长期穿紧身裤，

使阴囊皮肤的散热功能得不到发挥，进而增加睾丸局部温度，有碍精子产生。睾丸是产生精子的器官，经常用很热的水盆浴、桑拿浴，使阴囊处于高温状态，会影响睾丸的生精功能。

⑤ 饮食不当：营养缺乏，如缺乏维生素 A，可导致生精上皮不长；维生素 B 缺乏，可影响垂体功能，降低生育力；维生素 C 在防止精液凝固、保持精子活力方面起重要作用；维生素 E 缺乏可引起睾丸损害；钙、磷缺乏可降低生育能力；微量元素锌和镁的缺乏也会对精子的生成及活力产生影响。

⑥ 药物损害：现代医学研究证明，不少药物可引起男性不育。如环磷酰胺可使睾丸生精功能出现障碍；甲氨蝶呤等可致精子数量减少，精子活力降低；西咪替丁等则通过抑制雄性激素分泌，从而间接降低精子的活力。

⑦ 性生活过频或不当：尽管睾丸每天可生产数千万至几亿个精子，但一次射精要 5~7 天后精子才能成熟和达到足够的数量。如果性生活次数过多或无节制，每次射出的精子数量就会减少，自然不易受孕。

⑧ 染色体异常：染色体畸变对精子的密度、活动力及形态均有严重的影响。

⑨ 阴囊受外界影响：放射损伤、化学毒品的影响均可造成少精子症。

⑩ 精索静脉曲张：精索静脉曲张是指男性睾丸、附睾、精索四周的一团柔软且蔓状或类似蚯蚓的曲张静脉。精索静脉曲张是男性的一种常见疾病。在男性不育中，因精索静脉曲张导致不育的发生率达到40%，成为男性生育的第一杀手。

精索静脉曲张通常无症状，多在常规体检时发现，或在自我体检时发现阴囊出现无痛性蚯蚓状团块，或因为不育就诊时发现。有些患者可伴有坠胀感、隐痛、不适等症状。久站、步行后症状可加重，平卧后可缓解或消失。可合并有下肢静脉曲张、痔疮等疾病。若发生精索静脉曲张时，睾丸的局部温度升高，血管活性物质增加，从而影响睾丸生精功能。

⑪ 自身免疫：生殖免疫学研究发现，男性自身免疫可影响生育能力，抗精子抗体可影响精子的产生和运送。

⑫ 隐睾：隐睾是影响精液质量的重要原因之一。单侧隐睾约60%病人不育。因此，若精子密度低，又有隐睾存在，必须及早治疗。

⑬ 内分泌异常：男性正常生精功能依赖于下丘脑–垂体–性腺轴功能的正常，其中任何一个环节发生障碍，都会影响生精功能。

⑭ 睾丸本身疾病：如有睾丸肿瘤、睾丸结核、睾丸梅毒、睾丸非特异性炎症外伤或精索扭转后睾丸萎缩、睾丸缺失等症，均可造成生精功能发生障碍，导致不育。

⑮ 染色体异常：性染色体异常可使睾丸等性器官分化不良，造成真性两性畸形和先天性睾丸发育不全等；常染色体异常可导致性腺及生精细胞代谢紊乱。

⑯ 精子发生功能障碍：长期食用棉籽油可影响精子生成，而精子自身免疫也可造成精子发生功能障碍。

⑰ 局部病变：如隐性精索静脉曲张、巨大鞘膜积液等疾病影响睾丸局部的外环境，或因温度、压迫等原因造成不育。

⑱ 经常长途骑车：骑自行车时，车座正好压迫尿道、阴囊、会阴部位。若长途骑车，会使上述部位充血，可影响睾丸、附睾、前列腺和精囊腺的功能。而骑车的颠簸震荡，还会直接损害睾丸的生精功能。

⑲ 不良心理可影响生精：研究证明，现代社会平均每6对育龄夫妇中，就有一对会出现多年不孕，甚至终生不育的情况。在不育夫妇中，能正确查明不育原因的人约占50%。近年来，科学研究发现，在原因不明的不育夫妇中，有很大比例是源于心理情志因素。

不良心理状态可影响男子制造精子的能力。英国利兹大学的科研人员研究发现，当男子常处于沮丧、失落或精神过度紧张时，他们的精子数目会大大减少，甚至会完全丧失制造精子的能力。据报道，第二次世界大战中被关押在集中营的男性战犯，检查精液时发现精液量减少，精子活力普遍降低。心理学家赫斯特研究发现，长期在死囚监狱的男人，会完全停止制造精子。赫斯特说："这虽说是一个极端情况，但这一事实起码能说明一个问题，即男人在极大压力之下会完全失去生殖能力。"赫斯特认为，压力之所以会影响制造精子的能力，是某种荷尔蒙在压力下会增加数量，而这种荷尔蒙会阻碍另一种制造精子的荷尔蒙产生。专家们指出，不育夫妇在原因不明的情况下应考虑到不良心理情志因素的影响，并加以调适，因为生殖健康是建立在心理健康基础之上的。

在现实生活中，有的夫妻结婚多年不育，精子数量总也上不去，根本原因就是夫妻感情不好，如女方常以"如果再让我生孩子就离婚"相威胁，男方心理压力极大，生精越发困难。而通过给妻子做思想工作，让她别老拿离婚说事，使妻子转变对丈夫的态度，男方心理压力减轻，精子数量往往会很快升高。

以上影响精子质量的因素均能造成不同程度的破坏作用，男性在生活中一定要引起重视。要注意身体保健，积极锻炼身体，才能避免发生不育。

2. 射精障碍

性生活后之所以会怀孕，是因为精子和卵细胞相遇，结合成受精卵所致。如果性生活时不射精，精子和卵子不能相遇，怀孕也就无从谈起。而引起不射精的原因，既有精神性的，又有器质性的。

（1）包皮过长或者包茎

包皮过长是指包皮完全遮盖阴茎头，包皮口很松，能上翻完全露出阴茎头者称为包皮过长，约占成人的1/4。包皮上翻后有包皮垢聚积、炎症、粘连、糜烂、溃疡等症者，应做包皮环切术后再结婚。

包茎是指包皮口小，不能完全上翻露出阴茎头者称为包茎，约占成人的 8%。包皮不能上翻，包皮囊内的包皮垢不易清洗干净，易患包皮龟头炎，甚至可形成包皮结石。由局部慢性炎症及包皮垢的长期刺激，可造成糜烂、溃疡，也可诱发遗尿症，甚至发生湿疣和阴茎癌。患有包茎的男性应做包皮环切术，尿道口狭窄时做尿道口切开成形术，使排尿通畅。包皮过长或者包茎可使龟头过于敏感，容易引起射精障碍。

成年人包皮过长的危害：

① 妨碍阴茎发育：在青春期由于阴茎头被包皮紧紧包住，得不到外界的应有刺激，阴茎头的发育受到很大束缚，致使性器官发育成熟后的阴茎头冠部的周径明显小，影响性快感。

② 致使阴茎发炎：包皮内有丰富的皮脂腺，能分泌大量的皮脂。过长的包皮会使包皮内皮脂腺的分泌物不能排出，皮脂和尿中的沉淀物合成乳酪状奇臭的"包皮垢"。包皮垢适宜细菌生长，故可引起阴茎头及包皮发炎。

③ 损害肾脏功能：由于阴茎发炎，可以引起尿道口或前尿道狭窄，造成排尿困难。如果出现长期排尿困难，肾脏的功能就会受到损害。

④ 引起早泄：由于包皮过长，龟头不能很好地和外界接触，以致局部神经敏感度相当高，一旦进行性生活，摩擦不了两下便会射精，长期如此，便会形成习惯性早泄。

（2）器质性因素

由器质性病变引发不射精的原因，有睾丸先天性发育不良或后天性萎缩，输精管闭锁结扎，附睾、精囊及前列腺部位的炎症、结石、狭窄，后尿道及精阜处的炎症、结石、粘连等均可造成不射精或射精困难。

此外，还有由糖尿病引起的周围神经病变、脊髓损伤、骨盆骨折及后尿道损伤等症。有许多药物如治疗精神性疾病的药物氯丙嗪、抗高血压药物呱乙啶等都可造成不射精。

专家提醒，性器官慢性炎症导致的男性在性生活时有疼痛的感觉，如果不及时进行治疗，时间长了就会逐渐出现射精障碍。

其他的一些消耗性疾病可使人身体虚弱，甚至会出现比较严重的性功能障碍。

（3）心理性因素

由于男性缺乏性教育，导致性知识不足而对性交产生误解，或者性交时过于紧张，夫妻感情不和，性生活环境差，过于劳累，心理有创伤等都可导致男性出现射精障碍。

由于婚前有过频手淫史，为了急于求成，导致过快射精，久而久之在性生活中就会出现不和谐，这就是习惯性早泄。如果男性发现自己有射精快的情况，其心理自然就会产生不良情绪，从而使疾病加重。此外，有的夫妻害怕怀孕或暂时不想生育而采取中断性交的办法，故意不射精。但是，男性强忍不射精会引起以下危害：

① 是多种性功能障碍或神经衰弱的根源：有些人强忍不射怕丢失精液，认为精液是人体的精华。实际上，精液不过是一种分泌物，不通过射精排出，必然由遗精或随着排尿而流失。而这种想法往往是造成此症的根源。

② 使男女双方都得不到性满足：射精是一种正常的生理过程，不仅可产生性快感，得到性满足，使男女双方性生活和谐，而且可使家庭生活美满，充满乐趣。男性强忍不射精必将失去这种生活乐趣，使双方都得不到满足。

③ 容易发生性功能紊乱：性反应过程是一种自然过程，人为地加以干扰或控制会使性功能发生紊乱。忍精是通过大脑克制的，这种克制可产生抑制作用，容易发生性功能障碍。有些人患有"不射精症"，就是因为"强忍"引起的。

3. 全身性因素

（1）精神和环境因素

生活环境突然改变，导致长期精神紧张；进行高空、高温、超强度劳作以及从事放射线工作。

（2）营养因素

严重的营养不良，维生素 A、E 缺乏症，微量元素如锌、锰缺乏，钙磷代谢紊乱，汞、砷、铅、乙醇、尼古丁等毒性物质慢性中毒，使用化疗药物治疗疾病等。

（3）内分泌异常

内分泌是人体最重要的一个生理系统，对人体具有很大的影响，内分泌异常并不仅在女性身上有所体现。不孕不育专家表示，内分泌异常会导致很多疾病的出现，如可造成男性不育，以下介绍的几种情况可为大家提供参考：

① 内分泌异常的病变在睾丸处，会发生原发性睾丸功能低下，比较常见的有克莱恩弗尔特综合征、放射性损伤、细胞毒素损害、营养不良等；继发性睾丸功能低下，如雄激素受体缺乏所表现的男性假两性畸形等。

② 甲状腺疾病的出现，严重的甲状腺功能低下或甲状腺功能亢进，均可影响生殖功能。甲状腺功能低下时，睾酮合成减少，精子生成受到抑制，并发生性功能紊乱。甲状腺功能亢进时常伴有男性乳房发育、性欲减退、阳痿等症。

③ 肾上腺疾病会出现阿狄森氏病、柯兴氏综合征、女性化肾上腺皮质肿瘤、先天性肾上腺增生症、醛固酮增多症等疾病，均可造成男性不育。

④ 垂体病变导致垂体功能亢进，早期可出现性欲增加、体型改变等，继而发生性欲减退、精液异常、阳痿等，导致不育。垂体功能低下，如垂体肿瘤、炎症、手术损伤或放疗破坏垂体，致使垂体功能低下，出现性欲、性交能力降低，睾丸萎缩，精子生成障碍。垂体肿瘤可

使血中催乳素水平升高，干扰LH分泌，抑制睾丸生精功能及发生阳痿，从而导致男性不育。

所以，对于因内分泌异常造成的男性不育，一定要及早预防。

4. 遗传性疾病

遗传性疾病会引发男性不育。很多男性朋友会有这样的疑问。在男性不育症的诊断和治疗中，人们对常见的男性不育因素比较熟悉，而对引发男性不育症的遗传性疾病却所知甚少。医学上所说的遗传性疾病，是指父母的生殖细胞，也就是精子和卵子里携带有病的基因，然后传给子女并引起的疾病。

引发男性不育的遗传性疾病主要有以下几类：

（1）先天性睾丸发育不全

此病较为常见，在男性新生儿中约占 1/500，本病在儿童期通常无症状，而在青春期出现症状。典型的临床表现为：四肢生长过长，肌肉发育差，常见女性乳房，面部和体部毛发稀疏，睾丸小而硬，睾丸镜检可见纤维化和玻璃样变性，生精过程严重障碍或停止，血中 FSH 和 LH 偏高，性腺功能低下，多伴有智力迟钝和性功能障碍。该病是由性染色体异常所引起的，通常无法治愈。

（2）特纳氏综合征

患者的染色体核型大多是 46，XY，仅少数为染色体嵌合。该病临床表现为身材矮小，蹼颈，耳朵位置低，盾状胸，隐睾及生精功能发生障碍，血清中雄激素水平低，多数丧失生育能力。

（3）性逆转综合征

此病的临床表现与克莱恩费尔特氏综合征相似，外表为男性，具有男性心理状态，但睾丸小，无阴毛或阴毛稀少。染色体核型为 46，XY。

（4）纤毛滞动综合征

此病多有近亲结婚家族史，临床表现为内脏反位（如：右位心），

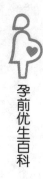

支气管扩张和慢性鼻窦炎，精子尾部纤毛运动失常，其原因是这些部位的纤毛发生运动障碍。

（5）唯支持细胞综合征

此病发病率约为3%。外形上无先天畸形表现，但睾丸中缺乏生精细胞，无精子，血清FSH升高，但睾酮水平正常。

5. 过度手淫会造成男性不育

手淫本身对人体没有伤害，只是过频、过快导致其他方面的疾病才给身体带来影响。如频繁的手淫，使泌尿生殖系统长期充血，局部免疫力下降，从而引起尿道炎、前列腺炎、精囊炎等；手淫过频，性神经过度兴奋，长期下去会导致性神经疲劳，从而引起性欲减退、阳痿、勃起不坚等。

过度手淫会造成男性不育，手淫时如果贪图射精的快感，时间很短就射精，长此以往，就会使性反射时间缩短，引起习惯性早泄。

手淫如果形成习惯，容易对正常性生活失去兴趣，从而给婚后生活带来影响。一次手淫或性生活所消耗的能量，相当于百米运动员一次百米比赛消耗的能量，因此，手淫过频，很容易导致机体虚弱无力。加上对手淫不能正确理解，盲目追求，或害怕，给自己的心理造成压力和影响，长此以往，就会导致神经衰弱等症状。

长期手淫会出现以下症状：

① 早泄：由于手淫的方式和正常性交有较大的差别，习惯了较为宽松、射精较易出现的手淫方式后，就容易在正常的性交中因性器官的紧密接触、刺激较大而出现早泄。这种情况最常见于用手握挤压方法进行手淫的男性。

② 不射精：不射精常见于以刺激龟头黏膜进行手淫射精的男性。由于龟头黏膜神经较为敏感，当习惯了以摩擦的方式刺激龟头黏膜进行手淫、射精后，随着时间的推移，龟头黏膜的神经敏感性渐渐减低，到

最后发展到需要强力的摩擦刺激才能激发射精的出现。这样，当进行正常的性交时，由于性交中无法达到手淫时强烈的摩擦，就出现了不射精，体验不到正常性交的愉快感觉。

③ 勃起功能障碍（阳痿）：由于手淫不需要阴茎完全勃起就可以进行，如果习惯了阴茎勃起不全时进行手淫，正常的阴茎勃起系统就会习惯这种性行为方式，出现勃起功能障碍。表现为在正常性交时不能有完全的勃起，不能插入阴道进行性交。而这又会加重患者的心理负担，进一步加重阳痿的症状。

6. 有些性交姿势会导致不孕不育

性交体位有男上位、女下位、侧位、坐位、蹲位、后进位、胸膝位、站位等常用的 8 种，有些性交体位可增加性感，有些性交体位可增加生育机会，有些性交体位有利于优生，有些性交体位有利于卫生保健和预防疾病。

有些性交体位是不利于生育的，如女上位，这种体位可增加夫妻双方的性感，但高潮以后精液大部分会向下外流，这对生育是不利的。有些女性虽然性生活时采取男上位，但女方因子宫后位、阴道过短或阴道后穹窿处很浅，精液藏不住会自阴道口流出而不利于生育。

要克服以上这些障碍，可采取以下两项措施：

（1）胸膝位

女方俯身跪于床上，胸贴床垫，两手置于头部前方，大腿与小腿稍屈曲，两大腿分开，男方也跪于床垫上然后交接。这种体位可使精液较好地停留于女方阴道里而不易流出。

（2）女方仰卧

臀部稍抬高，两腿屈起，性交后继续仰卧 20~30 分钟，使精液不致立即外溢，如此可增加受孕机会。此种方法适用于子宫后位、阴道过短或阴道后穹隆较浅的不孕患者。

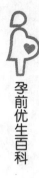

不管何种体位，为了避免性交后精液外溢，性交前应养成良好的习惯，最好于性交前排解小便。一般性交后不宜立即排尿，以免精液溢出，减少怀孕的机会。

 三、如何预防不孕不育的发生

专家指出，不孕不育要从以下几个方面进行预防：

1. 普及性知识，讲究卫生

在现代社会中，性生活已经没有什么羞涩之说了，所以向人们广泛宣传，以增加性方面的知识，从而减少性器官疾病的发生，也就是减少不孕不育的发生。

2. 积极防止各种疾病

全身系统的疾病也可能会引发不孕不育，所以大家应该积极预防并治疗身体的各种疾病，尤其是性器官方面的疾病。

3. 减少人流药流

反复的人流药流，会增加子宫的风险，而且会降低生殖方面的防御，一旦因手术出现刮伤或者不洁情况，就会增加病菌感染的几率，引发输卵管炎、子宫内膜炎，或形成附件炎性包块等疾病，有些女性的手术还会引起月经不调、宫腔粘连等症状，这对生育是非常不利的。

4. 保持良好的心态

不良情绪会影响人体的内分泌系统，这也就是为什么有些夫妻因为求子心切，反而不能生育的道理。

5. 注意自我保护

对于从事某些特殊工作的男性，应该避免接触放射线、某些有毒物质、高温环境等，如果想要生育，最好脱离这样的环境半年以后再进行生育，从而将不孕的因素降到最低限度。

四、不孕不育的检查和治疗

随着医学科学的进展，经过治疗的不孕夫妻怀孕率可达到30%~50%。因此，对不孕症应有一个正确的认识，积极诊疗是提高受孕率的前提。下面是不孕不育的相关检查内容。

1. 不孕不育的相关检查

（1）如果外观检查无异常，男方首先做精液检查。

（2）如果精液检查正常，基本上可排除男方造成不育的可能，应从女方找原因。

（3）如果精液检查结果是无精子，接下来需做睾丸穿刺。

（4）如果穿刺结果是无生精能力，则说明是男方没有生育能力，不需要继续做其他检查。

（5）如果精液检查结果是少精、精子活力不够或畸形等，可从两个方面查原因：查"精子的运输"是否出现问题，如输精管堵塞、精索静脉曲张等；查"精子的上司"——大脑中枢神经是否出了毛病。

（6）女方检查遵循"渐进式、排雷法"。

（7）初次就诊，做一般的妇科检查，是否有生殖器官畸形，以及阴道炎、子宫肿瘤等妇科病，如有则应治疗后再怀孕。

（8）检查输卵管：如果前面的妇科检查都正常，需在月经干净后3~5天，做输卵管通液检查。如有输卵管堵塞则需治疗使之通畅。

（9）检查内分泌：如果前面的两项检查都正常，则可在月经周期的第8天开始B超监测卵胞生长情况及有无排卵等。前面的检查都找不出问题时，再查抗子宫内膜抗体、抗精子抗体以及染色体检查等。

（10）腹腔镜检查：最大的检查且费用相对要高，但是准确度较高，初次就诊不适合，反复检查仍找不出原因时，可试一试此方法。

专家指出，不孕不育夫妇要选择专业生殖医院就诊；不孕症的治疗周期较长，患者应充分配合；检查治疗要规范；夫妻双方同查同治；中西医结合进行不孕不育治疗可提高治愈率，临床实践证明，中西结合治疗可以提高排卵障碍性不孕的治愈率；对于年轻的夫妻如不准备生育时，应选择合适的避孕方式，切忌反复进行人流、药流，以免引起不孕。

2. 女性不孕常见的检查项目

（1）病史

结婚年龄及健康状态，性生活情况，有无避孕措施，具体方法和时间。

（2）体格检查

有无全身疾患，如结核、炎症、肿瘤和畸形等，有无内分泌失调症。

（3）妇科检查

内、外生殖器官的详细检查。

（4）排除全身疾病的检查

血、尿常规，胸透，血沉。

（5）卵巢功能检查

常用的有：

① 基础体温测定；② 子宫颈黏液结晶检查；③ 阴道脱落细胞周期性涂片；④ 诊断性刮宫或经期取子宫内膜；⑤ 垂体或卵巢激素测定。

（6）输卵管通畅性试验

输卵管通液术、输卵管通气术或子宫输卵管碘油造影术。

（7）子宫腔镜检查

了解子宫腔内的情况，如有无子宫畸形、息肉、粘连或黏膜下肌瘤等。

（8）腹腔镜检查

此方法能较为直接地观察到腹腔内有无粘连，以及子宫、卵巢和输卵管的发育情况。

3. 继发性不孕的检查项目

继发性不孕的原因有很多，继发性不孕是指曾经生育或怀孕过，夫妻在一起一年以上而未采取避孕措施仍未怀孕的女性。这样的现象是很普遍的，而引起继发性不孕的原因也有很多，常常表现在年轻的女性身上。继发性不孕不育的多数患者都是与做人工流产与药物流产史有直接的关系。

继发性不孕不育是现在很常见的一种女性不孕不育症，一定要尽早对出现的情况进行及时有效的治疗。

人流、药流是导致继发性不孕的主要原因，随着人工流产人数和次数的增加，女性继发性不孕的患者也不断增多。特别是一些不当人流更是成为继发性不孕的罪魁祸首。人流有可能会使子宫内膜受损，导致闭经或月经量少，也有可能会引发子宫内膜炎，使受精卵不能着床，引起继发性不孕；人流也可以造成附件炎，致使输卵管不通、积水等，由此引起继发性不孕。

针对继发性不孕的治疗，首先要明确造成继发性不孕的原因，然后做针对性的检查。下面介绍继发性不孕不育的检查项目：

（1）做 B 超

以了解子宫附件的情况。如果出现月经不规律，需要做内分泌激

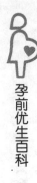
素的检查。

（2）做常规的妇科炎症方面的检查

是否有生殖道的炎症，还要做输卵管造影的检查，输卵管是否通畅，如果是有堵塞的部位就要进行疏通。同时，继发性不孕最好还应做一个病史检查。除一般性病史外，应特别注意以下情况：

① 结婚年龄、婚次，有无避孕史及避孕的方法与时间等；配偶的年龄、职业、健康状况、相关的既往史等。

② 性生活的频率、时间与排卵的关系，有无性生活障碍及性欲异常；既往妊娠史有无流产（包括人工流产）、早产、死胎史；有足月分娩者，应了解孕期、分娩及产后有无异常，如有无难产、产后出血等，同时也应了解授乳情况。

（3）不孕症治疗史

在何时、何地做过何种检查与治疗，结果如何。详细记录检查时的情况和治疗后的反应。

综上所述，继发性不孕的诊断主要就是根据以上所提到的几个方面进行的，通过了解患者的疾病史、生殖系统疾病等情况，可以对女性的不孕病因做出准确的判断。

专家指出，如果女性出现了继发性不孕，千万不要盲目地进行治疗，一定要及时到专业的医院进行检查，要详细查出病因后再对症进行治疗。对于继发性不孕不育应该及时治疗，但是检查对于继发性不孕不育的治疗是很重要的，早查才能早治疗。

4. 男性不育常见的检查项目

（1）微生物检查

男性泌尿、生殖系统感染常常可导致男性不育。

（2）遗传学检查

男性相关染色体及基因的正常是维持正常生殖功能的基础。染色体及基因的异常会导致性分化异常和精子生成障碍，从而严重影响生殖功能，可能会导致男性不育。

（3）精液常规检查

这是测定男性生育力的最基本、最重要的临床指标。

（4）内分泌检查

生殖内分泌功能障碍可影响男性的性功能和生殖功能。

（5）精浆生化检查

对精浆的化学成分分析有助于对附睾、前列腺、精囊腺功能的了解。

（6）前列腺液检查

前列腺炎可导致男性不育。

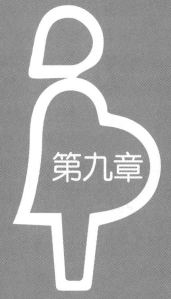

第九章 恭喜你走了好"孕"

　　生育的前提是男方提供的精子和女方提供的卵子各自携带着父母的遗传物质，通过性交而结合在一起，完成受精过程，即一个新生命孕育成功。受孕的过程是一个既微妙又复杂的生理过程，受到许多因素和条件的影响与制约，并且充满了许多的偶然性。那么，如何才能有好"孕"呢？

一、怀孕最佳时机

据世界卫生组织抽检结果证明，孕妇即使在各种检查、诊断结果均为正常的情况下，仍有 2% 的胎儿出生后会出现某些方面的异常问题。因此，对于准备怀孕的女性来说，如何在怀孕前做有计划的优生，是一个不得不引起重视的问题。

1. 影响男性与女性生育能力的因素

女性初潮以后就有了受孕的能力；男性性成熟后可以产生成熟的精子，也意味着具备了生育能力。而且，男性的生育能力维持时间明显较女性长，甚至持续到性功能丧失以后。当然无论是男性或女性，其生育能力会随着年龄的增长而逐渐降低。

育龄女性在未采取任何避孕措施的情况下，其平均受孕机会为同居 3 个月约为 57% 受孕，6 个月约为 70%，1 年约为 85%，2 年约为 93%。这里指的是育龄女性的平均受孕机会。然而，生育能力会受到生理、精神、宗教信仰及社会等许多因素的影响。精神受到明显创伤或外界压力的女性，其生育能力可明显受损，甚至会影响正常月经。

人类的某些种族可能有较强的生育能力，甚至饮食习惯也明显决定了某一地区居民的生殖能力。如在我国吃棉籽油的地区，男性不育的发病率就比较高。

2. 男性与女性各年龄段生育的优缺点

年龄是优生优育的关键，专家们提倡适龄女性最好在 34 之岁前完成生育计划。那么，女性各个年龄段怀孕会有哪些优点和生产风险呢？现在做一个详细的分析。每一个年龄阶段都会遇到不同的生产和育儿问题，年轻时担心没有足够的物质基础；太晚生又怕受孕困难，将来带宝宝体力不足，以及宝宝身体是否健康等问题。其实，一切事情都是可以随机应变的。

（1）25~35 岁女性最适合生育

从医学上来说，极端年龄指的是 20 岁以下和 35 岁以上的女性，容易发生产科并发症。因为，这个时候怀孕及生产的风险很大，无论是对妈妈还是宝宝都是不利的。最适合女性生育的年龄则应在 25~35 岁。专家针对不同年龄阶段可能产生的问题和解决方式，分别做了详细的分析。

25~35 岁是女性最佳的生育年龄。这一时期女性发育成熟，卵子质量高，而且骨盆韧带和肌肉弹性好，怀孕生育期间的并发症少，分娩危险小，对胎儿生长发育都十分有利，所以相对而言早产、畸形儿和痴呆儿的发生率低。而女性过早或者过晚怀孕，其身体负担较重，容易对自身和胎儿造成不利。

虽然女性的生殖器官在青春期结束的时候就已经基本发育成熟，理论上就可以怀孕了，但从统计结果上来看，早育生产的婴儿，先天性畸形的几率非常高。

（2）30~35 岁的男性最适生育

在考虑女性孕育年龄的同时，男性的生育年龄也不可忽视。研究证明，男性最佳生育年龄为 30~35 岁，因为男性精子质量在 30 岁时达到高峰，然后能持续 5 年的高质量。在这个时期，精子的活力最好，有最强的生命力，所孕育的孩子智力也最高。而男性过了 35 岁，其精子的质量及体内的雄性激素就开始衰减，平均每过 1 年，睾丸激素的分泌量就下降 1%，男性年龄过大，精子的基因突变率相应增高，精子的数量和质量都得不到保证，这些都对胎儿的健康产生不利的影响。

此外，在这个年龄段的男性，不仅各方面都非常成熟，生活经验较丰富，事业稳定，经济状况良好，有能力抚育好婴幼儿，而且还懂得关心爱护妻子。

（3）最佳生育组合：男性比女性大 7 岁左右

男女生育的优化年龄组合是男性比女性大 7 岁左右为宜。父亲年龄大，智力相对成熟，遗传给下一代的"密码"更多些；母亲年纪小，生命力旺盛，会给胎儿创造一个更良好的孕育环境，有利于胎儿生长发育，所以这种"优化组合"生育的后代易出"天才"。

法国遗传学家摩里士认为，男性精子质量到 30 岁的时候达到高峰，之后可以持续 5 年的高质量期。所以对于男性来说，30~35 岁是最佳的生育年龄。而女性则在 23~30 岁卵子质量最高。这时，如果怀孕生子，胎儿生长发育最好，分娩危险也最小。由此得出的结论是，人类最佳的生育组合年龄为男性比女性大 7 岁左右。

国内有关专家则认为：女性的最佳生育年龄应该为 25~30 岁，这期间女性的卵子成熟最好，异常率低，是生育的最佳时期，早于或者晚于这个年龄段，卵子就可能会存在问题。而男性的生育年龄持续的时间很长，有的人 80 多岁还能生育，男性最佳生育年龄却没有确定，只能说比女性稍微靠后。因此，男女最佳婚配并不一定就是男性大女性 7 岁左右，只要稍微大上几岁就可以。

（4）20 岁以下的女性不适合生育

20 岁前结婚生子属于早婚早育，这不仅对男性与女性的人生都会有很大的影响，而且对孩子也有很大的影响。因为，如果母亲的年龄过小，自身还没有完全发育成熟，生殖器官和骨盆还处在发育阶段，会增加难产的机会或造成并发症。同时，胎儿还会与仍在发育中的母亲争夺营养，这对母亲的健康和胎儿的生长发育都不利。另外，从培养孩子的角度来说，父母社会经历的薄弱也会直接影响到孩子的智力教育。

生育是一生中的大事，男女双方必须在各方面都成熟后再进行。

女性要健康地生育，首先要保证生理上的各个器官都有最好的状态，女性生殖系统包括卵巢、子宫、激素分泌等。女性 20 岁以上生殖器官基本发育成熟，卵巢规律分泌激素和排卵；25 至 28 岁之间的女性各方面的状态最好也最稳定，其卵子质量高，激素分泌水平稳定，因此这一年龄段生育最好。

（5）35 岁以上的女性生育危险大

年龄在 35 岁以上的产妇即称为高龄产妇，而且高龄产妇在怀孕时产生的一些身体上的并发症，也会比年轻的产妇多。所以，不论是初产妇或是经产妇，最好能在 35 岁以前完成生育计划。

高龄产妇妊娠与分娩的危险系数高。一是容易流产，妊娠成功率不高。35 岁及以上的产妇比 20~29 岁的产妇自然流产率增加 3 倍。二是妊娠后期易并发妊娠高血压综合征，致使胎儿发育缓慢，死胎、死产的发生率及围产儿死亡率也随之升高。高龄初产妇的妊娠高血压综合征发病率约为年轻初产妇的 5 倍。三是胎儿畸形率高。四是产妇发生高血压、糖尿病、心脏病等并发症的几率高，对胎儿的生长发育不利。

因此，想要孩子的女性们，在做好职业规划的同时，千万不要错过最佳生育期。

3. 最佳受孕时机

有备而孕，才能优生优育。掌握以下几个怀孕的最佳时机，不仅能够增加受孕的几率，还能孕育出更健康的宝宝。

（1）一年中最佳怀孕月份

虽然受孕是一个顺其自然的过程，但是提倡优生的父母越来越多，除工作、身体等因素之外，"天时"也越来越受到人们的关注。那么一年当中什么时候怀孕最好呢？一年有春夏秋冬四个季节，每个季节又分为3个月，最适合怀孕的时候一般认为是夏秋季节，也就是每年的7~9月份。其原因是：

① 物产丰富：怀孕初期，准妈妈最需要补充多种营养素，这个时候是一年中瓜果蔬菜最丰富的时候，而且多数都出自自然环境，不是大棚产品，质量最好。即便是因为早孕反应而影响食欲，各式各样的瓜果蔬菜也能够满足准妈妈的需要。

② 阳光灿烂，温度适宜：夏末秋初，北半球迎来了最舒适灿烂的阳光。准妈妈可以充分接受阳光，促进体内钙、磷的吸收，利于胎儿的生长发育。立秋之后，夜晚凉爽的温度也利于准妈妈安眠休息。基本上整个孕期都不会过于燥热，有利于胎儿的智力发育。

③ 不易受流行病影响：一般春季是风疹、流脑、腮腺炎、流感等高发的季节，到了夏末秋初则相对安全，准妈妈也不用过于担心。当然，夏末时节温度较高，要注意饮食卫生。

④ 分娩季节适宜：7~9月份怀孕，分娩一般都在第二年的春末夏初，温度适宜，既不是酷暑，又不是严寒，便于产妇和新生儿护理，特别是洗澡和外出都不容易着凉。温暖的阳光，丰富的瓜果与蔬菜，有利于产后恢复和哺乳。

当然，所谓的最佳怀孕时机是从优生角度考虑的。怀孕是顺其自然的过程，即便是其他季节怀孕了，也没有任何问题。

那么，不同季节受孕要注意什么呢？

在不同的季节受孕，所要准备的也是不同的。胎儿的生长发育有一定的规律性，从受孕到孕3月时，胎儿的大部分器官已基本形成，之后主要是继续生长和各种功能的发育。一般来说，怀孕3个月往往是整个妊娠最关键的阶段。而一年中的四季又各有其特点，所以在不同季节受孕及度过孕早期，对胎儿的发育会有不同的影响。

在我国大部分地区，春秋季节的气温对人都很适宜，人们在户外活动的机会较多，日照时间较长，此时受孕能呼吸大量的新鲜空气，对胎儿的神经系统发育大有好处。但是，春秋季节往往是某些传染性疾病易发的季节。如在秋冬或冬春季交替时，温差变化较大，气候干燥，特别是北方的秋天，流感的发病率较高。虽然流感病毒是否直接威胁胎儿尚不清楚，但是流感所引起的发烧，特别是发生在孕早期，会使自然流产、死胎、畸形儿的发生率增加。所以，在春秋季节怀孕时要注意预防感冒，少去人口密集的商场、影剧院，并注意与感冒病人隔离，以减少患病的机会。

夏天，食物丰富对营养有利，但是由于天气炎热，出汗较多，人们常常大量食入冷饮及生冷瓜果、蔬菜，即使是鸡鸭鱼肉也愿意吃凉的。如果这些食物未洗干净或已变质，会增加胃肠道感染性疾病的发生率，轻者腹泻、呕吐，重者会出现高热、脱水及电解质紊乱，需用抗生素等药物治疗，而所有这些都会对胎儿产生不良影响。因此，在夏季怀孕时，要注意饮食卫生，特别是瓜果、蔬菜要洗净，更不要食入已变质的食物。

冬季休假多，喜事多，怀孕也多。但因天气寒冷，人们尽可能减少户外活动，大部分时间都是在有暖气或炉子的屋里度过。如果门窗紧闭，不及时换气，再加上炉子里散发的一氧化碳气体，就会使室内空气污浊，孕妇会感到全身不适，对胎儿的生长发育，特别是对胎儿中枢神经系统也有不良影响。所以，孕妇在冬季，要预防一氧化碳中毒，在下午天气暖和时到户外做一些适宜的活动，多呼吸一些新鲜空气，以利于胎儿生长发育。

（2）一个月中最佳的怀孕时机

女性卵巢每个月一般都会排出一个卵子，卵子排出后可存活1~2

天，男性精子在女性生殖道里可存活 2~3 天。因此，在排卵日前 2~3 天和排卵后 1 天进行性交受孕几率会更高。对于月经周期正常的女性，排卵日一般在下次月经前的 14 天左右。

巧用排卵期公式计算排卵期：

正常女性每个月卵巢中都会有一个卵子发育成熟，卵子长成就会从卵巢进入输卵管，然后进入子宫。子宫两侧各有一个卵巢，哪个卵巢排卵没有固定规律。月经正常的女性排卵周期都很有规律。一般来说，28 天月经周期排卵应在月经来潮前 14 天左右。但月经周期因人而异，具体排卵期也有差别。所以，一般把排卵日之前 5 天到之后 5 天加在一起，称为"排卵期"，即易孕期。

计算排卵期不论对受孕还是避孕都很重要。最科学、最准确的办法是通过医学手段检测，但很多时候人们嫌麻烦都不愿去医院。有没有不用去医院又能自己搞定的办法呢？其实最常用的排卵期计算方式是"公式法"。不过，这种方法首先需要了解自己的月经周期，连续观察几个月，计算出月经周期的最长和最短天数。要注意：月经周期是指此次月经来潮的第一天到下次月经来潮的第一天之间的间隔。

掌握了月经周期，就可以按照以下公式计算了：

排卵期第一天 = 最短一次月经周期天数减去 18 天

排卵期最后一天 = 最长一次月经周期天数减去 11 天

如月经周期最长为 30 天，最短为 28 天，那么，排卵期第一天 =28-18=10 天（即此次月经第 10 天），排卵期最后一天 =30-11=19 天（此次月经第 19 天）。如果每月周期规律，如固定 28 天，那么排卵期一样可以计算出来，即此次月经的第 10~17 天。

但是，排卵期公式并不是百分之百准确，排卵时间受环境、情绪、健康等很多因素影响，可能会提前或推迟。所以，计算排卵期的方法最好作为参考。

在易孕期的性生活频率：

　　理想的频率应该是隔天一次，或者是每周 3 次。但需要注意的是，每天都同房是不会提高受孕几率的，这样不仅会导致男性精液量减少，而且还会非常耗费体力，使双方都感到疲劳。

　　（3）一天中最佳怀孕时机

　　人体机能在 24 小时中并不相同。一般来说，早上到中午是人体状态的上升阶段，中午到下午是人体机能相对低落的阶段，而在 17~22 点之间人体机能又会再次上升，但到 23 时左右又会迅速下降。这也与一般人的作息习惯相符。

　　一生、一年、一个月中都有最佳的受孕时机。那么，一天中何时同房对受孕成功与否有影响呢？答案虽然不能肯定，但国外有研究指出，北半球女性在 7 月至次年的 1 月间，约有 90%，排卵发生于下午 16~19 时之间；春季则有 50% 的女性，排卵发生于子夜至上午 11 时之间。

　　专家指出，根据中国人的生活习惯，建议同房时间宜选择在晚上。若晚上夫妻双方比较疲倦，可以在第二天早上充分休息后再同房。但无论是在一天中的哪个时段同房，只要精力充沛、身心放松的那一刻，都可成为最佳受孕的时间。

　　需要注意的是，女性在同房后不要急于起身，长时间平躺也有利于增加受孕的几率。

　　学会巧妙地运用性高潮、性交姿势、性交频率、性交时机、性欲高低等，不仅可以避孕，而且有助于孕育优秀的宝宝。

4. 性高潮时孕育的孩子更聪明

　　性高潮是夫妻间性生活和谐的标志。国外学者发现，性反应越好的女性在性生活后，子宫颈里的精子数目越多，怀孕几率也就越大。

　　专家指出，性高潮时子宫内出现正压，性高潮之后急剧下降呈负压，精子易向内游入宫腔。同时，由于性兴奋，子宫位置升起，使宫颈口与精液池的距离更近，有利于精液向内游入。

此外，阴道正常 pH 值为 4~5，不利于精子生存活动。而在达到性兴奋时，阴道酸碱度发生改变，随着分泌物增多，pH 值升高，便于精子向女性体内"突击"。

对于生育能力正常的夫妻来说，没有性高潮并不代表不能怀孕。和男性以射精为高潮标志相比，绝大多数女性难以在每次性生活中都达到性高潮。有不少女性在婚后较长一段时间后，或是生过小孩子后，才逐渐出现性高潮的感觉。

实际上，性高潮的重大意义更体现在优生上，女性在性高潮时孕育的孩子更聪明。美国性科学家通过试验得出的结论：孩子的智商与母亲怀孕时有无高潮有关。

这是因为，女性达到性高潮时，血液中的氨基酸与糖分能渗入生殖道，使进入的精子存活时间延长，运动能力增强。同时，小阴唇充血膨胀致使阴道口变紧，阴道深部皱褶伸展变宽，便于储存精液，子宫颈口松弛张开，使精子更容易进入。

精卵结合如同"千军万马过独木桥"，经过激烈的竞争，数千万个精子中通常只有一个强壮而带有优秀遗传基因的精子能够成功与卵子结合。而参与竞争的精子数越多，孕育出智商较高的孩子的机会就越大。因此，年轻夫妻应注意性生活的质量，抓住女性进入性高潮的机会并使其受孕。

5. 受孕需要浓情蜜意

专家指出，性欲的顺畅高低与否，甚至关系到优生的成败。古人认为，受孕必须以情欲高涨为前提。如果女性进入性兴奋，却因其他因素干扰了情欲，或女方情欲旺盛，而男性却无法达到性兴奋，或者只是为了"造人"而性交，以致造成精神紧张等，这些因素都会影响优生。

生活中，愚夫笨妇也有可能会生出聪明伶俐的下一代。古人将这种看似超出常理的情况解释为"交疏而情意狎，思切而情先交，所以阴阳和而生育多也"。也就是说，情欲高涨才能形成"阴阳和"的条件，从而生出健康的后代。现代医学研究证明，女性出现精神紧张、焦虑等情绪可能会引起子宫收缩方式的破坏，并最终成为原因不明确不育的原因之一。专家指出，临床上有不少不孕不育症患者，心理背负沉重包袱，越想生，行房时反而越难达到高潮，因而影响受孕。如果在抱养一个孩子、断绝生育的想法后，精神一放松，反而在无意中怀孕了。

6. 最容易怀孕的同房频率

当一些夫妻想要宝宝时，有意增加性行为的次数，以为这样就能够尽快受孕，但结果往往适得其反。如果性行为频率过高，就可能会造成精液量减少和精子密度减低，甚至射出的精子是发育尚不成熟的幼稚型精子，因为精子的产生需要一定的时间，所以怀孕的几率自然就下降了。

频繁的性行为还能够造成女性免疫性不孕，对于可以产生特异性免疫反应的女性，倘若太频繁地接触男性的精液，易于激发体内产生抗精子抗体，使精子黏附堆积或行动受阻，造成精子无法和卵细胞结合。所以，性生活频繁仍没有受孕的夫妻，最好终止一段时间，或选用安全套3~6个月。

有的夫妻认为，"养精蓄锐"可以提高精子的质量和受孕率，所以每月只性交1~2次。若男性每月只射精1~2次，精子的数量虽然会有所增加，但精子的活动度和存活率都会下降，"老化"的精子比例将显著增加，反而不利于受孕。

那么，究竟性交频率保持在多少才合适呢？卵子离开卵巢后的寿命为1~2天，而精子在阴道酸性环境中最多能生存8个小时，进入子宫后则可生存2~3天。一般来说，性生活以每周1~2次为宜，女性排卵期前后可适当增多。

7. 夫妻生物钟优生法

每对夫妻都希望孕育出健康聪明、智力超群的宝宝，虽然影响优生的因素很多，但是利用人体的节律变化，掌握最佳的优生时机，是非常科学合理的。生物钟优生法，是目前比较新潮的优生思想，事实也证明这种做法是非常有效的。

国内外专家学者的大量实验研究证明，人体内存在近百种生物节律，人体的一切变化、生理活动（包括生殖）都受这些节律的调节和制约。其中，对人体影响最大的是"人体生物三节律"，即智力、情绪、体力，它们分别以 33 天、28 天、23 天为周期，呈正弦曲线变化。这3 个节律从出生开始直到生命终结，影响着人的一生。又因为这 3 个节律像上了发条的钟表一样，往复循环，故又称为"生物钟"。

人的每个月生物钟的运行状况都不同，有高潮期、低潮期和临界期。当这些生物钟运行到高潮期时，人体内各种生化、重量活动均处于最佳状态，表现出心情愉悦，情绪高涨，体力充沛，抵抗力强，头脑灵活，思维敏捷，记忆力强，办事得心应手。而在生物钟的低潮期，表现出智能和体能下降，情绪不振，容易疲劳，思维迟钝，易出差错。在生物钟的临界期，则是一个稳定的时期，机体处于调整过渡状态，协调性差，不利于健康及智能、体能良好性能的发挥。专家学者研究证实，如能巧妙地运用好人体的生物钟，就能达到优生的目的，孕育出智商高、身体壮、素质好的孩子。

根据人体生物节律周期变化的规律，夫妻双方生物钟节律基本同步，在夫妻双方处于高潮期受孕，孩子很有可能会在情绪、体力、智力三方面发展都较好。

那么，如何知道夫妻双方的生物钟是否同步，即怎样计算出人体生物钟是运行在高潮期。其方法如下：

（1）总天数（出生之日至所计算之日的天数）=（365.25× 周岁数）

±A，"±"表示出生日在计算日之前用加号，反之用减号；"A"表示除周岁数以外的今（当）年的生日到计算日的天数。

（2）用总天数分别除以智力、情绪、体力的周期天数，即33、28、23，求出"余数"。"余数"表示新开始的一个周期中3种生物种运行的天数。

（3）判定：若"余数"小于此种生物钟的半周期数，即智力：33/2=16.5、情绪28/2=14、体力23/2=11.5，则此种生物钟运行在高潮期；若大于半周期，则运行在低潮期；若接近半周期或整周期数以及"余数"等于"0"，则为临界期。

当然，要找出夫妻俩的6种生物钟同时进入高潮期的优生时段，显然几率是非常小的。为此，夫妻俩应把握住妻子的排卵期，计算各自生物钟所处周期的位置，力争某一天有3~4种生物钟处于高潮期，2~3种处于中间状态，尽量排除任何一种生物钟处于低潮期，并抓住比随机受孕更好的优生时机受孕。

8. 把子宫"挪"到最佳受孕位

在医学上，凡子宫纵轴不变，整个子宫往阴道的后方倾倒者称为"子宫后倾"，这在临床上比较常见；子宫后倾与子宫颈交界处形成一个锐角者，则称为"子宫后倾后屈"，临床上较少见。

在正常情况下，子宫位于骨盆中央处于前倾位，整个子宫颈与子宫好像一杆秤，支点在子宫颈，如子宫部在前倾位，子宫颈向下向后，这样有利于受精卵发育成胎儿。因为夫妻同房后，由于精液积聚在阴道后穹窿，故向下的子宫颈浸泡在精液内，以便精子向子宫腔内移动，有利于怀孕。反之，当子宫颈位置后倾、后倾后屈位时，则子宫颈呈上翘状态，性生活时女性采取仰卧位，因此子宫颈距离精液比较远，不容易浸泡在精液中，影响怀孕。

预防治疗的措施是：

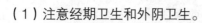

（1）注意经期卫生和外阴卫生。

（2）婚前婚后不要频繁做人工流产。

（3）每天早晨解便后"胸膝卧位法"，每次 15~20 分钟，持续 2~3 个月。

（4）同房时女性可抬高臀部（垫两个枕头），使女性呈头低臀高位，这样精液就容易积聚在阴道后穹隆，从而有利于子宫颈浸泡在精液中，容易怀孕。

（5）用短把扫帚扫地，腿要直，只弯腰，每日扫地 1~2 次，每次 15~20 分钟。子宫正位后，仍要坚持扫地半月，以巩固疗效。

（6）睡觉时，取侧卧或俯卧位，少取仰卧位。

（7）子宫后倾的女性要加大受孕机会，可以使用特殊的性交体位，如女方跪下或俯卧后用枕头、被子垫高下体，男方采用从后面进入的性交方式。性交结束后女方仰卧，垫高臀部平卧 30 分钟左右，以利于卵子和精子顺利结合。

9. 性体位与受孕几率

性生活的体位有男上位、女下位、侧位、坐位、蹲位、后进位、胸膝位、站位等常用的 8 种。有些性交体位可增加性感，有些体位可增加生育机会，有些体位有利于优生，有些体位有利于卫生保健和预防疾病。可根据不同的情况与不同的需要，选择合适的体位，符合人体心理需要与保健需要。

有些性生活的体位是不利于生育的，如女上位，这种体位可增加夫妻双方的性感，但这种体位，性高潮以后精液大部分会向下外流，这对生育是不利的。有些夫妻性生活时虽然采取男上位，但女方子宫后位、阴道过短或阴道后穹隆处很浅，精液往往藏不住而自阴道口流出，这也不利于生育。

不管何种体位，为了避免性交后精液外溢，性交前应养成良好习惯，最好于性交前排解小便。一般性交后不宜立即排尿，以免精液溢出，减少怀孕的机会。

10. 拒绝经期性生活

专家指出，经期生殖道黏膜处于损伤状态，如果同房，精子及其抗原就会进入血液，使精子与免疫细胞接触，容易产生 ASAb 抗体。一旦产生了这种抗体，就会使射入体内的精子凝集，失去活动力，也就无法成功受孕。在原因不明的女性不孕者中，约有 80% 的女性在血清检查中发现了 ASAb 抗体。

11. 确保精子和卵子健康

精子产自男性，卵子产自女性，必须有健康的精子和卵子才能怀孕，两者缺一不可。很多人由于高辐射、高工作压力、饮食不健康等因素，导致男性精子畸形或者死精，女性不排卵或者卵子发育不良等现象，这些都是导致不孕的原因。

（1）正常精子的数据

① 精液酸碱度：7.2~8.6，平均 7.8。

② 精子存活率：死精子不超过 50%。

③ 精子射出后情况：30 分钟完全液化。

④ 精子数量：每毫升 6000 万 ~2 亿。每毫升不足 2000 万者称为少精。

⑤ 精子活动力：前向运动精子定量，第 1 个小时不少于 60%，第 2 个小时不少于 50%。

⑥ 精液量：每次 2~6 毫升。超过 8 毫升者为精液量过多，不足 1.5 毫升者则为精液量过少。

⑦ 精子形态：正常形态精子不少于 70%。

（2）卵泡成熟健康的表现

①卵泡呈圆形或椭圆形，直径达 15~30 毫米（21.2±0.53 毫米），卵泡内呈无回声区，清亮纯净，边界清晰，壁薄。

② 20% 成熟卵泡在排卵前一天，在卵泡内近壁处呈短强回声。

12. 确保夫妻双方心理健康

很多女性或者男性一谈到房事就会感到紧张，而有一些男性或者女性由于迫切想要孩子却总是怀不上，导致每次房事的压力都非常大。研究证明，这些夫妻由于心理不健康及压力过大可能会导致无法生育。如果有了这样的问题，最好去咨询心理医生，去掉心病才能正常生育。

13. 男性什么时候精子质量最高

研究证明，男子精液质量的变化可能与季节有关。

专家对患不育症的男性在 32 个月中的精液进行了分析，结果发现，畸形头的精子多见于秋季而不是春季。这是由于在炎热的夏季，阴囊的温度高，所以到了秋季就从精液中释放出了这种畸形头精子。精子头缺损的增加可能与阴囊温度的升高有关。

夏季不成熟的精子的比例比其他季节都高，这是天热的缘故。但是，冬季却容易使男性的精子尾部出现缺陷。专家指出，春季是精子尾部缺损出现频率最高的季节。尾部缺陷的精子活动性差，难于接触到卵子使其受精。总的来说，精子质量最高的是冬季，然后是春季；精子活动能力最强的是秋季和冬季。

14. 多晒太阳使精子更健康

澳大利亚生育专家检查了近 800 个患有不育问题的男性的血液，发现近 1/3 男性体内含有的维生素 D 低于正常水平。维生素 D 对提高精子质量有重要作用，而阳光是维生素 D 的主要来源。

所以，男性晒太阳可以补充维生素 D，从而有助于改善不育症。

二、要想好"孕"，必须避免的心理

怀孕是一个自然的生理过程，同时也会受到很多心理因素的影响。想要顺利受孕，必须要保持轻松愉快的心情，紧张、焦急的情绪会影响身体内分泌水平，导致难以受孕。

备孕女性总是特别的敏感，希望自己尽快怀上宝宝。可是，正是这种过度的焦虑与关注，使生理激素水平发生一些变化，反而影响正常受孕。以下是 4 种影响怀孕的错误心理。

1. 求子心切的焦急心理

很多人求子心切，又害怕不能正常受孕，因而压力过大，精神紧张焦虑。这样往往是越想要孩子就越难受孕。因为焦急的心理会影响体内激素水平的分泌，导致身体机能发生不正常的变化，反而不利于正常受孕。

专家指出，处于焦虑抑郁的情况下不仅受孕难，最好还要暂时避孕。因为这样的情绪会影响精子或卵子的质量，受孕后也会因情绪的刺激而影响准妈妈激素的分泌，使胎儿不安、躁动，影响胎儿生长发育。所以，孕前一定要保持心情放松。

备孕女性可以参加比较舒缓的瑜伽课，通过运动来调节自己的心情，平心静气地受孕。同时也可以多了解一些关于怀孕的生理知识，避免因为不懂而乱着急。

2. 长期不孕的紧张心理

有些女性备孕很长时间都没有怀孕，于是就怀疑自己是不是得了不孕症而十分紧张，再加上家人的压力，更是焦虑紧张，造成病急乱投医，甚至沉迷于一些民间秘方，却不去医院进行系统检查。如果女性长期有紧张心理，易形成心理障碍，会加重怀孕难的情况。

消极的心理只能增加疾病的程度，而积极的心理才有益于驱除疾病。大量的临床资料证明，精神过度紧张、心理发生障碍，往往会导致内分泌功能紊乱、排卵障碍，造成越想怀孕却越难怀孕的局面。

所以，备孕女性及家人都要明白，很多不孕只是暂时的，不必为此而紧张自卑。调整好心态，到医院做个系统的检查，看看是生理问题上的不孕，还是心理障碍导致的不孕。如果是后者，那么要及时调整，多跟朋友、家人、医生沟通，及时反映自己的情况，让家人、朋友及医生帮助调整。

3. 讳疾忌医而不敢面对

很多人都认为，不孕不育症是一件很丢脸、难以启齿的事情，所以不敢去看医生。其实，这是一种非常错误的想法。因为导致不孕的原因并不是单方面的，既可能是生理因素，又可能是心理因素；既可能是男方的原因，又可能是女方的原因。这些都要到医院经过科学系统的检查后才能更好地对症治疗。

一味地讳疾忌医，自己坚定地认为是不孕症，危害是很大的。长期认为自己不孕，容易造成心理障碍。如果只是心理障碍的话，那么通过调节情绪，得到解决的几率是很大的。逃避医生只会使原本可以顺利怀孕的，在自己的消极对待中成为真正的不孕。所以，切勿讳疾忌医，这种心理只会更加严重的影响正常的受孕。

4. 压力过大可致假性怀孕

有些备孕女性突然发现自己月经不来了，偶尔还伴有恶心、呕吐的现象，自己高兴地认为肯定是怀孕了。到医院检查之后却发现根本就没有怀孕。这到底是怎么回事呢？

医生表示，这些怀孕症状都是假性怀孕的表现，多是由心理因素造成的。出现假性怀孕症，要么是内心十分渴望怀孕，要么是不愿意要孩子、房事后总是担心怀孕。不管是渴望还是害怕，都是心理压力过大，造成生理上的一些变化，如内分泌紊乱、月经推迟等，甚至出现恶心、呕吐等怀孕假象。

如果出现假孕现象而不及时到医院检查，停经 4~6 个月后可能还会自觉出现"胎动"情况，继而脂肪肥厚、腹部隆起，完全呈现出怀孕的现象，但并不是真的怀孕。

医生表示，不能单纯凭借停经就判断为怀孕，妇科疾病也会造成突发停经，所以确定是否怀孕还要到医院进行正规检查。

三、要想好"孕"，必须具备的条件

当一个卵子（细胞）与一个精子（细胞）结合成受精卵，一个新的生命便开始了。小生命从诞生的那一刻起，便开始不停地分裂生长，经过 10 个月的生长发育，受精卵从一个细胞变成了几百亿个细胞，最后分化成拥有各个系统和器官的成熟的胎儿。

受孕会受到许多条件的限制，就像一个链条，环环相扣，如果某个环节出现了问题，这个链条就衔接不起来，也就是说，不能达到怀孕的目的。

受孕必须具备的条件是，卵巢排出正常的卵子，精液中含有正常活动的精子，卵子和精子能够在输卵管内相遇并结合成为受精卵，受精卵能被送到子宫腔中，子宫内膜发育必须适合受精卵着床。如果上述条件有一个出现异常，便能阻碍怀孕。因此，夫妻双方要想成功地完成这个受孕过程，就必须具备下列条件。

1. 男性的睾丸产生的精子正常

正常成年男性一次射出的精液量为 2~5 毫升，每毫升精液中的精子数应在 6000 万以上，其中有活动能力的精子达 60% 以上，异常精子在 15%~20% 以下。如果男性的精子达不到上述标准，就不容易使女性受孕。

2. 女性的卵巢排出的卵子健康成熟

月经正常的女性，每个月经周期都有一个健康成熟的卵子排出，这样才有机会怀孕。而对于卵巢功能不全或月经不正常的女性，就不容易受孕。

3. 正常的性生活

在女性排卵期前后要有正常的性生活，使精子和卵子有机会相遇而受精。精子在女性生殖道内能生存 1~3 天，卵子排出后能生存 1 天左右，女性的排卵时间是在下次月经来潮前的第 14 天左右，在排卵前后几天内性交才有受孕的可能性。而在非排卵期性交是不会受孕的。

4. 输卵管必须畅通无阻

男性的输精管道必须通畅，精子才能排出。女性的生殖道也必须通畅，这样性交时进入阴道内的精子才能毫无阻挡地到达输卵管，并与卵子相遇而受精。受精卵也能顺利地进入宫腔，成功受孕。

5. 子宫内环境必须适合受精卵着床和发育

当卵子受精后，受精卵一边发育一边向子宫方向移动，3~4 天后到达子宫腔，6~8 天就能到达营养丰富的子宫内膜里，然后继续发育成胎儿。受精卵发育和子宫内膜生长是同步进行的，如受精卵提前或推迟进入宫腔，这时子宫内膜就不适合受精卵着床和继续发育，也不可能受孕。

四、备孕夫妻优生优育应避开的误区

孕前的各种准备就是为了能孕育一个健康聪明的宝宝，也就是优生优育。优生优育跟怀孕时机、孕前饮食等因素有很大的联系，但是并不是所有的夫妻都十分关注怀孕前的准备工作，还是有很多夫妻容易走进以下优生误区。

1. 早生孩子早享福

当越来越多的女性选择晚育或不要孩子的时候，仍然有很多人坚持早生孩子早享福的信条，这在一些农村尤为突出。的确，随着年龄增大，女性生育能力也会下降，影响优生优育，高龄产妇妊娠和分娩都会遇到很大的风险。但是，生孩子要根据自己的实际情况来决定合适的年龄，选择过早生育，也会对优生优育不利，还会影响女性的身体健康。

（1）从生殖生理方面来说

首先，青年男女到了一定年龄，生殖器官才会逐渐发育成熟，特别是高级神经系统和骨骼系统，比性成熟还要晚好几年。如女性骨骼的完全钙化一般要到 25 岁才能结束，如果在自身骨骼还没有完全钙化的情况下就怀孕，母体所摄取的钙就无法保证自身和胎儿的需求，使母子都缺钙，从而影响母子健康。

其次，过早生育不仅会导致低体重儿和畸形儿的发生，如幽门狭窄、多指、男孩尿道下裂、马蹄足等，还会增加早产和难产的发病率，增加新生儿的死亡率。据调查，准妈妈年龄在 24 岁以下，新生儿死亡率最高。此外，生育过早的女性也容易患其他疾病，如早育女性患子宫颈癌就比晚育女性多得多。

（2）从新婚夫妻自身的条件看

青年时期是他们一生中最宝贵的时光。这时的记忆力和理解力都比较好，再加上精力旺盛，是学知识、学技术、锻炼能力、增长才干的好时机。如果这时受困于繁重的家庭事务，势必会影响自己的人生进步和事业发展。再者，过早生小孩使青年夫妻在时间、精力、经济等方面都捉襟见肘。年轻的母亲自己本身就不够成熟，照顾自己都略显稚嫩，又怎么能照顾好、教育好自己的子女。

2. 自己身体很健康，孕前检查没必要

很多女性都认为自己在单位每年都进行两次体检，确定自己身体很健康，再去做孕前检查就没有必要了。专家认为，一般的体检并不能代替孕前检查。

普通的体检是对身体进行最基本的检查，包括血常规、心电图、尿常规、肝肾功能等项目。而孕前检查主要检测对象是生殖器官以及与之相关的免疫系统、遗传病史等。特别是在取消婚检的今天，孕前检查能对一些常见遗传病和传染病进行筛查，帮助你孕育一个健康的宝宝。

通过孕前检查还可以排除一些导致女性不适合怀孕的疾病，如性病、心脏病、高血压、肾脏病、妇科疾病、内科并发症、代谢性疾病、遗传性疾病等。另外，通过孕前化验检查可发现有无病毒感染，如果有感染病毒就会导致胎儿宫内感染。这种疾病只要早期发现，早期治疗，是完全可以治愈的。所以说，每个备孕的女性，孕前检查都必须做。

3. 孕前检查是女人的事情，与男人无关

不少男性对自己的身体很自信，平常没有什么不适，丝毫不会怀疑自己的生育能力，觉得没必要到医院检查，而且始终认为女人去做检

查就行了。殊不知，如无精子症等疾病，自身并不一定有不适感觉。

另外，随着工业急剧发展和社会节奏加快，环境污染、工作压力大、不良生活习惯及性病等因素，都导致了男性生育能力正在逐年下滑。

还有些人认为，自己以前成功使女性怀过孕，所以自己的生育能力就没问题，去医院检查是多此一举。事实上，即使已经有过一个健康的孩子，由于种种原因要生育第二个孩子而来检查的并发现是无精症的人也不在少数。

所有的夫妻都希望生一个健康的宝宝，而只有健康的精子和卵子相结合才能保证宝宝的健康。这就需要对夫妻双方的身体状况都有一个全面的了解，所以男性孕前检查和女性同样重要。孕前检查不是女性的专项，为了正常怀孕，生一个健康宝宝，男性也要做必要的孕前检查。

4. 口腔检查没有必要

在准备怀孕前，许多女性都会有意识地到医院去检查身体，希望详细了解自己的身体状况，以便有针对性地在受孕前把身体调整到最佳状态，生一个健康的宝宝。但是许多人都忽略了口腔检查。

口腔检查非常有必要，一方面孕期不适宜治疗牙病，另一方面怀孕产生的很多生理变化使口腔更容易产生疾病。而且，孕前未加控制的口腔疾病，会给妊娠带来不少隐患。

口腔疾病必须要在孕前彻底治愈，这样不仅会省去孕期治疗的麻烦，而且对宝宝和准妈妈的健康也大有裨益。一般来说，全面的口腔检查可以在孕前 6 个月进行。

5. 新婚入住新房

有的新婚夫妻欢天喜地办完婚事，马上就入住装修得漂漂亮亮的新房，他们对未来美好的生活充满了憧憬。不久，妻子就突然怀孕了，小两口一半欢喜一半忧愁，喜的是下一代的到来，忧的是，医生建议，

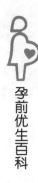

怀孕前和妊娠期间都不适宜入住新居。

因为新装修的房子，普通的装修材料和新家具中，均会不同程度地有一些化学物质向空气中散发。这些物质中苯、甲苯、甲醛、铅、汞、氡等均对人体有毒。

目前测定人体内这些微量物质的检查还不普及，一般的医疗机构无法测定上述所有物质，只有一些专门的职业病研究机构才能完整检测。因无法测定在妊娠最初几个月，也就是胚胎器官形成期，血液中上述物质的浓度，所以也无法判断它们对胎儿是否会造成伤害。一般情况下，为了判断胎儿是否正常，会对胎儿进行产前筛查，如血液指标的筛查、妊娠18~20周的B超系统筛查，以及做绒毛细胞的染色体培养等。

所以，医生建议，搬入新房后3个月以内要采取避孕措施，防止怀孕。在孕早期，为了保护胎儿，也不要入住新房。为了避免装修污染等因素对胎儿造成的影响，最好的方法就是提前预防。夫妻双方在计划妊娠前先到医院做孕前体格检查，接受保健指导，然后在身体、心理都做好充分准备的情况下有计划地妊娠。装修新房的时候，要选择绿色环保的装修材料，避免过度装修。装修完新房后，打开窗户，使新房通风两三个月后再入住。这样可以避免装修污染对胎儿的影响，保证子代在最良好的环境下受孕、发育、生长。

6. 依然保持婚前不良的生活习惯

饮酒、抽烟、经常熬夜、滥用药物等不良的生活习惯，都有可能会影响夫妻俩人的生育能力和未来宝宝的健康。从计划要一个健康宝宝的时候开始，女性的身体将会在十个月的怀孕期内携带着一个珍贵的新生命，所以父母的生活方式和生活习惯将深深地影响宝宝的健康。对备孕的夫妻来说，如何调整自己过去不好的生活习惯，养成一种健康科学的生活方式是至关重要的。

7. 怀孕不用择日

据有关调查显示，超过一半的新婚夫妻在结婚后的一段时间里不采取避孕措施，往往在不知不觉中怀孕。由于事先毫无计划和准备，结果有的发生了自然流产，有的感染了流感、风疹等病毒性疾病，有的使用了孕期应当禁用的药物等。可见，婚后应该制订一个生育计划，暂时不准备生育就应该做好避孕措施。当夫妻双方确定要孩子后，要共同进行一次优生咨询和健康检查。

从优生优育来说，有9个时间段不利于怀孕：

（1）不要新婚后即受孕

根据我国的婚嫁习俗，婚前男女双方会有许多事情需要处理，在相当长一段时间内会奔波劳碌、过度操劳、休息不好，有一些人的饮食营养还会受到影响，体质明显下降，身体的健康状况可能在婚后一段时间内才能恢复。

也就是说，新婚不久，男女双方的身体并不在最佳状态。如果此时受孕，由于精子和卵子的质量并不能得到保证，加上女性的身体不利于受精卵着床，孩子的先天条件不是很理想，很难保证可以正常发育，有可能会出现畸形儿和痴呆儿等情况，甚至还有一些女性，分娩后身体尚未恢复，很快又怀孕，孕后又有妊娠反应，结果使身体在很长时间内健康状况不佳。

尤其是在喜席上，新郎新娘为了招待客人，难免喝点酒。酒后受孕对胎儿的危害更大。另外，新婚夫妻初次同房，双方都很难达到性高潮，特别是女性，精神还很紧张，对怀孕更是不利。

此外，蜜月时新婚夫妇沉浸在幸福感和新鲜感之中，房事往往没有节制，也不利于优生优育。

（2）不要在旅行途中受孕

很多夫妻都认为，在旅游途中，欣赏着秀丽的风景，享受着甜蜜的二人生活，如果带着快乐的心情在一个美丽的地方怀孕，这是多么浪漫的事情，更是一件具有特别的纪念意义的事情。但是，这种想法是错误的。据统计，在旅游中怀孕的女性，其中大约有 20% 发生了先兆流产或早期流产，有 10% 在日后发展为继发性不孕。

从优生优育角度看，旅途中不宜怀孕，其主要原因有以下几点：

① 旅游在外时，正常的生活规律被打乱，夫妻二人的精神比平常更容易兴奋，也更容易感到疲劳，机体抵抗力明显降低，这些都会使精子和卵子的质量受到影响，不利于优质精子和卵子结合。

② 旅游过程中，从一个地方前往另一个地方，尤其是空间跨度较大的旅行，会面临气候和天气变化的问题，由于温差、风力、气压等变化，很容易受凉感冒。

③ 旅游中吃、住的卫生条件也无法得到保证，同时因常常接触比较密集的人群，发生呼吸道或消化道感染的可能性极大。无论是所患疾病还是服用抗菌药物都对胎儿不利。

因此，旅途中的这段时期属于不良受孕时间，夫妻间还是要坚持做好避孕措施。

（3）不要在患病期间受孕

很多疾病不仅会使人的体质和子宫内的着床环境发生改变，而且还会影响受精卵的质量。许多治疗疾病的药物都会对精子和卵子产生不利的影响。因此，如果夫妻双方或一方患有疾病，需等身体康复并征得医生的同意后再考虑受孕为宜。

卵子大约需要 14 天的时间才能从初期卵细胞发育为成熟卵子，在这段时间内，卵子最容易受到药物的干扰和影响。有些女性因身体患病，需要长期服用某种药物，如激素、抗生素、止吐药、抗癫痫药、抗癌药、抗精神病药等，而这些药物对生殖细胞都有不同程度的影响。所以，长期服药的女性千万不要急于怀孕。一般来说，女性应该在停服药物 30 天后才可以怀孕。但实际上，各种药物的作用，在人体内贮存的时间以及对卵细胞的影响各不相同，不能一概而论。30 天也只是个最低极限，有一些药物的影响时间可能会更长，对于这种情况，长期服用此类药物的女性在计划怀孕时，最好去咨询专科医生，然后再安排怀孕的时间。

（4）不要在情绪压抑时受孕

情绪和人体健康有密切关系，焦虑等情绪可以影响精子和卵子的质量。同时不良的情绪刺激可影响母体激素分泌，胎儿会不安、躁动而影响其生长发育，甚至流产。因此，精神不愉快时可暂时避免受孕。

（5）不要在停用避孕药后立即受孕

服用避孕药是女性比较常用的避孕方法之一。近些年来，随着科技的进步，避孕药的成分也在发生改变，对女性身体造成的伤害也在不断减少。越来越多的新婚青年男女，因为暂时不想要孩子而选择口服避孕药来避孕。但究竟停药后，何时怀孕好也是许多夫妻非常关心的问题。其实，避孕药的致畸作用与停药后受孕的间隔时间关系密切，只要掌握好怀孕的时机，胎儿发育就是健康的、安全的。

避孕药含有孕激素和少量雌激素，这两种有效成分都是由人工合成，会给胎儿带来一定的危害。停服避孕药后，少则 1 个月，多则 3 个月，女性就能恢复排卵，不过，这个时候不宜立即怀孕。因为避孕药有抑制排卵和干扰子宫内膜生长发育的作用，怀孕后产生质量不高或畸形胎儿的可能性也会增高，所以，女性最好在受孕前半年就停用避孕药，等到有 3 次正常的月经周期后，身体已经恢复比较正常时，就可以考虑怀孕，而怀孕的成功率和宝宝的健康都能够得到保证。

停药期间，如果有性生活，应该采取其他可靠的避孕措施，如使用避孕套、子宫帽等。有的女性在没有恢复正常周期的时候就怀孕了，这样胎儿的质量无法得到保证，预产期的计算也有很大的难度。如果女性真的是在此期间怀孕的，应主动到医院诊断，向妇产科医生说明详情，必要时可以进行染色体、羊水检测及超声波检查，正确处理此次妊娠。

（6）不要在炎热和严寒季节受孕

要想做到优生优育，从结婚时就应该开始注意。怀孕的季节也是非常重要的，妊娠最好避免在冬天和早春。

冬季空气污染较重，如果在这个时候怀孕，胎儿发生缺陷的可能性要大于其他季节。研究证明，早孕胚胎出现畸形和室内外空气污染有密切关系。冬天大气中的二氧化硫及总悬浮颗粒浓度最高，出生缺陷儿的几率也较其他季节高，尤其是在空气污染较重的工业城市更应注意。冬季取暖及家庭生活用燃料对胎儿发生缺陷也有影响，烧煤者胎儿发生缺陷率为 8.6‰，用液化气者胎儿发生缺陷率为 7.4‰，用煤气者胎儿发生缺陷率为 5.5‰。因为燃料中的二氧化硫是空气重要的污染物之一，它对人体细胞内承载遗传物质的染色体有一定的毒害作用，容易使胎儿出现畸形。

如果女性在早春时节怀孕，容易感染各种病毒，有引发胎儿出现畸形的危险。春季空气湿度大，气温逐渐升高，有利于各类病毒的繁衍和传播，增加了孕妇感染机会。如果准妈妈在早孕期患风疹病毒感染，就会引发胎儿先天性心血管畸形，常见的有动脉导管未闭、肺动脉瓣狭窄和周围肺动脉狭窄；还可发生白内障、聋哑等先天畸形。

巨细胞病毒感染会给大脑造成永久性的损伤，最终引起先天性精神障碍。流感病毒、疱疹病毒、水痘病毒、脊髓灰质炎病毒、流行性腮腺炎病毒等都可以通过胎盘对胎儿产生影响，引发先天性畸形。孕妇在病毒感染后会出现发热、流涕、头痛等上感症状，或者合并细菌感染，必须去医院就诊，如果临床医生未问明早孕病史，往往会给患者服用阿司匹林、扑尔敏、四环素等药物，这样又增加了药物致畸的机会。

炎热的夏天，酷暑高温，如果此时女性受孕，就会加重早孕反应，造成食欲不振，蛋白质及各种营养摄入量大为减少，但是身体内营养物质的消耗量却很大，对胎儿的大脑发育不利。

（7）不要在受孕前接触放射性物质和剧毒性物质

一般来说，接受过 X 线透视的女性，应该在 4 周后再考虑怀孕。如果曾反复接触农药和有毒的化学物质，也需要等一个月后再受孕，以免胎儿发生畸形。

（8）不要高龄受孕

高龄女性怀孕后，出现心脏病、高血压、糖尿病等合并症的可能性会大为增加，容易对母体和胎儿产生不利影响。而且，高龄孕妇在整个孕期更易发生妊娠并发症，如妊娠高血压综合征、妊娠期糖尿病等，容易造成复杂的高危状况。

高龄产妇的宫颈扩张力差，容易发生宫颈水肿、宫口不易开大等情况，自然生产往往困难重重，高龄产妇产程一般比年轻产妇长，剖宫产率也比年轻产妇高。并且，35 岁以上女性发生染色体畸变而导致畸形胎儿的比例呈增高的趋势，因此女性生育的最佳年龄是 24~30 岁。

（9）不要在早产与流产后立即受孕

妊娠是一个复杂的生理过程，需要许多因素在合理的调配下共同发挥作用，无论哪一个环节出现问题，都会影响妊娠的过程及质量。对女性来说，无论是人流还是早产，身体已经步入妊娠过程，身体各器官都会发生各种生理性变化来适应怀孕的需要，如子宫逐渐增大变薄；子宫峡部逐渐伸展拉长变薄，扩张成为子宫的一部分；卵巢增大，停止排卵；乳房增大，腺管发育；心肺负担和功能增强，心血排出量增多，血压变化，循环血容量增加；内分泌系统发生变化等。

面对这一系列的变化，女性的身体需要一个很长的时间来适应。而流产、早产突然中断了这一过程，不仅对女性的子宫、阴道等器官会造成一定的影响，使其功能出现紊乱，而且会导致女性的神经系统和内分泌系统的功能发生紊乱。流产、早产之后，子宫等器官以及内分泌系统需要一段时间的恢复才能发挥正常的生理功能。在女性的卵巢、子宫内膜、激素和内分泌还没有调整好之前就怀孕，卵子质量、受精卵着床和胚胎的发育都有可能得不到很好的保障，这不仅对胎儿不利，也不利于女性的身体恢复。

为了使子宫等器官组织尽快恢复应有的功能，为下一次妊娠创造良好的身体条件，早产、流产的女性应该在至少 6 个月后才可以再次怀孕，而有些器官的完全恢复时间还要更长一些。因此，出现过早产、流产的女性不能急于再孕，最好过 1 年以后再怀孕，这样有利于自身和胎儿健康。

（10）不要在取出宫内节育器后立即受孕

宫内节育器作为一种异物通过可导致子宫腔的无菌性炎症、干扰受精卵的种植而取得避孕的效果。使用宫内节育器避孕的女性，应当在取出宫内节育器后，必须使子宫内膜有一个恢复期，大约在月经恢复正常 3~6 次，也就是说 3~6 个月后才能怀孕。当然，女性取出宫内节育器期间，还可以采取其他避孕措施，如使用避孕套等。

对女性的身体来说，节育环是一种异物，无论上环时间长短，都会对子宫黏膜形成一定刺激，从而带来一系列的影响。子宫是孕育胎儿的场所，子宫内膜在受精卵着床后会发生改变，子宫内膜迅速发生蜕膜变，成为胎儿发育和成长不可缺少的部分。

子宫内膜受到手术损伤或者长期出现炎症，会不利于受精卵顺利着床和胚胎正常发育。如子宫内膜发生蜕膜样变并不完全，使胎盘存在某种缺损或出现功能障碍，胎儿无法通过胎盘从母体获得营养物质并排出代谢废物，导致胎儿不能正常发育，甚至会出现畸形、死胎、流产等情况。并且，如果女性的子宫底部内膜有损伤、炎症，受精卵着床位置和胎盘发育不正常，就有可能会形成前置胎盘或分娩时胎盘早剥，威胁母亲和婴儿的生命。

（11）在抽烟、喝酒期间受孕

很多人都知道抽烟、喝酒对优生优育不利。但是，在怀孕前多长时间应该禁止抽烟、喝酒，如果在怀孕期间抽烟、喝酒会产生什么不良后果？科学研究证明，抽烟、喝酒对精子和卵子的影响特别大，容易导致缺陷儿的产生。

首先，男性如果有抽烟的习惯，香烟中的尼古丁等有害物质就会影响精子发育，不但会降低精子的活力，还会增加精子的畸形率。据调查统计，每天抽烟 20~30 支，精子畸形率显著增高；每天抽烟超过 30 支，畸形精子更多，并且会导致精子活动能力下降。

如果女性抽烟或吸入二手烟，就容易引发月经失调，影响正常排卵，降低受孕几率。如果女性处于妊娠期间，那么烟草中的毒素进入怀孕的母体后，可以通过胎盘危害正处于发育状态中的胚胎，导致胎儿体细胞染色体出现畸变。尤其是在胚胎发育早期这一敏感时期内，烟草毒素不仅会增加染色体畸变率，而且还可通过影响基因调控，影响代谢过程而干扰胎儿发育。胎儿染色体畸变与流产、死胎、多发畸形、先天性疾病有着密切关系。

与不吸烟的女性相比，吸烟的女性容易出现早产、流产，新生儿的死亡率也比较高。而烟草毒素会干扰胎儿正常发育，使胎儿生长变得迟缓，容易生出小于胎龄儿。怀孕吸烟的女性更易患贫血，其产后母乳不足的情况也更为常见。通过研究还发现，吸烟女性生下的婴儿，易患呼吸道疾病和皮肤病，易呕吐、腹泻。吸烟女性所生的孩子在 11 岁以前，在身体和智力上的发育都比其他孩子差。

其次，酒的主要成分是乙醇及少量的杂醇和酯类物质等。男性过量饮酒或长期饮酒，会对精子的质量造成损伤，影响受精卵的质量。由这样的受精卵所形成的胎儿，不仅发育速度迟缓，反应迟钝和智力存在障碍，而且还可导致胎儿面部、骨骼、四肢和心脏等器官出现畸形。

如果女性在妊娠期间饮酒，有害成分可通过胎盘进入胎儿体内，导致胎儿产生"酒精中毒综合征"。胎儿出生后体力、智力等都比不上正常的孩子，不但孩子生长发育迟缓，也容易夭折，有的还会出现小头畸形等。

那么，戒烟戒酒应该选择在什么时间呢？一般来说，在怀孕前3~5个月就应该开始戒烟戒酒，为生育后代做好身体上的准备。

（12）不要在发生过异位妊娠不久后受孕

专家指出，异位妊娠就是平常所说的宫外孕。虽然宫外孕在发病时十分危险，但在及时有效的治疗后，很多女性再次怀孕的可能性非常大。

宫外孕治愈没多久，有的求子心切的夫妻便匆匆怀孕了。这种急切的心情可以理解，但是这样做会很危险。如果输卵管并没有完全疏通，再次引发宫外孕的可能性非常大。资料显示，重复异位妊娠的发生率可达到15%左右。

解决办法：

① 宫外孕彻底痊愈后，必须要在一段时间内坚持避孕，千万不要急于怀孕。

② 如果准备要孩子，在受孕前一定要接受医生的仔细检查，要确认身体状况一切正常后才可以取消避孕措施，考虑再次怀孕。

（13）不要在性生活后阴道出血时受孕

一般来说，只要性生活方式正常且和谐，阴道一般不会出血。如果在性生活过程中或结束后，女性阴道有出血的情况，就说明生殖器官存在某种疾患。其中，最常见的原因是生殖器官有炎症，如各种阴道炎及宫颈息肉。

如果女性在患有滴虫性阴道病的情况下受孕，在孕早期有可能会出现流产或胎儿畸形。孕中期有可能由于胎膜早破和胎盘早剥而引起胎儿感染，更严重的是分娩时胎儿的眼睛可能会在经过阴道时被感染，使角膜受到影响。如果患有霉菌性阴道病，分娩时还可能会使胎儿受到霉菌感染，出生后引起鹅口疮。宫颈息肉会使子宫颈在分娩时裂伤，引起出血。

因此，夫妻双方一定要注意，在性生活后出现阴道流血的状况，一定要及时去医院接受检查治疗。如果存在以上疾患时，受孕前要积极进行治疗，待病情得到控制或治愈后才可以受孕。

（14）不要在不良环境下受孕

很多人都感到有些疑惑，自然环境和受孕之间会有什么联系。事实上，人体中含有水分和电解质，是一种导体，并且人体内充满电磁场。自然环境的变化，如日食月食、太阳磁暴等，都会对生殖细胞造成影响，引起生殖细胞畸变，容易孕育出不健康的宝宝，所以，最好避开以下这些时间受孕：

① 避开各种自然界灾害：发生雷电、地震、日食月食等自然现象时，自然界有可能会产生各种电磁辐射，如 X 射线等，生殖细胞受到这些射线的辐射后，有可能会发生基因突变。

② 避开每个月阴历的 14~16 日：在这段时间，月球对地球的引力达到最大值，这种引力作用于人体会引发情绪波动，精子和卵子的活力会受到一定的影响，准备生育的夫妻最好避开这段时间。

③ 避开太阳黑子高峰年：太阳黑子爆发的这一年，太阳活动非常剧烈，会对人体造成一定影响，有可能会影响受精卵的顺利着床和胎儿正常的生长发育，甚至会导致新生儿智力发育不良。通常情况下，国际统一规定以 1745 年的零点计算太阳黑子周，一般每隔 11.2 年就会出现一个太阳黑子周。

（15）不要在夫妻双方达不到性高潮时受孕

如果夫妻双方在性爱过程中都出现性高潮，那么对提高受孕率和实现优生优育都是非常有利的，甚至在一定程度上可以提高生男孩的几率。由于女性易孕期是在两次月经中间日期的前 3 天到后 4 天，即排卵期前后，如果计划怀孕，男性最好能自我控制，把精液相对集中在女性的排卵期使用。

生殖学专家指出，如果女性在性生活时不能获得性高潮，将不利于产生优良的受精卵。同时，性高潮会使女性子宫颈分泌更多的碱性黏液，有利于提高精子的生存能力和运动能力，还会促使平时紧闭的子宫颈口松弛张开，方便精子进入子宫，使更多强壮而优秀的精子与卵子有结合的机会，形成优良的受精卵。

要想达到理想的受孕状态，可以通过以下两个方面来达到完美性高潮，享受优质性生活，孕育一个健康、聪明的宝宝。

① 多一点视觉刺激：同房时，根据男性和女性生理特点不同而采取不同的策略给予适当刺激。激发男性性欲让男性达到性高潮的最佳刺激是视觉。因此，妻子要尽量克服羞涩感，在居室内保留一定的灯光，使丈夫可以看清自己的身体；而促进女性达到性高潮的最佳刺激是触觉，丈夫不要一开始就直接进行性交，要做足前戏，对妻子的身体进行触、摸、吻等刺激，激发妻子达到性高潮。

② 营造温馨的居室氛围：同房受孕前，夫妻俩可以对居室进行一定的修饰，如放置一些鲜花及布置一些装饰品，同时播放一些缠绵悱恻的音乐来营造温馨、浪漫的氛围，这些都会有助于夫妻二人享受和谐的性爱，共同进入性兴奋状态。

（16）不要在夫妻双方心情不佳时受孕

研究证明，夫妻双方在身体和精神状态都非常好的情况下同房，内分泌系统会分泌出大量对健康有益的酶、激素及乙酸胆碱等物质，使夫妻双方的体力、智能处于最理想的状态。这时，性功能最和谐，非常容易进入性高潮，形成优良的受精卵。

反之，夫妻双方只要有一人身体虚弱或心情不好，就无法保证形成优良的受精卵，受精卵的着床和生长也会受到影响，甚至还会出现胚胎发育停滞、流产或胎儿脑神经发育不良等问题。

（17）不要在生理低潮时受孕

人体生理节律体现为体力、情绪、智力三方面的周期性变化。大部分人都认为受孕和身体节律之间没有什么关联，或者觉得它们之间的联系不值得重视。事实上，在身体生理节律低潮时受孕，受孕的质量不能得到保证。

科学研究证明，在人的一生中，身体内一直存在着体力、情绪及智力三方面的周期性变化，这种周期性的变化为人体生理节律。

一般情况下，人体处于生理节律低潮期或低潮与高潮期临界日时，身体容易感到疲倦，情绪容易出现波动，会造成注意力不集中、记忆力和判断力下降、做事效率低。同时，身体抵抗力下降，易被病菌侵扰，感染疾病的几率增大。

如果夫妻双方在同时出现生理节律低潮的时候受孕，生出的宝宝容易体质虚弱、智力低下。而仅有一方出现节律低潮，另一方处于生理节律高潮，生出的宝宝的健康和智力情况也大多一般。以下是识别人体生理节律的方法

① 通过万年历计算人体节律周期：一般来讲，人体生理节律周期为 23 天，情绪生理节律周期为 28 天，智力生理节律周期为 33 天。每一种生理节律都有高潮期、临界日及低潮期，3 个生理周期的临界日分别为 11.5、14 及 16.5 天，临界日的前半期为高潮期，后半期为低潮期。如果夫妻能在 3 个节律的高潮期里受孕，孕育出的孩子往往身体健康，智力也较好。

从出生那天起一直计算到受孕那天为止的总天数，还需加上闰年所增加的天数，然后分别除以 23、28、33 这 3 个数字，余数等于临界日的天数为临界日，余数小于临界日为高潮期，余数大于临界日为低潮期。

② 通过信号识别人体节律周期：其实，我们完全可以通过人体在体力、情绪、智力上发出的信号来进行判别。如果出现健忘、思维愚钝、心绪烦躁、浑身无力等状况，那么你的身体可能正处于节律低潮。

一般来说，每个月末，女性会在来月经的前一周出现一次生理节律低潮。不过，每个人的身体状况都不同，也有的女性在来月经的前一周特别亢奋，性欲很旺盛，是很好的受孕状态。男性生理节律的低潮大约一个月或一个半月会出现一次，平时可以细心体察自己在一个月的哪几天身心状态不佳。

对备孕的夫妻来说，在节律低潮阶段，也要适当地缓解压力，维

持一个平和的心理状态来迎接受孕。

五、如何确定自己怀孕了

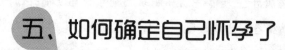

　　及时准确地判断自己是否怀孕，对女性来说是一件非常重要的事情。可以在不需要生育时及时做人工流产，还会及早发现并避免宫外孕等意外情况的发生。自己在最早的时间里发现已经怀孕的征兆并不难。因为怀孕后，身体会发出各种信号，而且随着时间的推移，信号也会越来越明显。但因人存在着个体差异，怀孕后的反应也不尽相同，尤其是在女性刚怀孕时，若症状反应不明显，或根本没什么反应，确实很难判断。所以，女性需要仔细检查自己的身体状况，向有经验的人咨询，及早确认是否怀孕。

1. 自我检查

　　在不完全确定自己是否怀孕的情况下，很多女性都会选择在家里做自我检查。只要掌握了正确的方法，确实有一定的准确性。不过，即使在家里检查发现自己真怀孕了，也一定要到医院再确诊。下面是一些常见的怀孕征兆，可供准备怀孕的女性参考。

　　（1）月经停止

　　怀孕后，第一个明显的信号就是月经停止，月经停止是因为卵巢不再排卵了。有性生活而又未避孕，月经一向正常的育龄女性过了预定日期一周仍然没有来月经，那很可能是怀孕了。

　　但是，仅凭这一点还不能完全确定怀孕。有时月经的推迟还会受环境的变化和精神因素的影响，如精神受到刺激、遭到创伤、生病或在恶劣的环境下工作等，也会暂时停经。还有的女性，已经怀孕了，但阴道里还有和月经很相似的血排出，由此判定自己并没有怀孕。其实，有的人在受精卵着床的时候，也会有少量的出血。因此，月经停止的女性要特别注意这一点。

如果女性出现月经停止的状况，最好去医院检测一下，或通过别的措施检测，以便及早确定是否怀孕。

（2）恶心、呕吐

呕吐是一个怀孕信号，也是一种比较强烈的怀孕反应，它发生在停经 40 天左右。大部分女性怀孕后都会出现恶心、呕吐，尤其是在早晨空腹时更为明显。多数人会有食欲不振、消化不良等症状，轻的表现为厌油腻，重的表现为厌食；有些准妈妈还会突然特别厌恶某种气味，觉得不可忍受；有些则表现出对某种食物的特别偏爱，如喜欢酸、辣的食物等。判断呕吐是否为怀孕所致，还要看身体其他方面的反应，才能最终得到比较正确的答案。首先，在该来月经的时候，月经却没有如期而至。其次，身体出现倦怠、乏困等现象，而且情绪莫名其妙地烦躁。如果发生了恶心、呕吐的现象，就极有可能是怀孕了。

（3）乳房胀大

自受精卵着床的那一刻起，女性伴随着体内荷尔蒙的改变，乳房也会反应，如发胀、发痛，且逐渐增大，乳头感到刺痛，乳晕变大并开始着色（色泽加深），乳房皮下可见静脉扩张。

怀孕早期，乳房表皮下的静脉会扩张，可以很明显地看到分布在乳房上的脉络。乳房也会变大、坚挺。乳头变得较以前硬，而且特别敏感，有时衣服的轻微摩擦也会感到疼痛。同时，乳头周围颜色加深、变黑，这是怀孕后黑色素增加所致。

在整个孕期内，女性乳房会持续增长。不过随着时间的推移，疼痛的感觉将渐渐消退。事实上，这是大自然赋予人类天性的功能，其作用是为了适应分娩后哺乳的需要。同时，怀孕期间乳腺发育的程度也决定产后哺乳的情况。

（4）小便频繁

小便频繁常常是确定怀孕的一个标志，甚至有很多人是在尿频时去医院检查才发现自己怀孕。多数准妈妈都会被尿频所扰。在整个怀孕过程中，有两个时期容易发生尿频现象。

怀孕前3个月，准妈妈特别容易尿频，主要是子宫慢慢变大，造成骨盆腔内器官相对位置的改变，导致膀胱承受的压力增加，使其容量减少，即便有很少的尿也会使准妈妈产生尿意，进而发生尿频。有研究证明，身体中激素分泌的改变也是尿频的原因之一。

怀孕初期，许多准妈妈都有尿频的情形，有的每小时一次，这是一种妊娠现象，用不着治疗。

（5）基础体温升高

基础体温是指清晨醒来，在身体还没有活动的情况下，立即用口表测出来的体温。女性的基础体温在一个月之中会有周期性的变化，呈现由低到高，再由高到低的变化。基础体温对应着月经周期，与孕激素分泌水平有关。正常情况下，基础体温曲线在女性排卵后，由于孕激素的作用比排卵前升高0.3℃~0.5℃，直至月经前1~12天或月经的第1天开始下降。若基础体温上升后，持续在36.7℃~37.2℃之间，月经到期没有来，基础体温持续不降，如长达16天之久，则受孕的可能性较大。需要注意的是，千万不要把这种持续低热当成感冒而吃药打针。另外，需排除其他可致体温升高的因素，如全身感染性疾病等。

（6）面部出现孕斑

一般来说，怀孕第二个月，由于准妈妈向胎儿供应营养成分和氧气，所以脸上会发生色素变化，开始出现黑斑、雀斑，即妊娠斑。除此之外，出汗会比平时更多，可导致皮肤干燥，从而出现皮肤瘙痒或各种粉刺，这也是怀孕的一个信号。

（7）突然出现便秘

如果突然出现便秘，首先应该想一想近期是否水喝得少了、上火了等因素，如果都不是这些方面的原因，再综合身体出现的其他现象考虑是否怀孕了。怀孕后之所以会引起便秘，一方面是因为黄体荷尔蒙分泌异常活跃，从而减弱了肠的蠕动；另一方面，变大了的子宫压迫肠，导致肠蠕动、吸收困难，因此造成便秘。无论出现何种原因的便秘，都应该积极地给予治疗，特别是由怀孕引起的便秘。如果不及时治疗，任其发展，便秘现象会随着孕期的增加而更加严重，到怀孕中期或分娩后可能会患上痔疮。所以，每天起床后要喝一杯水，达到顺利排便的目的。还要多吃新鲜的蔬菜水果，进行适量的运动。

（8）口味发生变化

大部分女性在停经后，口味与平常都不一样了，突然发生了变化。有的喜欢食酸味、辣味或其他原来并不喜欢的食品，有的不喜欢油腻食品，这都有可能是怀孕了。之所以会有这种现象，一是因为怀孕后，母体和胎儿的胎盘会分泌一种叫作绒毛膜促性腺激素的物质，这种物质有抑制胃酸分泌的作用，使胃酸减少，消化酶活性降低，从而影响胃肠的消化吸收功能，使准妈妈出现恶心、呕吐、食欲下降等妊娠反应。在所有食物中，由于酸性食物对味觉的刺激性最大，可使胃分泌胃液，增加食欲，提高消化酶的活性，促进胃肠蠕动。所以，多数准妈妈都爱吃酸食。二是因为地域和饮食喜好不同，有些准妈妈偏爱吃辣，这就是个体对刺激性食物的偏好，也与每个家庭的饮食习惯有关。

（9）身体疲乏

在怀孕初期，许多女性都会感到身体疲乏，没有力气，想睡觉。不过这种现象不会持续太长，很快就会过去。一般说来，有正常性生活的女性，在月经周期一周以后仍不来潮，应去医院检查小便，确定是否怀孕。

2. 医院检查

尽管通过自我检查，发现或者怀疑自己是怀孕了，但仍需通过妇产科医生检查才能完全确定。有些女性的症状较为复杂，一时难以确定。但也不必着急，可在 1~2 周后，再到医院确诊。检查时医生除了问女性的自觉症状外，还要使用下列方法来确诊。

（1）尿液检查

尿液检查是检查女性早期是否怀孕的最常见的方法，这种方法比较容易操作，可用怀孕试纸在家中自查，也可到医院检查。另外，为提高其准确性，最好用晨尿检测。怀孕试纸检查，是早期怀孕最重要的一个辅助检查办法。其方法很简单，将小便接放在试纸上，3~5分钟后，根据试纸的反应就可以判断是否已经怀孕。如果试纸上出现一条紫红色带为阴性，就是未怀孕；若试纸上出现两条紫红色带为阳性，就表明怀孕了。怀孕试纸检查的准确率高达 90% 以上，这种方法之所以准确，是因为从怀孕的第 7~10 天起，准妈妈的尿液中就能测出一种特异性的激素，简称 HCG，通常在医院进行尿液试验检查的就是这种物质。由于该项检查灵敏度很高，已有医院用早孕试纸作为一种初筛检查，一般可在上次月经后 35 天左右来测试比较准确。但如果是怀孕初期，就有可能测试不出来。所以，当月经持续不来的时候，再检查一次。

（2）B 超检查

采用 B 超是检查早期怀孕快速、准确的一种方法，一般在怀孕 5 周左右就能做出诊断。怀孕 45 天以上，通过 B 超可见到子宫内有胚胎或早期胎心搏动。中期怀孕（孕 3 个月或孕 12 周后）腹部逐渐增大，可触到胎头及肢体，可听到胎心。B 超不但能诊断正常怀孕，还可诊断宫外孕。但专家并不赞成用 B 超来做早孕检查，要进行 B 超检查最好等到 12 周以后。因为 B 超是高频率声波，很可能会对胎儿，特别是早期胚胎造成伤害。世界卫生组织指出，只有在必要时才可以使用 B 超检查。虽然现在还不能确定 B 超对胎儿到底有多大危害，但准妈妈频繁地做 B 超或超声剂量过大，肯定有害而无益，尤其是为了查看胎儿性别而照射的准妈妈，更应该引起重视。

（3）血液检查

在受孕后两个星期可到医院测试 HCG 在血液中的变化，如果血检呈阳性反应，则确定为怀孕。

（4）宫颈黏液涂片检查

宫颈黏液涂片检查必须到医院的妇产科做。其方法是取一点黏液放在涂片上，如见到典型的羊齿状结晶，可排除怀孕；若见到典型的椭圆体，则应考虑为怀孕。

（5）阴道检查

阴道检查是在消毒的条件下，对停经的女性进行的一次妇科检查。该方法是将两根手指伸入阴道，直至触摸到子宫颈，而另一只手则按在下腹。如果触摸到子宫颈及子宫下端柔软，便可准确地知道是怀孕了。因为怀孕后，女性阴道壁及子宫颈变软，并着色而呈紫蓝色，子宫会出现不同程度的增大变软，所以，根据此方法可检查是否怀孕。虽然阴道检查会感到有些不舒服，但不要担心，胎儿不会受到任何影响。阴道检查对受孕后两周的准妈妈来讲，其准确率达 100%。

3. 推算预产期的方法

当女性已经怀孕后，会很想知道自己肚子里的胎儿什么时候才能生出来，即预产期是哪一天。推算预产期的方法有许多种，下面推荐几种方法，供准妈妈准爸爸参考。

（1）最后一次月经推算法

最后一次月经推算法适用于月经比较规律，月经周期为 28 天左右的准妈妈。如果月经周期不准，或者时间太长，会与计算出来的结果有差距。最后一次月经推算法是最简单的计算方法。将最后一次月经来潮的月份减掉 3（不足者加上 9），而天数加上 7，即为预产期。如最后一次月经为 4 月 5 日开始，预产期则为翌年 1 月 12 日。

（2）胎动推算法

胎动推算法对月经不规律及月经日期不准确的准妈妈比较适合。感觉胎儿在体内活动，称为"自觉胎动"。初次感觉胎动，一般是在怀孕 19~20 周之间，在怀孕日期上则为第五个月（20 周），因而再加 4 个月又 20 天，即为预产期。但是，曾分娩过的准妈妈往往会提前感觉胎动，在 17~18 周就会发生，因此加 22 周（即 5 个月又 4 天）才是预产期。自觉胎动时间往往因人而异，所以这种算法并不准确。

（3）孕吐计算法

如果没有记清自己最后一次月经来潮的时间，也可以根据自己出现孕吐反应，如厌食、乏力、择食、恶心、呕吐等时间来推算。出现早孕反应的时间一般从第 4 周、第 5 周开始，在孕吐开始之时，加上 250 天即为预产期。但是孕吐开始的时间也会因人而异，此方法也并不完全准确。

（4）B 超检测法

B 超检查推算预产期应在怀孕 20 周内进行。因为超过 20 周，每个胎儿发育的程度都有所不同，而 20 周内胎儿的大小和发育程度都比较接近，这样才能够准确地计算出预产期。具体方法是，通过超声波观察胎儿从头到臀部各个部位的大小，从而测定胎儿现在是几个月大，再计算出胎儿的预产期。B 超测算预产期主要适用于月经周期不规律的、忘记自己最后一次月经日期，或怀孕初期有流血现象的准妈妈们。

除上述 4 种方法之外，还有一种推算预产期的方法就是宫底高度测算法，此方法也是在忘记最后一次月经日期时使用的一种方法。

综上所述，预产期只是一个预备生产的大致时间。一般来说，大部分准妈妈都会在预产期之前分娩。当然这并不是绝对准确的，因人而异。有的胎儿耐不住性子，还没到时间就提前出来。据统计，早产儿占全部新生婴儿的 5%。有的胎儿不急不忙，慢条斯理，已经超过了预产期，还没有丝毫的分娩迹象，让准妈妈准爸爸着急，甚至让他们浮想联翩。出现这种情况时，准妈妈要勤去医院进行检查。如果羊水量适当、胎盘的老化程度不严重、胎动检查结果都正常时，胎儿可能会延迟一周出生。据资料统计，大约有 10% 第一次分娩的准妈妈会超过预产期分娩。但如果怀孕超过 41 周还没有分娩，就必须进行诱导分娩。

六、 怀孕后的注意事项

怀孕是女性特有的生理发展过程，是女人从幼稚走向成熟的重要象征，意味着母亲生涯的开始。从此，一个女性将担负起生儿育女这一人类繁衍后代的重要使命，身为女性应该为此感到骄傲和自豪。但是在怀孕早期，随着怀孕反应的出现，准妈妈会出现情绪烦躁和厌恶感。此时又是胎儿发育和各器官形成时期，同时也是致畸的危险期，更是胎儿最不稳定、易于流产的时期。因此，准妈妈一定要重视怀孕后的一些注意事项，以便孕育一个健康、聪明的宝宝。

1. 准妈妈的注意事项

怀孕初期，大部分准妈妈都没有什么剧烈的反应。因此，只要做到以下几点就可以了。

（1）保持情绪稳定

有的准妈妈怀孕后会有很多顾虑，如担心自己年龄还小没经验，担不起养育孩子的重任；担心怀孕后体形会变得难看，脸上会长斑；担心自己不漂亮，丈夫会不爱自己等。而且伴随着怀孕期间一系列的身体不适，心情会很不好，情绪不稳定。

怀孕后，准妈妈应该学会控制自己的情绪，保持愉悦的心情。据科学研究证实，准妈妈情绪的好坏，直接影响胎儿的生长发育。这是因为人的脑下垂体有两种激素。一种激素与人的情绪有关，当情绪不好的时候，人体会分泌一些肾上腺素，叫压力激素，这些激素为胎儿及整个子宫环境带来不良的生理反应。如果准妈妈经常有忧伤、生气、害怕、紧张等不良情绪，出生的宝宝也容易情绪不稳定，免疫力减低，消化功能差，甚至还会出现流产、胎儿死亡等现象。当准妈妈情绪舒畅时，就会分泌另一种良性的快乐激素，它能通过血液传递到胎儿身上，通过脐带血管放松的过程，给胎儿提供更多、更好的营养物质和氧气。

因此，准妈妈在孕期一定要克服烦躁情绪，保持舒畅的心情是自身和胎儿健康的前提。准妈妈应处于和睦温馨、情意融融的环境气氛中，大方坦然，放松自我，平和地对待周围的一切消极因素，经常听一些优美抒情的音乐及幽默诙谐的语言，以保持轻松愉快的心情。

（2）合理安排饮食

准妈妈要多吃一些富有营养的食物，以摄入蛋白质、无机盐、热量、维生素和叶酸等物质。总的一个原则是平衡饮食、少吃多餐。吃食物的种类要多些，粗粮、细粮比例适当，荤素搭配，饮食清淡，少吃油腻和辛辣食物。在饭量上，一次不要吃得过饱，以免腹胀不舒服，否则也容易造成营养过剩。由于生理上的变化，怀孕期间的饮食要求也有不同，大致可分为3个时期。

① 怀孕初期：正是胎儿的器官形成时期，这时准妈妈要避免偏食现象，适当增加蛋白质的摄入。同时需注意粗细搭配。可能会因恶心等早孕反应而影响准妈妈正常的饮食，可进食碳水化合物和蛋白质混合的小餐。但不要吃有刺激性的食物和精制糖块等。

② 怀孕中期：是准妈妈重点的营养阶段。此时胎儿迅速生长而需要大量营养。

③ 怀孕后期：接近分娩和哺乳的阶段，准妈妈要特别注意少吃或不吃不易消化的或可能会引起便秘的食物，应尽量进食高热量、高营养、高纤维素的食物。不仅有助于晚上睡眠，而且能为分娩和哺乳提供能量储备。

（3）谨慎用药

我国自古就主张准妈妈没有疾病忌服药物，如明代万全在《育婴家秘》中提醒说："凡准妈妈无疾不可服药，设有疾只以和胎为主，中病即已，勿过用剂也。"《妇人良方》中还特意编写了《准妈妈药忌歌》，可见我国古代医学名家对孕期用药的重视。

孕期有病应该治，但用药必须谨慎。因为母体所用药物可通过胎盘直接影响胎儿，也可作用于母体，干扰内分泌、营养物质代谢而间接影响胎儿，所以，女性在怀孕之后，千万不能自己随意用药，若必须用药应在使用前咨询医生，在医生的指导下合理使用。准妈妈不能吃的西药有激素类、抗生素类、抗癌药等；不能吃的中药有麝香、巴豆、商陆等；活血类的药物基本不能服用，容易导致流产。

女性怀孕后服药对胚胎和胎儿的影响很大，如在受精后2周内，孕卵着床前后，药物对胚胎的影响表现在胚胎早期死亡而导致流产；受精后3~8周是胚胎器官分化发育阶段，为"致畸高度敏感期"。受精后9周到足月是胎儿生长、器官发育、功能完善的阶段，若受到药物作用后，可表现为胎儿生长发育受阻等，增加早产率。由此可见，药物对胎儿的危害不容忽视。

（4）防止病毒感染

女性在怀孕期间抵抗力会下降，如果不注意就很容易感染病菌。如果准妈妈感染上病毒，对胎儿的危害巨大，尤其是在怀孕早期，即受孕后3个月，正是胚胎形成的阶段，也称胚胎期。任何损害都可能会影响胚胎的正常发育，准妈妈需要引起高度重视。

临床证实，准妈妈在怀孕早期感染风疹病毒，有50%可发生流产、死胎、先天性心脏病、聋哑、先天性白内障、肝脾肿大、小头畸形及智力发育迟缓等现象。怀孕中期感染，仍有10%生出畸形儿。

准妈妈也极易发生尿路感染，其发病率高达11%。原因是由怀孕时，内分泌的改变及增大的子宫引起输尿管功能机械性阻塞所致。若不及时治疗，还可能会导致流产、早产、胎儿发育不良，甚至胎儿畸形等。预防孕期感染要注意的是，不到或少到公共场所，少乘地铁，不要与传染病患者接触、进餐，杜绝各种感染机会；注意个人和环境卫生，居室要保持良好的通风和日光照射；勤洗澡，注意外阴部清洁卫生，至少每月去医院检查一次小便，以便及时发现和治疗尿路感染。

（5）调整睡眠姿势

怀孕期间，准妈妈的睡眠姿势对胎儿的生长发育有重要的影响，所以要根据孕期进行调整。但不论采取哪种姿势，总的原则是改善母体血液循环，保证胎儿在宫腔内生长发育所需营养的输送及代谢物排出的畅通，给胎儿创造一个安全、舒适的生活环境。

怀孕早期，胎儿的发育是在母体盆腔内，外力直接压迫或自身压迫都不会很重，因此准妈妈的睡眠姿势可随意，主要是采取舒适的体位，如仰卧位、侧卧位等。但应改变以往的不良睡姿，如趴着睡觉，或搂抱一些东西睡觉等。

怀孕中期应注意保护腹部，避免外力的直接作用。如果羊水过多或双胎怀孕，准妈妈就要采取侧卧位睡姿，这样可以舒服些，其他的睡姿会产生压迫症状。如采取仰卧位时，准妈妈增大的子宫就可压迫脊柱前的腹主动脉，导致胎盘血液灌注减少，胎儿出现因缺氧、缺血引起的各种病症，如发育迟缓、宫内窘迫，严重者还可造成死胎。对准妈妈来说，由于腹主动脉受压，回心血量和心输出量均降低，母体各脏器供血不足，出现头晕、心悸、脉搏增快、出虚汗，严重时还可引起低血压。此外，仰卧位时还可压迫下腔静脉，加重或诱发高血压综合征，也可引起排尿不畅、下肢水肿、下肢静脉曲张、痔疮等现象。由此可见，准妈妈不宜仰卧。最佳的睡眠姿势是左侧卧位。当然，整个晚上只保持一个睡眠姿势是不太可能的，可以左右侧卧位交替，建议昼左侧卧位，夜右侧卧位，避免仰卧位。

怀孕晚期，准妈妈的睡眠姿势尤为重要。因为准妈妈的卧位对自身和胎儿的安危都有重要关系。宜采取左侧卧位，可纠正增大子宫的右旋，能减轻子宫对腹主动脉和髂动脉的压迫，改善血液循环，增加对胎儿的供血量，有利于胎儿的生长发育。准妈妈此时也不适合右侧卧位，因为子宫向右侧旋转倾斜，使右侧输尿管受到挤压，以致尿液积滞。

（6）怀孕后洗澡的要领

怀孕期间，准妈妈的新陈代谢速度加快，身体分泌物增多，对外界病菌的抵抗力下降。因此，更要注意卫生，勤洗澡，既可使全身清洁，又能促进血液循环，消除疲劳。准妈妈洗澡需注意以下事项：

① 最好选择淋浴，不要选择盆浴，以免脏水进入阴道。

② 如果有条件，最好每天都洗澡。如果做不到，也要保证每天擦洗身体，特别是外阴部。

③ 准妈妈洗澡时要注意安全，不要滑倒。洗澡时最好让丈夫或姐妹陪同，并注意浴室要通风。

④ 洗澡水温不要太热，也不要太凉。洗澡后注意保暖，避免感冒，尤其是冬季。

⑤ 最好不要去公共澡堂洗澡，不要蒸桑拿。

⑥ 洗澡后应换洗内衣，使用温润的护肤品护肤。

⑦ 准妈妈洗澡时间不要太长，每次都不要超过 15 分钟。如果洗澡的时间过长，不但会引起自身脑部缺血，发生晕厥，还会造成胎儿缺氧，影响胎儿的神经系统生长发育。

（7）避开辐射源

电磁辐射对不同的人影响程度差别很大，特别是准妈妈和胎儿更容易受到影响。电磁辐射对胚胎而言，会阻止其早期细胞分裂，甚至会造成细胞死亡，同时还会阻止胎盘正常发育。科学证明，在胎儿的发育过程中，怀孕头 3 个月的危险比怀孕中、晚期的危险都大。具体地说，1~3 个月为胚胎期，如受到强电磁辐射，有可能会导致流产，也可能会造成胎儿肢体缺损或畸形；4~5 个月为胎儿成形期，如受到电磁辐射，可能会损伤中枢神经系统，导致婴儿智力低下；6~10 个月为胎儿生长期，如受到电磁辐射，主要后果是免疫功能低下，出生后体质弱，抵抗力差。针对上述危害，准妈妈要避开生活中常见的辐射源。此外，应远离家电产品，与其保持安全的距离，减少使用的时间，或使用小功率电器。电器在不使用时，应将其插头拔掉。

（8）注意服饰美容

孕前孕后，准妈妈的身体发生了巨大的变化。怀孕以后，随着怀孕月份的增加，身体的确变得越来越丰满和笨重了。尽管如此，准妈妈不应该放弃对美的追求。应该认识到自己在孕期的特殊美，在符合孕期生理要求的基础上精心扮靓自己，并愿意骄傲地展示自己。不仅会保持良好的心情，也有利于胎儿发育。那么，准妈妈该怎样着装才能达到舒适得体和美观大方呢？

① 衣服要得体：十月怀胎，在人生的几十年中可谓是短暂的。然而，对一个家庭，对整个社会来说，准妈妈已经不是一个单独的人，而是两个生命的结合体，开始孕育一个刚刚萌芽的生命，时间虽短，而意义深远。因此，准妈妈着装要得体，而不是凑合。普通人着装要符合身份，准妈妈在怀孕初期亦可以此为原则。怀孕中期以后，准妈妈的上衣和裤腰均宜宽松，以免妨碍胎儿生长发育。如果是夏季，可以穿竖条连衣裙或是深红、暗紫、蓝色等收缩色的连衣裙，样式以筒裙、不束腰为宜；如果是春秋季，上身可以穿肥大的毛线衫，比平时的毛衣应略长一些，这样看起来比较舒服；冬季，穿深色的短大衣会更轻便、好看。

② 选择天然面料的衣服：怀孕期间，准妈妈应当选择天然面料的衣服，因为天然面料质地柔软、透气性强、易吸汗、性能好。天然面料包括棉、麻、真丝等，不要选择化纤面料的服装，尤其是内衣。因为怀孕期间皮肤非常敏感，如果经常接触人造纤维的面料，容易引起过敏，甚至会影响胎儿在子宫内正常发育。而合成纤维的面料，透气性差，天热时会感到非常不舒服。

③ 服饰美容要适宜：准妈妈追求美不宜过分，不可与孕前相比，像高跟鞋就不宜再穿。如果穿高跟鞋，不仅重心不稳，容易跌倒，而且会增加腹坠和腹酸等不适。过于平薄的鞋底也不好，脚下会感到硌

硬不舒适。准妈妈的鞋底以稍厚、坡跟为宜，如布底或海绵坡跟等；鞋帮要松软，如布鞋或羊皮、泡沫塑料等；尺寸要稍肥大些，尤其是怀孕后期，大多数准妈妈都会出现脚肿现象，鞋子小了会妨碍血液循环。

准妈妈适宜戴稍微宽松一些的胸罩，将乳房轻轻托起。如果胎儿过大或腹壁过松，形成"悬垂腹"，可以使用腹带。

冬季，笨重、紧身的衣物会妨碍身体的灵活性，容易摔跤。不透气的裤袜容易导致脚气、外阴、阴道疾病等。帽子和围巾不应遮挡视野和影响声音的传导。随着怀孕时间的增加，准妈妈的衣服要提前准备。另外，要多备几件，便于经常换洗，保持清洁卫生。

此外，怀孕后，喜欢浓妆艳抹的时尚准妈妈应该做出些牺牲，不能再化浓妆、擦口红。因为大部分化妆品都含有一定的防腐剂和化学药品成分，特别是质量不合格的化妆品，往往铅、汞等重金属含量超标，会对胎儿发育产生不良影响，有致畸、致癌的可能，甚至诱发流产、早产、先天性疾病等。为了胎儿健康，准妈妈在日常生活、工作中应化淡妆或不化妆，仅涂抹一些健康的护肤品就可以了。但护肤品的选择也要有讲究，建议选择质量有保证、无刺激性、无激素的天然护肤品。

2. 准爸爸的注意事项

怀孕不是准妈妈一个人的事，准爸爸不仅要从心理上做好准备，而且要在各方面尽心尽力，当好准妈妈的帮手。

（1）营造快乐的家庭氛围

怀孕期间，因受激素水平变化的影响，准妈妈的情绪易出现波动，而情绪对胎儿的发育影响很大。如果怀孕期间长期情绪低落、抑郁，生出来的宝宝会瘦小、情绪不稳定，甚至有忧郁症。因此，准爸爸要营造一个快乐的家庭氛围，保证妻子心情愉快。

平时，丈夫应多和妻子进行情感交流，了解妻子的心理需求，加倍爱护和体贴妻子，使妻子心情愉快，这对胎儿的发育很有好处。丈夫应主动做家务劳动，让妻子有更多的时间做她愿意做的事情；给妻子买她喜欢的衣物和爱吃的食物；与妻子共同把居室装扮得更合理、更温馨、更舒适；工作之余经常陪着妻子到外面散步，做一些适量的运动；讲些幽默风趣的笑话逗妻子开心；经常播放一些轻松的乐曲；陪妻子一起给胎儿做胎教，增强与胎儿的感情，让妻子感受到丈夫对她和胎儿的关爱与重视。

（2）做好后勤保障工作

① 照顾好妻子的饮食起居：有些孕妇早孕反应较大，胃口不好，容易呕吐，精神负担加重，此时应考虑到胎儿生长发育对营养的需求，帮助妻子随时调整饮食结构，保证妻子的睡眠。

② 主动承担家务：随着胎儿逐渐地发育，准妈妈腹部膨大，活动开始不便，此时丈夫应该主动承担家务劳动，尽量减少妻子的重体力劳动，避免发生流产。可与妻子一起进行适当的体育及文娱活动，保证妻子心情舒畅、愉快，或陪妻子一起练习分娩呼吸法、用力法。

③ 物质准备：临产前，做好妻子的物资准备工作，在物质上做好迎接新生命到来的准备。按照妻子的喜好和实际需要将居室装扮一下，并在宝宝出生前准备好婴儿室及抚育婴儿的必需品。提前做好准妈妈住院及出院物品的准备，检查婴儿用品是否齐全。

④ 安排待产：在妻子临产前，安排好各项事宜，如寻找护理人选、联系救护车、准备好住院费用、到医院办理各种手续等，如需进产房陪产，要准备好妻子分娩所需的食物、水等。

（3）性生活要有节制

在怀孕前期3个月及怀孕后期3个月，应减少性生活或避免性生活，因为此时夫妻同房容易引起流产、早产、胎膜早破或宫内感染。孕中期过性生活比较安全，但应选择不压迫妻子腹部的姿势，注意次数不要过频，动作不要过于激烈。在怀孕期妻子对性的要求不高，所以丈夫要克制自己，体贴妻子，多沟通，不可强求。

（4）经常抚摸妻子的腹部

妻子怀孕后，丈夫应经常抚摸妻子的腹部，并坚持每天对腹中的胎儿讲话。不要以为腹中的胎儿什么也感知不到，就忽视与胎儿对话和交流。声学研究表明，胎儿在子宫内最适宜听中、低频调的声音，而男性说话的声音正是以中、低频调为主。因此，坚持每天对腹中的胎儿讲话，让胎儿熟悉父亲的声音。这种方法能够唤起胎儿最积极的反应，有益于胎儿出生后的智力发育及情绪稳定。如果在胎儿时期得到准爸爸爱抚的宝宝，出生后就特别喜欢让爸爸抱，好像与爸爸有一种与生俱来的亲近感。

（5）陪同妻子产检

怀孕期间，丈夫要尽可能陪妻子到医院定期复查。妻子因为身体不方便，到医院产检时，挂号、见医生、检查、化验、交费、取结果等各项都要排队，如果有丈夫的陪同和代劳各项琐事，不仅可以轻松很多，而且在医院里的心情也不至于那么烦躁。有丈夫陪伴，准妈妈会感到温暖，不会感到紧张、无助。生小孩是夫妻俩共同的事情，丈夫理应肩负起这个责任。特别是有妊娠高血压综合征、心脏病、贫血、双胎、前置胎盘等产科合并症或并发症的准妈妈，要遵照医嘱增加检查次数。面对有上述症状的妻子，丈夫要及时疏导妻子的恐惧心理，给妻子增加勇气和信心。

图书在版编目（CIP）数据

孕前优生百科 / 刘琳编著. —北京：华夏出版社，2014.6
ISBN 978-7-5080-8115-1

Ⅰ.①孕… Ⅱ.①刘… Ⅲ.①优生优育－基本知识 Ⅳ.①R169.1

中国版本图书馆 CIP 数据核字(2014)第 095262 号

孕前优生百科

编　著	刘　琳	
责任编辑	梁学超　　苑全玲	
出版发行	华夏出版社	
经　销	新华书店	
印　刷	北京汇林印务有限公司	
装　订	北京汇林印务有限公司	
版　次	2014 年 6 月北京第 1 版	
	2014 年 7 月北京第 1 次印刷	
开　本	720×1030　1/16 开	
印　张	20.75	
字　数	278 千字	
定　价	36.00 元	

华夏出版社　　地址：北京市东直门外香河园北里 4 号　　邮编：100028
网址：www.hxph.com.cn　　电话：(010) 64663331（转）
若发现本版图书有印装质量问题，请与我社营销中心联系调换。